日本生体医工学会編
ME 教科書シリーズ　F-2

臨床工学(CE)と
ME 機器・システムの安全

医学博士　渡辺　敏　編著

コロナ社

日本エム・イー学会
教科書編纂委員会

委員長	佐藤　俊輔（藍野大学）
委員 （五十音順）	稲田　紘（兵庫県立大学） 金井　寛（東京電機大学） 神谷　瞭（日本大学） 北畠　顕（特定医療法人社団 カレスサッポロ） 楠岡　英雄（国立病院機構 大阪医療センター） 戸川　達男（早稲田大学） 鳥脇純一郎（中京大学） 野瀬　善明（九州大学） 半田　康延（東北大学）

(2006年9月現在)

編著者・執筆者一覧

編著者
　　渡辺　敏（財団法人 医療機器センター）

執筆者（執筆順）
　　渡辺　敏（財団法人 医療機器センター，1, 6章）
　　池田　研二（埼玉医科大学，2章）
　　加納　隆（埼玉医科大学，3章）
　　廣瀬　稔（北里大学，4章）
　　戸畑　裕志（久留米大学，5章）

(所属は初版1刷発行当時)

刊行のことば

　医療は理工学領域で開発された技術を導入し，めざましい発展をとげた。いまから100年ほど前1895年に，レントゲンによって発見されたX線は人体内部の透視に応用され診断に大いに役立った。1900年代にはいってハンス・ベルガーは人の頭皮上で脳の電気現象が記録できることを発見した。これらは20世紀の医療の性格を象徴する発見であった。さらに生体材料の開発，X線CTやMRIなどの計測・診断機器や，各種治療機器の導入により，診断や治療技術は急激な発展をとげた。医療はME機器の支援なくしては成立しえない状況にある。理工学でも医学から発掘されたテーマが重要な研究対象になってきている。この分野には新技術のシーズが豊富なことが認識されてきたのである。

　日本エム・イー学会[†]設立に時を同じくして，大学でも医用生体工学の教育や研究がさかんになってきた。最近になって，理工系学部・大学院を中心に，医用生体工学を専門とする専攻や学科が設立されはじめた。これらの学部，学科や大学院専攻で行われている教育・研究は医学部での工学技術の教育とともに，MEの将来を支える人材を育成し，技術を開発するために極めて重要である。

　日本エム・イー学会では，教育の一貫として，臨床工学技士のための教育書として「臨床工学シリーズ」を監修し，コロナ社から刊行中である。ところが，理工系大学あるいは医学部の学部，大学院の学生向けのMEに関する適当な参考書や教科書は，以前コロナ社から刊行された「ME選書」や「医用工学シリーズ」を除けば皆無である。それらもすでに品切れになって入手できないものや，または内容が古くなっているものもある。大学・大学院の教育の現場では，適切なMEの教科書がないために，教官が経験から講義や演習をしている状態である。日本エム・イー学会の教育委員会が同評議員に対して行った講義に関するアンケートからも，横断的かつ基礎的な教科と，最新の発展に関する部分とを適当にミックスした教科書シリーズの編纂が期待されている。この期待に応えるために日本エム・イー学会では，教科書シリーズを編纂することになった。

　この教科書シリーズは，大きく分けて
　　　　生体計測関係
　　　　生体システム・バイオメカニクス関係
　　　　生体情報処理関係
　　　　医用画像関係
　　　　生体物性・材料，機能代行関係
　　　　医療機器・情報システム関係

---

† 2005年4月,「日本エム・イー学会」は「日本生体医工学会」に名称変更になりました。

からなる。各巻とも基礎から最近の研究の状況までを簡潔に教科書としてまとめたもので，大学高学年から大学院修士課程での半期（半年）の講義で教える程度の内容にしてある。もちろん，参考書としても使える。内容はなるべく視覚的に理解できるようにつとめた。この企画は，現時点でのME教育あるいは学習に必要な内容を網羅するようにつとめた結果であり，国際的にみてもこれに匹敵するものはない。できるだけ多くの教育の現場で使っていただければ幸いである。

1999年3月

日本エム・イー学会教科書編纂委員会

まえがき

　医用工学の進歩により，さまざまな医療機器が研究開発され，それらが臨床現場での効果的かつ安全な医療に重要な働きをしている．これらの医療機器がないといまの医療が行えないといっても過言ではないが，これらもその操作，保守等を含めた包括的な管理が行われないと，そのもてる力を十分に発揮できないばかりか，ときには診療を受ける患者や医療関係者等に重大な影響を与える危険性がある．一方，複雑高度化するこれからの医療の変化に対して，いま活躍している医療機器や関連技術が適切に対応できなくなると，疾病をもった人たちは機器や技術の恩恵をこうむることができなくなるため，各種の医療機器や関連技術の研究開発も積極的に行われる必要がある．

　このような状況下で国内の大学，大学院等では医用工学（medical engineering, ME）の次代を担う人たちを育てるべく，ME関連の教育が行われているが，その教育に適した教科書がないため，日本生体医工学会で「ME教科書シリーズ」が計画され，本書はその中で「臨床工学（CE）とME機器・システムの安全」を担当している．

　本書では，いまの医療現場で最も必要とされている「安全管理」という観点から，比較的新しい学際領域である臨床工学の概念と臨床工学技士の果たす役割が解説されると同時に，各種医療機器が使用される生体の構造，機能およびその反応について詳しく説明されている．特に後者の生体物性の項は各種医療機器や関連技術の研究開発や現場での医療機器の「安全管理」には必須の工学的基礎で，臨床工学技士を含めたMEの次代を担う人たちはよく理解してほしい．また，本書では個々の医療機器の「安全管理」と同時に，電気や医療ガス設備等を含めたシステムの「安全管理」と感染という視点からの医療機器の滅菌・消毒について解説されているが，これらは臨床工学技士を含めた臨床関係者はもちろん，医療機器や関連技術の研究開発に携わる人たちにも必要な事項である．

　いかに優れた医療機器を用いても，医療機器およびそれを含むシステムの「安全管理」が確実に行われなければ，効果的な診療が行えないばかりか，ときには患者や医療関係者に重大な影響を与える危険性があること，このような考えはこれからの医療機器や関連技術の研究開発には必須であることを念頭に本書を利用していただきたい．

　本書により，わが国の医療現場での医療機器・システムの安全がますます向上することを願ってやまない．

2006年9月

渡辺　敏

目　　次

1. 臨床工学と安全管理

1.1 MEとは ……………………………………………………………………………… 1
1.2 臨床工学とは ………………………………………………………………………… 2
1.3 臨床工学と臨床工学技士 …………………………………………………………… 3
1.4 医療機器，関連設備の安全管理 …………………………………………………… 5
1.5 安全管理に必要な基準，規格など ………………………………………………… 6
　1.5.1 医療機器関係規格 ……………………………………………………………… 6
　1.5.2 電気設備関係 …………………………………………………………………… 7
　1.5.3 医療ガス設備関係 ……………………………………………………………… 8

2. 生体物性と安全管理

2.1 医療の安全と生体物性の概要 ……………………………………………………… 9
　2.1.1 生体物性の安全性へのかかわり ……………………………………………… 9
　2.1.2 生体系の階層構造 ……………………………………………………………… 9
　2.1.3 生体系の物性的特異性 ………………………………………………………… 10
　2.1.4 物理的エネルギーへの反応 …………………………………………………… 13
2.2 生体物性から見た生体の構造機能とそのモデル ………………………………… 14
　2.2.1 生体の受動的電気物性 ………………………………………………………… 14
　2.2.2 生体の能動的電気物性 ………………………………………………………… 20
　2.2.3 生体の受動的力学物性 ………………………………………………………… 24
　2.2.4 生体の能動的力学物性 ………………………………………………………… 28
　2.2.5 生体の流体力学的物性 ………………………………………………………… 32
　2.2.6 生体の超音波物性 ……………………………………………………………… 42
　2.2.7 生体の熱的物性 ………………………………………………………………… 46
　2.2.8 生体の光学的物性 ……………………………………………………………… 49
　2.2.9 生体の放射線物性 ……………………………………………………………… 52
2.3 物理的エネルギーの生体作用 ……………………………………………………… 54
　2.3.1 電流の生体作用 ………………………………………………………………… 54
　2.3.2 電磁気の生体作用 ……………………………………………………………… 61
　2.3.3 力学的エネルギーの生体作用 ………………………………………………… 69

2.3.4　超音波の生体作用 ………………………………………………………… 71
　　2.3.5　熱エネルギーの生体作用 …………………………………………………… 72
　　2.3.6　光エネルギーの生体作用 …………………………………………………… 75
　　2.3.7　放射線の生体作用 …………………………………………………………… 76

3. ME機器・システムの安全管理

3.1　電撃と安全管理 ……………………………………………………………………… 81
　3.1.1　人体の電撃に対する周波数特性 ……………………………………………… 81
　3.1.2　マクロショックとミクロショック …………………………………………… 83
3.2　ME機器・システムの安全管理に関する基準 ……………………………………… 83
　3.2.1　医用電気機器の安全通則（JIS T 0601-1）…………………………………… 83
　3.2.2　医用電気機器の安全性試験方法通則（JIS T 0601-1）……………………… 86
　3.2.3　医用電気機器の図記号ならびに表示光色 …………………………………… 87
3.3　病院電気設備とその安全基準 ……………………………………………………… 89
　3.3.1　保護接地と医用コンセント …………………………………………………… 90
　3.3.2　接　地　極 ……………………………………………………………………… 90
　3.3.3　等電位接地 ……………………………………………………………………… 91
　3.3.4　非　常　電　源 ………………………………………………………………… 91
　3.3.5　非接地配線方式 ………………………………………………………………… 92
3.4　ME機器・システムの安全管理技術 ………………………………………………… 94
　3.4.1　系統的管理の必要性 …………………………………………………………… 94
　3.4.2　医療機器の購入 ………………………………………………………………… 94
　3.4.3　医療機器の運用 ………………………………………………………………… 96
　3.4.4　医療機器の保守・点検 ………………………………………………………… 99
　3.4.5　医療機器の廃棄基準 …………………………………………………………… 102
　3.4.6　保守管理の今後の課題 ………………………………………………………… 103
3.5　病院電気設備の安全管理技術 ……………………………………………………… 103
　3.5.1　電気設備のピットフォール …………………………………………………… 103
　3.5.2　停電の種類 ……………………………………………………………………… 104
　3.5.3　非常電源の現状と対策 ………………………………………………………… 104
　3.5.4　過電流事故対策 ………………………………………………………………… 105
　3.5.5　2Pコンセントの問題 …………………………………………………………… 106
　3.5.6　コンセントの劣化 ……………………………………………………………… 106
3.6　システム安全 ………………………………………………………………………… 107
　3.6.1　人間工学的安全対策 …………………………………………………………… 107
　3.6.2　システム安全の分析手法 ……………………………………………………… 110
　3.6.3　信頼性の確率としての評価法 ………………………………………………… 111

3.6.4　信頼性の時間関数としての評価法 ……………………………………… 111
3.7　電磁環境と安全管理 ……………………………………………………………… 112
　　3.7.1　電磁障害とEMC ……………………………………………………… 112
　　3.7.2　医療電磁環境の特徴と現状 …………………………………………… 113
　　3.7.3　商用交流障害 …………………………………………………………… 114
　　3.7.4　電気メスによる電磁障害 ……………………………………………… 115
　　3.7.5　携帯電話による電磁波障害 …………………………………………… 117
　　3.7.6　医用テレメータの混信 ………………………………………………… 118
　　3.7.7　EMC管理者 …………………………………………………………… 119
　　3.7.8　EMCに関する法的な規制 …………………………………………… 119
3.8　医療機器関連情報の管理 ………………………………………………………… 121

4. 医療ガスの安全管理

4.1　医療ガスの種類と性質および用途 ……………………………………………… 123
　　4.1.1　酸素，液化酸素 ………………………………………………………… 123
　　4.1.2　亜酸化窒素（笑気） …………………………………………………… 124
　　4.1.3　窒素，液体窒素 ………………………………………………………… 125
　　4.1.4　二酸化炭素（炭酸ガス） ……………………………………………… 125
　　4.1.5　圧縮空気，合成空気 …………………………………………………… 125
　　4.1.6　酸化エチレン（滅菌ガス） …………………………………………… 126
　　4.1.7　吸引（陰圧のガス） …………………………………………………… 126
4.2　医療ガスの供給 …………………………………………………………………… 126
　　4.2.1　中央配管方式 …………………………………………………………… 126
　　4.2.2　個　別　方　式 ………………………………………………………… 132
4.3　医療ガスにかかわる異常 ………………………………………………………… 134
　　4.3.1　供給源での異常 ………………………………………………………… 134
　　4.3.2　配管および配管端末器での異常 ……………………………………… 136
　　4.3.3　酸素ボンベでの異常 …………………………………………………… 136
　　4.3.4　高気圧酸素療法装置に関する異常 …………………………………… 136
4.4　医療ガスの安全に関係する基準 ………………………………………………… 137
　　4.4.1　法律，規定 ……………………………………………………………… 137
　　4.4.2　JIS T 7101「医療ガス配管設備」 …………………………………… 138
　　4.4.3　医療ガス安全・管理委員会 …………………………………………… 142

5. おもなME機器の保守・点検

5.1 診断監視装置の保守・点検 ……………………………………………………… 145
  5.1.1 心電計・心電図モニタ ……………………………………………… 145
  5.1.2 血　圧　計 ……………………………………………………………… 150
  5.1.3 パルスオキシメータ ………………………………………………… 154
  5.1.4 カプノメータ ………………………………………………………… 158
  5.1.5 体　温　計 ……………………………………………………………… 162
  5.1.6 超音波診断装置 ……………………………………………………… 165
5.2 治療用装置の保守・点検 ………………………………………………………… 168
  5.2.1 心臓ペースメーカ …………………………………………………… 168
  5.2.2 除　細　動　器 ………………………………………………………… 172
  5.2.3 大動脈内バルーンパンピング装置 ………………………………… 175
  5.2.4 電　気　メ　ス ………………………………………………………… 179
  5.2.5 個人用透析装置 ……………………………………………………… 183
  5.2.6 人工呼吸器 …………………………………………………………… 188
  5.2.7 レーザ手術装置 ……………………………………………………… 193
  5.2.8 保　育　器 ……………………………………………………………… 196
  5.2.9 麻　酔　器 ……………………………………………………………… 199
  5.2.10 吸引装置 ……………………………………………………………… 202
  5.2.11 輸液ポンプ …………………………………………………………… 205

6. ME機器の滅菌・消毒

6.1 ME機器と感染症 ………………………………………………………………… 211
  6.1.1 医療施設で問題となる病原性微生物 ……………………………… 211
  6.1.2 ME機器と感染症 …………………………………………………… 211
  6.1.3 感染症対策 …………………………………………………………… 212
6.2 滅菌・消毒の実際 ………………………………………………………………… 214
  6.2.1 滅　　菌 ……………………………………………………………… 214
  6.2.2 消　　毒 ……………………………………………………………… 215

参　考　資　料 …………………………………………………………………………… 218
引用・参考文献 …………………………………………………………………………… 222
索　　　　引 …………………………………………………………………………… 226

1

臨床工学と安全管理

1.1 ME とは

　昔の医療は，医師の主観，直観，経験などにより行われ，患者と医師という限られた関係の上に成り立つ医術の時代であったが，最近（これから）の医療は，医学的手段，科学技術（各種の工学的技術），薬剤技術，看護技術などから成り立ち，各種の医療関係者から構成される医療チームにより行われると同時に，人間的に意味のある診療が求められている。ただ，昔の医療においても工学的な技術が用いられていたことは，紀元前のエジプトやギリシャの時代の遺跡や書物でも認められ，以後，中世や近世においても各種の機械器具が医療の現場で使用されていたが，本格的に医療現場に工学的な技術や知識が導入されるようになったのは第二次大戦以後である。このようにして，医学・医療の中に工学的な理論，技術・手法が導入され，医学・医療のよりいっそうの科学化が図られるようになったが，同時にこの領域の学問，すなわち医学と工学の境界領域に関する学問として医用工学が生まれた。

　医用工学は medical engineering のことで，略して ME といわれることが多く，工学的な技術や理論を医学・医療，あるいは広義には生物学に応用しようとする学問であるが，逆に，生体システムの有する優れた機能について研究し，そこから得られた知識・技術を工学分野に導入し，その応用を図る学問分野を生体工学や生物工学，あるいはバイオニクスという。すなわち，医用工学と生体工学は医学・生物学と工学の広範な相互応用を図る学際領域の学問で，これらをひっくるめて医用生体工学といわれることが多い。医用生体工学は英語で bio-medical engineering あるいは medical & biological engineering といわれ，略称として BME または MBE といわれる（これも ME といわれることもある）。

　ME の分野は，医学，生物学，工学の全般にわたるきわめて広範囲の内容を含んでいるが，その内容は**図1.1**に示すように樹木として表すことができる。すなわち，物理学，数学，生物学，化学，システム工学，材料工学，機械工学，電気・電子・情報・通信工学などの基礎となる学問の上に存在し，生体計測，生体への応用，生体制御，画像診断，診断情報処理，医療情報システム，バイオメカニクス，生体工学，その他の領域を含んでいて，この中に臨床工学も含まれる。この樹木に

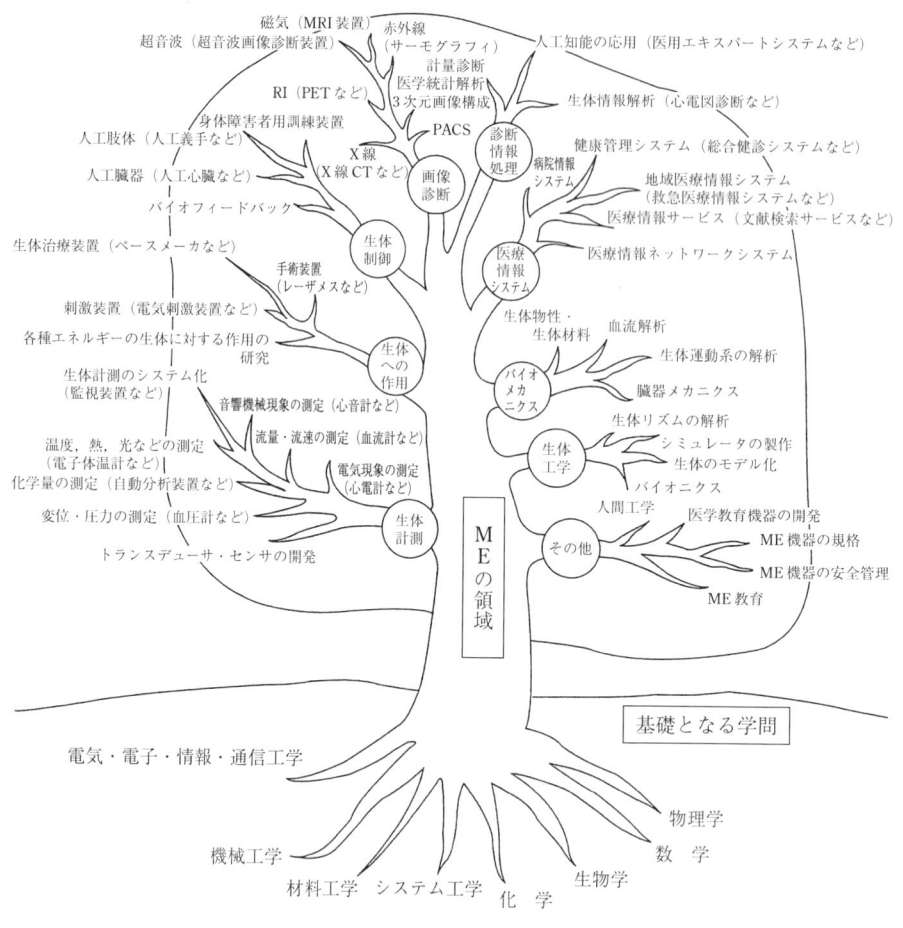

図1.1 MEの領域を示す樹木[1]†

おいて，その枝を伸ばし，花を咲かせ，実をならすためには（これは医用工学の知識・技術を臨床の現場に効果的かつ安全に応用し医学・医療に貢献することを意味する），地中にある根の部分がしっかりしていなければならない。すなわち，物理学，数学，生物学，化学，システム工学，材料工学，機械工学，電気・電子・情報・通信工学などが確実に習得されていなければならない。

1.2 臨床工学とは

臨床工学（clinical engineering, CE）は医療の現場に工学技術を直接応用する分野を意味し，日本エム・イー学会（現，日本生体医工学会）では「生命科学と工学との境界領域の中で，臨床の場において，医療に直接貢献することを目的とする学問・技術分野」と定義している[2]。

現代の医療現場には多種多様な医療機器や設備が導入され，それがなければ安全

† 肩付数字は巻末の引用・参考文献番号を示す。

でかつ効果的な医療は行えないといっても過言ではない。これらの医療機器，設備を効果的に使用すると同時に，その安全性，信頼性，経済性などの確保と向上を図る必要があるが，臨床工学はこれを確実に実践するためになくてはならない存在である。

1.3 臨床工学と臨床工学技士

すでに述べたように，各種の医療機器や技術を用いて効果的かつ安全な医療を行う際に臨床工学の果たす役割は非常に重要で，これを現場で実践する専門家が必要になってくる。すなわち，医療現場における各種機器や関連設備に関する専門的な知識に基づいて操作，保守，点検，管理にあたる人材で，わが国では，臨床工学技士が該当する。

欧米では，臨床工学の専門家として，clinical engineer や biomedical equipment technician（BMET）が医療現場で昔から活躍しているが，わが国でも医療現場への各種医療機器の導入や工学的な技術の応用が行われ始めた昭和50年代より，日本エム・イー学会が中心となって，CE の担い手とそれに対する教育の必要性が叫ばれるようになった。昭和54（1979）年には，日本エム・イー学会の ME 技術教育委員会により，各種 ME 機器の安全かつ正しい使用および管理に関する知識・技術を普及するための ME 技術講習会と，ME 機器を扱う者がおしなべてもつべき基本的な知識と技術を検定する第2種 ME 技術実力検定試験制度がスタートした。

昭和55（1980）年度には，CE の担い手に対する理念を提唱し，翌年アンケート調査に基づき CE の担い手である CE 技術者具体化の提案を行った[2]。その後 CE 技術者のうち実務技術者を「臨床工学技師」と呼ぶことにし，昭和58（1983）年度には，臨床工学技師のためのカリキュラム試案が作成された[3]。この試案は後に誕生した臨床工学技士の養成校の指導要領のもとになった。昭和59（1984）年度には，日本 ME 学会教育委員会で ME 教育が検討され，ME 教育の目的は，ME の教育者・研究者および ME 機器開発担当者の養成と，臨床において ME 機器の安全性・信頼性を確保するための医療従事者に対する教育の二つがあり，後者の医療従事者に対する教育では，医学・医療への工学的な考え方や手法を導入することにより，将来の ME 機器の発展に対応できる基礎的・体系的な ME 基礎知識を教授すると同時に，臨床における ME 機器の安全性・信頼性確保のための教育を行い，ただ単に機器に対する個別的な教育だけでなく，将来の発展に追従できるものでなければならないことをまとめ，同年9月には BME 教育推進に関する上申書を日本エム・イー学会理事長名で文部大臣に提出した[4]。

その後，臨床現場での工学的な知識と技術をもった専門家の必要性がより強く叫ばれるようになり，昭和60（1985）年5月には，日本エム・イー学会長名で臨床

工学技師(仮称)の制度化に関する要望書が厚生大臣に提出された[4]が,これらの活動が昭和62(1987)年の臨床工学技士法誕生につながった。

臨床工学技士は,医師の指示のもとに呼吸,循環,代謝の機能を補助または代行する生命維持装置の操作および保守点検をすることを業とするもので,他の医療関係職種と同じように,その行いうる業務の内容と範囲は,臨床工学技士法に決められている。臨床工学技士国家試験は,第1回が昭和63(1988)年に実施されて以来,平成20(2008)年までに21回行われ,すでに24 611名の臨床工学技士が誕生している。

臨床工学技士の業務が生命維持管理装置の操作と保守という点から,欧米のclinical engineerやBMETと比較すると,わが国の臨床工学技士の業務はより臨床サイドに比重がおかれているといえる。ただ,医療関係職種の中で,その名称の中に「工学」という言葉がはじめて使用されたことからわかるように,医学的知識のみならず工学的な知識や技術をもった専門家として期待されている。すなわち,臨床工学技士の業務は機器の操作や運用を介する臨床技術提供や医療従事者に対するME教育・訓練以外に,欧米のclinical engineerやBMETが行っている業務に携わることが望まれる。臨床工学技士の業務は臨床工学技士業務指針[5]で規定されているが,医療現場での診療の安全性と質の向上を考慮して,医療現場での役割を挙げてみると表1.1のようになる。

表1.1 医療現場での臨床工学技士の役割

① 医療機器の操作	始業点検,条件設定,調整
	患者と装置の接続・離脱・解除
	治療中の操作,監視,測定・記録
② 機器の保守管理	機器および周辺機器・器具の定期的な保守点検・記録
	組立,準備
	後片づけ,終了後点検・整備
③ 医療機器に関する教育活動	医療従事者への教育
	患者への教育
④ 医療機器関連情報の管理	医療機器関連情報の収集,整理,保存
	医療従事者への情報提供
	メーカへの情報提供,定期連絡
	厚生労働省との医療機器関連情報の授受
⑤ 院内リスクマネジメント活動への参加	医療機器に関する情報提供
	医療機器関連事故に対する対策の策定
⑥ 院内電気設備・医療ガス設備の安全管理への参加	医療ガス安全・管理委員会活動への参加など

前述した第2種ME技術実力検定試験は平成20年には,第30回目の試験が行われ,すでに20 948名の合格者を出している。本試験は,当初の趣旨であるME機器を扱う者がおしなべてもつべき基本的な知識と技術を検定する試験として定着し,医療現場で医療機器と接することが多い臨床工学技士,看護師などの医療従事者や医療機器企業の関係者が毎年受験している。なお,第2種ME技術実力検定

試験制度がスタートしたときに，考え方として出されていた第1種と特種のME技術実力検定試験のうち，第1種ME技術実力検定試験制度が平成6（1994）年よりスタートした。これは，ME機器・技術の進歩の激しい医療現場においてME機器および関連設備を，保守管理を中心に総合的に管理すると同時に，他の医療従事者を教育・指導する人材が必要になってきたことに起因している[6]。第1種の試験は平成20年に第14回目が行われ，すでに1123名の合格者を出していて，平成12（2000）年より，臨床工学技士（その他の医療国家資格合格者を含む）で本試験を合格した者に対して，本人の申請に基づき，日本エム・イー学会と日本医科器械学会による臨床ME専門認定士の認定が行われるようになり，臨床工学技士の資質の向上に役立っている。

臨床工学技士国家試験に合格すれば，法律で許された業務を臨床工学技士はやってよいことになるが，「やってよい」ということは必ずしも「やることができる」を意味しない。臨床工学技士法がスタートしたときから，臨床工学技士の資質の向上目的で各種学会による認定制度が考えられ，上述した臨床ME専門認定士以外に，透析関係の5学会（日本腎臓学会，日本泌尿器科学会，日本人工臓器学会，日本移植学会，日本透析医学会）が認定する透析技術認定士，体外循環関係の3学会（日本人工臓器学会，日本胸部外科学会，日本心臓血管外科学会）が認定する体外循環技術認定士，呼吸療法に関係する3学会（日本胸部外科学会，日本呼吸器学会，日本麻酔科学会）が認定する呼吸療法認定士，日本高気圧環境・潜水医学会が認定する臨床高気圧酸素治療技師，日本医療情報学会が認定する医療情報技師と日本アフェレシス学会が認定する日本アフェレシス学会認定技士のそれぞれの認定制度が実施されている。

1.4 医療機器，関連設備の安全管理

医療機器，設備およびその運用を効率よくしかも安全に管理するためには，下記の点が考えられなければならない。

(1) 優れた医療機器を使用すること　現在使用されている医療機器は，すべて日本工業規格（JIS）の「医用電気機器の共通の安全規格およびそれぞれの個別規格」で決められた一定の基準のもとに製造されていて，性能はもちろんのこと操作性，信頼性および安全性も維持されている。

(2) 優れた設備を使用すること　現在使用されている電気や医療ガスに関する設備はすべてJISで決められた一定の基準のもとに設置されていて，その操作性，信頼性および安全性も維持されている。

(3) 医療機器を正しく利用するとともに適正な保守点検を行うこと　医療機器の正しい取扱い方法と保守点検方法についてのはっきりした規定はなく，それを利用する医療施設および医療関係者の判断に任されているのが現状で

ある。もし，医療機器の操作，保守点検などを含めた管理が適切に行われない場合，そのもてる力が十分発揮されないばかりか診療の円滑な遂行を妨げたり，ときには診療を受ける患者や機器の操作や保守を担当する医療関係者に影響を与えることになる。

（4） 電気や医療ガスの設備を正しく利用するとともに適正な保守点検を行うこと　電気設備や医療ガス配管設備の保守点検に関しては，法律やJISなどにより明確に規定されているが，その適正な取扱い方法に関してはっきりした決まりはなく，医療関係者の責任において操作されているのが現状である。

医療機器および関連する設備を効率的かつ安全に利用するためには，上記の（1）と（2）について十分理解した上で，（3）と（4）をいかに円滑に行うかにかかっている。すなわち，医療機器および関連する設備を含めた包括的な安全管理を確実に行うためには，これらに関する知識と技術を確実に習得しておかなければならない。

従来，医療機器の管理は，当該部門の医師や看護師により本来の業務の片手間に行われていたが，医療現場での医療機器の数が増えたことと，医師や看護師の業務が質的にも量的にも増えたことで適正な管理が行えなくなってきたため，昭和62年に臨床工学技士が誕生した。誕生後間もないこともあって，すべての医療施設に臨床工学技士は普及していないが，一部の施設では臨床工学技士が中心となって臨床工学部門を組織し，医療機器の管理をし始めている。医療の現場に存在する医療関係職種を見渡すとき，医療機器および関連する設備の安全管理には，臨床工学技士が最も適していて，今後各医療施設の臨床工学技士および臨床工学部門の活躍が期待されるところである。

1.5 安全管理に必要な基準，規格など

医療機器が医療現場で効率的かつ安全に使用されるためには，使用される医療機器およびそれが使用される設備（電気設備および医療ガス設備）の安全性および信頼性が確保されていなければならない。そのために制定されているのが医療機器および設備の安全に関する基準，規格などで，その中のおもなものを以下に示す。

1.5.1 医療機器関係規格

① JIS T 0601-1：1999「医用電気機器—第1部：安全に関する一般的要求事項」[7]

医用電気機器の安全に関する要求事項とそれを確認するための試験方法が定められている。この規格は国際規格であるIEC 60601-1の完全翻訳規格として1999年12月に制定されたものである。

② JIS T 0601-1-1：2005「医用電気機器—第1部：安全に関する一般的要求事項—第1節：副通則—医用電気システムの安全要求事項」[8]

医用電気システムの安全について規定したもので，患者，操作者および環境を保護するために必要な安全の要求事項を定めている。

③ JIS T 0601-1-2：2002「医用電気機器—第1部：安全に関する一般的要求事項—第2節：副通則—電磁両立性—要求事項及び試験」[9]

医用電気機器，医用電気システム，医用電気応用分野に用いる情報技術機器および医用電気システムの一部を形成する他のすべての機器の電磁両立性の一般的要求事項および試験を規定した規格で，個別規格の電磁両立性の要求事項および試験を追加する必要がある場合に基礎を与えるものである。

④ JIS T 1011：1994「医用電気機器用語（共通編）」[10]

医用電気機器に関する共通的な用語およびその意味について規定したものである。

⑤ 従来から用いられてきた JIS T 1005：1988「医用電気機器取扱説明書の様式」，JIS T 1006：1992「医用電気機器図記号」と JIS T 1031：1997「医用電気機器の警報通則」は平成18年11月27日に廃止されている。

なお，医療機器の取扱説明書の添付文書および使用上の注意については，厚生労働省関係の通知として下記のようなものが出ている。

- 医家用向け医療用具添付文書の記載要領について[11),12)]　医療用具の添付文書の内容を充実し，より理解しやすく活用しやすい内容にすることにより，医療用具の適正使用を一層推進するために，平成13年12月14日に厚生労働省医薬局長および医薬局安全対策課長から出された通知で，「添付文書記載」の原則，記載項目および記載順序，記載要領について述べられている。
- 医家用向け医療用具の使用上の注意記載要領について[13]　医家用向け医療用具の「使用上の注意」，「使用上の注意」の記載項目および記載順序，記載要領について述べられたもので，平成13年12月14日に厚生労働省医薬局安全対策課長から出された通知である。

警報のJISに関しては，IEC 606010-1-8：2006「Medical electrical equipment-Part 1 8：General requirements for basic safety and essential performance-Collateral Standard：General requirements, tests and guidance for alarm systems in medical electrical equipment and medical electrical systems」の翻訳規格の作業が現在行われている。

1.5.2 電気設備関係

① JIS T 1022：2006「病院電気設備の安全基準」[14]

医用電気機器などの使用上の安全確保のため，病院，診療所などに設ける電気設備のうち，医用接地方式，非接地配線方式非常電源および医用室の電源回路に対する安全基準について規定したものである。

② JIS T 1021：2008「医用差込接続器」[15]

医用電気機器と周波数50または60 Hzの交流100 Vの電源との接続に使用する

医用差込接続器について規定したものである。ただし，この規格にはマルチタップおよびコードコネクタボディは含まず，また，床取付用，防水形，防爆形など特殊用途のものも含まれていない。

1.5.3 医療ガス設備関係

① JIS T 7101：2006「医療ガス配管設備」[16]

患者の治療のための医療用圧縮ガス用，吸引用，呼吸装置用，手術機器駆動用および麻酔ガス排除用に医療施設に設ける医療ガス配管設備において，適正な医療用圧縮ガスの連続供給，吸引の連続吸気および麻酔ガスの排除を確実にするために，その設計，設置，据付，表示，性能，記録，試験・検査および竣工図の基準について規定している。

② JIS T 7111：2006「医療ガスホースアセンブリ」[17]

この規格は ISO 5359：2000 Low-pressure hose assemblies for use with medical gases をもとに作成されたものである。この ISO の 1989 年版に規定されていた DISS コネクタは 2000 年版で分離されたが，本規格では NIST コネクタとともに取り入れられている。

この規格は，医療ガス(医療用酸素，医療用亜酸化窒素，治療用空気，ヘリウム，医療用二酸化炭素，キセノン，前記の混合ガス，手術機器駆動用空気，手術機器駆動用窒素，一酸化窒素/窒素の混合ガス，吸引)を 1 400 kPa 未満で使用するときに用いるホースアセンブリのホース，およびホース両端に備えるコネクタとして，各ガスとの交差接続を確実に防ぐねじ式ガス別特定の NIST コネクタおよび DISS コネクタについて規定している。

③ 医療の用に供するガス設備の保安管理について[18]

医療施設で使用する医療ガスを供給する医療ガス設備の安全性，信頼性を維持するために，昭和 63（1988）年 7 月 15 日に厚生省健康政策局長通知（健政発第 410 号）として出されたもので，別添資料として，「医療ガス安全・管理委員会について」と「医療ガスの保守点検指針」がある。なお，この通知は平成 5（1993）年の JIS T 7101「医療ガス配管設備」および JIS T 7111「医療ガスホースアセンブリ」の制定，および平成 5 年の医療法，医療法施行令と医療法施行規則の改定に伴い改められ，平成 5 年 10 月 5 日健政発 650 号となったが，基本的なところは前のものと同じである。

④ 高圧ガス保安法[19]

以前，高圧ガス取締法といわれていたものが，平成 9（1997）年に改正されたものである。高圧ガスによる災害を防止するために，高圧ガスの製造，販売，貯蔵，移動およびその取扱いや消費，ならびに高圧容器の製造および取扱いを規制するとともに，民間業者および高圧ガス保安協会による高圧ガスの保安に関する自主的な活動を促進し，もって公共の安全を確保することを目的として制定されている。

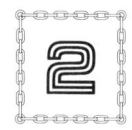

生体物性と安全管理

2.1 医療の安全と生体物性の概要

2.1.1 生体物性の安全性へのかかわり

MEおよびCE技術者の携わる対象は，生体と機器の双方であり，そこで解決すべき問題はつねにこれら二つの領域にまたがって生ずる。生体だけ，機器だけがかかわる問題については，医生物学や理工学の範囲内で独自に検討・解決されるが，医療においては，木に竹を接ぐように，生体と機器が結合した系を扱うものと考えざるをえない。機器を構成する人工的材料，つまり生体から見た異物が単に共存するだけでも，二つの領域にまたがった問題を生じるが，ME技術においては，生体と機器の間での情報やエネルギーの授受が本質的なことから，より重要な問題が生じるわけである。

診療を目的としての計測では，可能な限り物理的エネルギーなどを生体に加えないことが一般原則であるが，商用交流による患者漏れ電流のように，機器の不備のため，意図しないエネルギーを生体に加えてしまうこともある。さらに，超音波診断機器のように，ある程度の物理的エネルギーを印加することによって，かえって侵襲の少ない計測を行いうる場合もある。また治療では，放射線照射のように，有効性と安全性を天秤にかけ，安全性をある程度犠牲にして必要な物理的エネルギーの印加を許すのがむしろ一般的である。電流をはじめ外部から印加するエネルギーがはたして安全か，あるいは許容範囲内にあるのかといった判断は，臨床の現場においてきわめて重要であり，その判断のためには，生体物性についての知識と理解がぜひとも必要になるといってよい。

2.1.2 生体系の階層構造

生体は図2.1に示すように，有機的なつながりを保つ，見事な階層構造により構築されている。分子のレベルから早くもDNAなど生体の要素を見ることができる。アミノ酸や蛋白質を経て，細胞内の細かい構造物，そして細胞が形成される。通常ここまでをミクロな構造とする。細胞は生体構築の単位と考えられるからである。さらに細胞は有機的な結合をもって組織へ，そして組織により臓器が作られ，臓器が集まって代謝系，循環系，神経系などが構築され，脳がこれらを統括して総

10　　2. 生体物性と安全管理

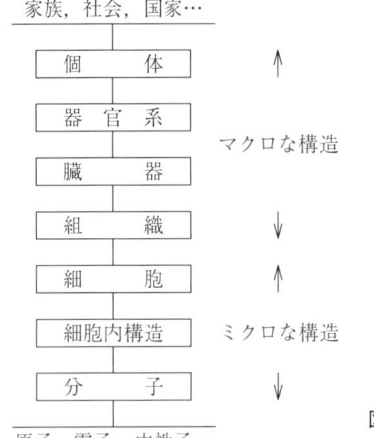

図 2.1　生体の階層構造

合システムである個体となる。組織からここまでをマクロな構造といってよいであろう。もちろん，さらにその上に，家族，地域社会，国家，人類といった階層構造が考えられるが，もはや医用生体工学の関心事から離れてしまう。

　ここで重要なのは，多様な物理的エネルギーが生体構造のどのレベルに作用するかを知ることである。例えば，放射線はミクロな分子レベルの DNA に作用し，突然変異を生じさせる。電撃は細胞膜電位の強制的修飾により生じ，細胞レベルに関与するし，機械的な衝撃はさらに上部構造の，組織や臓器のレベルで損傷を来す。これら生体との接点となる部分を物理的エネルギーごとに心得ておくことが生体物性の理解に重要である。

2.1.3　生体系の物性的特異性

　生体は生命体としての目的を全うするために，階層的，有機的に構築されたシステムであるから，その一部である臓器や組織を切り出して調べてみても，人工的な材料や加工された天然材料とはまったく異なる性質をもつ。そのおもなものを以下に示すが，実際にはきわめて雑多で複雑な内容である。

〔1〕　異　方　性

　図 2.2 に示す皮下組織では，皮膚に直交する方向には角質層，表皮，真皮，脂肪組織などが層状に広がり，これらを貫いて，毛根や細い汗管や神経，それに毛細血管が走る。また，脂肪層の奥には比較的太い血管が層に沿って走っている。このように，皮膚に直交する方向と平行する方向では構造が非常に異なり，電気的，機械的その他の物性に異方性が生ずる原因になっている。また，筋は線維状の構造を有するため，特に機械的特性において決定的な異方性が生ずる。

〔2〕　非　線　形　性

　生体の特性を一語で表現すれば，非線形性ということになるかもしれないほど非線形性は生体につきものの性質である。しかしその意味するところはきわめて雑多

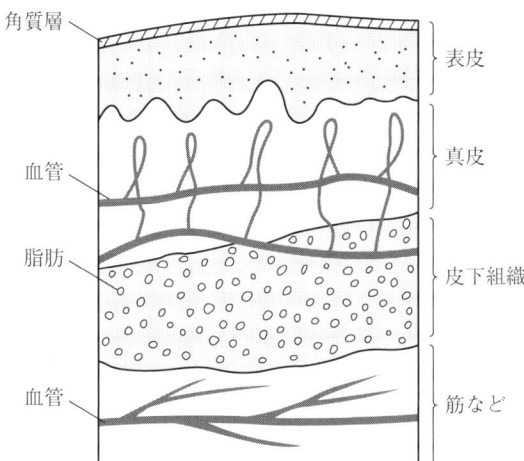

図 2.2　皮下組織の模式図

である。生体組織を材料として見たとき，その電気抵抗率やヤング率などが定数に定まらないとか，刺激応答系と見たとき，空間的・時間的に加算性が成り立たないなど，いろいろな側面からの非線形性が考えられる。すでに述べたように物理的エネルギーの印加に対し，その効果が閾値をもつとか，エネルギーの印加方法によりその総量と効果との関係が異なってくることも非線形性の現れと見ることができる。非線形性の定義が「線形でないもの」である以上，数理的に最も取り扱いやすい線形性以外のすべてのものが非線形性の概念に含まれる。生体のような，適応性をもつ時変系は，そもそも近似的にしか線形でありえない。

〔3〕　周波数依存性

周波数依存性も生体の特徴にしばしば挙げられる。しかし非線形性と同様にあいまいでいろいろな意味合いを含む表現である。応答に周波数依存性をもつことは，線形系であっても多くの場合に認められる。例えば電流刺激の閾値については生体組織の電気的等価回路により線形系の範囲で周波数依存性が説明される。他方，生体組織内の超音波伝搬速度にも周波数依存性があり，そのため伝搬とともに伝搬波形が特徴的な歪みを受けるし，生体組織内での超音波減衰定数も周波数に比例するという，特異な周波数依存性があり，細胞のような微細構造をもたない一様な人工材料とは明らかに異なっている。

〔4〕　温度依存性

生体のエネルギー代謝に化学反応が深くかかわっている限り，生体の活動性が温度に大きく依存することはやむをえない。温度条件が生物の活動に限界を定めたが，恒温動物になってはじめてこの限界を乗り越えられたわけである。化学反応を伴う現象以外にも，例えば生体組織内での超音波伝搬速度や減衰定数といった基本的な定数がわずかながら温度依存性をもち，この事実を利用して逆に生体内部の温度を外部から推定するような研究も行われている。なお，ヒトをはじめとする恒温動物では生体内の温度環境がきわめて精度よく調整されており，熱産生の過不足

は，発汗や循環系による熱運搬にただちに反映し，体温の恒常性が保たれる。

〔5〕 特異な反射・散乱・吸収特性

光に対する血液，超音波に対する軟組織などは，きわめて特徴的な反射・散乱・吸収特性を示す。血液の光後方散乱よりヘマトクリット値が，また抱酸素および脱酸素ヘモグロビンの光吸収特性の違いから酸素飽和度の測定が可能になる。また超音波診断では組織からの反射散乱を解析することにより，組織の性質を推定する方法が研究されている。

〔6〕 経 時 変 化

生体は時々刻々に変化する。神経活動のきわめて短時間の疲労ともいえる不応期から始まり，注意力の低下や疲労，日周的な意識レベルの変化，1週間，1か月，1年を周期とするバイオリズム，さらには長いスケールの成長や老化に至るまで，生体にはさまざまな時間的変化がある。これらのうちリズムをもって元に復すものを除けば，成長や老化が生きた状態での経時変化といってよかろう。例えば心筋肥大，血圧上昇，動脈硬化などの経時変化が見られるし，生体から切り出した材料としての組織や，屍体では，階層構造の崩壊に伴う変化や腐敗など，きわめて迅速な経時変化が見られる。図2.3は摘出したイヌの筋組織について筋線維に平行な方向と直角の方向の電気定数を測定したものであるが，放置時間とともに，筋構造が崩れ，その異方性が失われてゆく様子が知られる。

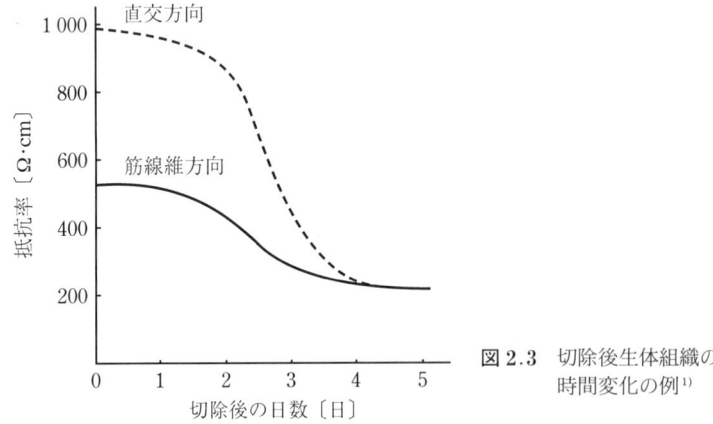

図2.3 切除後生体組織の時間変化の例[1]

〔7〕 拒絶反応，異物反応を示す特異性

生体には，自身と他者とを厳しく識別する能力が細胞のレベルですでに備わっている。これにより生体は，ウイルスや細菌のもたらす病害から身を守る術を獲得したが，一方では，臓器移植や人工臓器置換をはなはだ困難にしている。自己に酷似する他者の侵入を鋭く排除する反面，あまりにも異なる人工物に対してはむしろ寛容あるいは諦めたかのごとく包有することもある。生体のもつ人工物に対する排除性と親和性はどのようにして決まるのかについてはまだ十分な説明がなされていない。

2.1.4 物理的エネルギーへの反応

生体が受けとめる物理的エネルギーは多種多様であるが，その中で医用機器に使用され，医療において生体とかかわりをもつものを**表2.1**にまとめた。医療においては，これらの物理的エネルギーを駆使し，生体を測って診断に役立て，生体に作用させて治療を行う。また，はからずも生体に危害を及ぼすこともある。そのメカニズムを理解するには，これら物理的エネルギーと生体とのかかわり合い，つまり生体物性についての知識が必要になる。

表2.1 おもな物理的エネルギーとそれによるME技術の例

物理的エネルギー	ME 技 術
直流および低周波電流	生体電気インピーダンス計測，GSR，機能的電気刺激，除細動
直流および低周波磁場	MRI，磁気治療
高周波電磁界	医用テレメトリ，MRI，電気メス，ハイパサーミア（温熱療法）
機械（力学）	血圧測定，筋力測定，人工関節，矯正療法
流体	血圧測定，心拍出量測定，肺機能検査，人工心臓・心肺
音波・超音波	オージオメトリ，心音・聴音，超音波診断・破砕・メス
熱	サーモグラフィ，体温測定，ジアテルミ，ハイパサーミア
光	オキシメトリ，光電脈波，眼科検査，光線治療，レーザメス
放射線	X線撮影・CT，ポジトロンCT，ガンマカメラ，放射線治療

生体は自らを組織統合する系であり，外界の影響を単に受動的に受けるだけではなく，より積極的な反応を示す。例えば，皮下組織が熱により不可逆的な変性を起こすのは，蛋白質である生体材料の受動的な性質にほかならないが，発赤し，末梢血流が増すとすれば系としての能動的な性質が加わったと見るべきである。このような場合，外的エネルギーは引き金の役を果たし，わずかなエネルギーでも大きな影響をもたらすことがある。その極端な例は電撃による心臓停止である。生体物性のうち，電気現象については受動的電気特性と能動的電気特性を明確に分けて，神経や筋の興奮を伴うものを能動的と考えている。しかし，電撃を伴わない電磁界や大気汚染など，生活環境での微弱な物理的エネルギーの生体作用には，受動的性質以上の能動的作用を生じるなんらかのメカニズムが存在するものと思われる。

つぎに，物理的エネルギーが生体に作用する仕方には，おもに二つのタイプがある。一つは放射線エネルギーのように，照射あるいは被曝による効果が蓄積され，照射総量によって作用の程度を評価できる場合である。もう一つは，電気刺激や電撃のように，生体に作用を及ぼすエネルギーレベルに閾値があり，閾値以下では影響がほとんどなく，これを超すとつねにほぼ一定の影響や作用が見られる場合である。これらのタイプにより，治療効果を上げるための手法や安全のための対策がはっきりと違ってくる。ここで放射線に蓄積効果があると述べたが，表面的にそのように見えるのであって，より正しくは被曝量の増加とともに障害の起こる確率が増加するためと見ることができよう。

ある物理的エネルギーを治療に用いるとき，第一のタイプであれ第二のタイプであれ，物理的エネルギーの増大とともに直線的ではないかもしれないが，その治療

効果が単調に増加することが期待される。しかし，副作用としての危険性もまた徐々に増大することになる。多くの場合，物理的エネルギーが一定のレベル以下では目立った治療効果が認められず，また別の一定のレベル以上では副作用が顕著で死に至ることになる。これら二つのレベル，つまり治療閾値および致死限界の間に領域が残される場合に限り，治療への応用が可能となる。治療効果と副作用の兼合いを見極め，最適の治療を行うには，上述のような物理的エネルギーのタイプと具体的な閾値や限界を知る必要がある。

なお，上記の第一のタイプをさらに詳しく調べれば，印加されたエネルギーの総量が同じでも，比較的短時間に大きなエネルギーを集中的に印加した場合と，微弱なエネルギーを長時間にわたって全体的に印加した場合では，生じる作用や反応が異なる。前述のように生体は自己組織系であり，長時間にわたって微弱なエネルギーを印加した場合には，それに適応する能動的な反応を起こす時間の余裕があるからであろう。

一般的には，生体に印加されるエネルギーのレベルが小さいほど問題が少なく，あるレベル以上に達すると不可逆的な変化を来す。この変化は，上記の第二のタイプのようにも見えるが，ちょうどゴムひもが伸びきって切れるような，あるいは蛋白質が熱変性を起こすような，極限での受動的な不可逆現象である。表2.2に障害を伴う現象をまとめた。しかしその原因には第二のタイプのような明確な閾値を示すもののほかに，いま述べたような，単に材料の破壊・変性を示すものや，種々の生物学的障害のように出現確率の増大によると思われるものまであることに注意すべきである。なお，不可逆的変化の生ずるエネルギーレベルは，生体組織のエネルギー吸収の程度などで異なるが，例えば超音波を経皮的に印加した場合では，エネルギー密度で $100\ \mathrm{mW/cm^2}$ 程度とされる。しかし後述するように，生体の種々の性質には一様性がなく，物性論的な扱いを困難にしている。

表 2.2 物理的エネルギーにより発生する障害の例

分 類	例
物理的障害	外傷，震盪，溢血，梗塞，骨折，捻挫，脱臼，熱傷，凍傷
機能的障害	神経・筋の異常興奮，電撃，細動，呼吸停止，体温調節変調，電解液バランス変調
生物学的障害	発癌，奇形発生（X線・放射線），不妊症，突然変異など遺伝子障害

2.2 生体物性から見た生体の構造機能とそのモデル

2.2.1 生体の受動的電気物性

〔1〕 電気特性から見た生体組織

生体の電気的特性といえば，まず，神経の興奮や筋肉の収縮に伴う電気現象を思い浮かべるであろう。これらは生体のもつ能動的な電気特性である。この場合には

神経や筋の細胞膜の能動的性質がきわめて重要な役割を担う。生体の受動的な電気特性を論じるには，このような神経や筋の能動特性を無視し，さらに一般の細胞よりなる生体組織も含めて，例えば外部から直流とか交流とかの電圧を加えたときにどれくらい電流が流れるかといったことだけを問題にする。これはまさに生体組織を抵抗体や誘電体といった素材とみなすことであり，電気の流れ方だけを論じるのであれば生体の細胞や組織をきわめて単純にモデル化することができる。

生物学での細胞には，図2.4（a）に模式的に示すように，細胞膜で囲われた細胞体の中に，核のほか細胞の生きる営みに関与するいろいろな細かい構造物が存在するが，受動的電気特性を論じる限りにおいてはこれらの構造物を一切無視し，同図（b）に示すように，細胞膜の囲いにより細胞内液が細胞外液から隔離されたものが細胞であると考えてよい。つまり，生体の細胞ないし組織について，電気的絶縁性の高い細胞膜と半流動性の電解液である細胞内液および細胞外液の，わずか三つの要素だけが重要とされる。生体の細胞は多種多様で，その形状も組成もそれぞれ非常に異なっているが，受動的電気物性に関する限り，これら三つの要素が量的に違うものとして，すべてこのモデルで統一的に理解することができる。

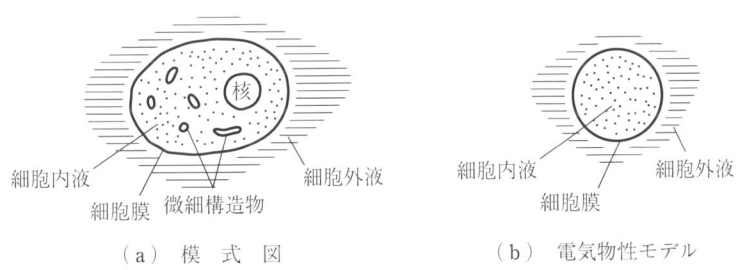

（a） 模 式 図 　　　　　（b） 電気物性モデル

図 2.4　細胞の電気物性モデル

一般に物質や材料の電気的性質を表すものに導電率 σ（あるいはその逆数の抵抗率 ρ），誘電率 ε，透磁率 μ の三つがある。生体組織も素材としての電気的性質をこの三つの量で表せるものと考えられる。しかし透磁率については，周知のとおり生体は磁性を示さない非磁性体であって，真空の透磁率 μ_0 とほとんど変わらない。そこで生体組織に関してはもっぱら導電率（あるいは抵抗率）と誘電率が問題にされる。

細胞内液の導電率 σ は組織により非常に異なり，水分の少ない皮膚では 1 mS/cm 以下，筋や神経，赤血球などでは数～数十 mS/cm といわれる。一方，比誘電率 ε_r（＝誘電率 ε/真空中の誘電率 ε_0）はほぼ水と同じで 50～80 である。また細胞外液についても，イオン組成が異なるにもかかわらず，電気特性としては細胞内液とほぼ同様な数値である。

生体が示す能動性の中心的存在である細胞膜は，受動的電気特性についてもきわめて重要である。図 2.5 に示すように，細胞膜では膜の外側が親水性，内側が疎水性になるように，膜の両面に脂質分子が 2 層に密に並んでおり，厚さは数 nm ない

16   2. 生体物性と安全管理

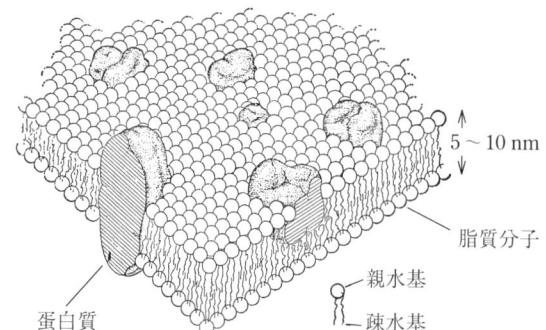

図 2.5 細胞膜の模式図[2]

し 10 nm で，膜内部の疎水性の部分が電気を通さず，そのためコンダクタンスは小さく，1 cm² 当り 0.1〜2 mS 程度である。また，膜の外側の親水性の部分はよく電気を通し，あたかも相対する 2 枚の電極の中に絶縁物を挟み込んだコンデンサのような構造になっている。細胞膜の厚さはきわめて薄いので，電気容量としては非常に大きな値になり，1 cm² 当り 1 μF 程度にもなるが，筋細胞では特に大きく，10 μF 以上といわれる。

生体組織は，細胞が有機的に積み重なった構造をもち，図 2.4（b）の細胞モデルを煉瓦状に積み重ねて，図 2.6 に示す生体組織のモデルが考えられている。ここで，細胞内外液の量的な違いより，主としてつぎの三つの場合に分けて考えることができる。

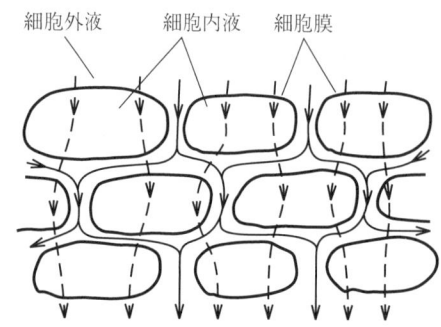

図 2.6 生体組織の電気物性モデル

（1） 細胞内外液が量的にいずれも少なく，ひからびた状態の場合で，皮膚組織がこれに該当する。
（2） 細胞内外液が中庸に存在する場合で，一般の体内臓器の組織がこれに該当する。
（3） 細胞外液が極端に多く，細胞様の構造物がばらばらになって外液の中に浮かんでいる状態の場合で，血球を含む血液がこれに該当する。

〔2〕 生体組織の電気的等価回路

生体組織の中を電流がどのように流れるかを知るために，図 2.6 のモデルを用いて電気的な等価回路を考えてみよう。例えば，このモデルの上下に電極を当て，上から下に向けて電流を流してみる。

形質膜はほぼコンデンサの性質を示し，直流電流をほとんど通さないので，図のモデルのように細胞が密に集積した組織では，図中に実線で示した，細胞外液の部分の狭い隙間を流れることになる。しかし交流では周波数の上昇とともに電流はコンデンサを容易に流れるようになり，実線とは別の，破線で示した細胞膜を貫いて直接流れる流路が考えられよう。この流路は，一部細胞外液を通過するものの，細胞が密に構築された生体組織の場合には，ほとんどが細胞内液と細胞膜を流れるものである。

細胞内液，細胞外液，細胞膜の電気的性質を，それぞれ導電率あるいはコンダクタンスと誘電率あるいは電気容量で表したが，それらの電気的等価回路は最も単純にコンダクタンス G と電気容量 C の並列回路でそれぞれ表される。しかし実際の生体組織は多数の細胞が層状に積み重なり，複雑な電流路を形成するのであるが，同質のものが繰り返された構造の電気的特性もやはり，上記の三つの要素から導かれる三つの GC 並列回路によって図 2.7（a）のように表すことができる。モデルの形状が，例えば各辺 1 cm の立方体と決まれば，すでに述べたそれぞれの要素の数値から図（a）に示した 6 個の電気定数を決定することができるが，各要素の C/G，つまり時定数は形状によらず一定であり，この立方体からのサイズの違いは単に G および C に倍率がかかるのみである。

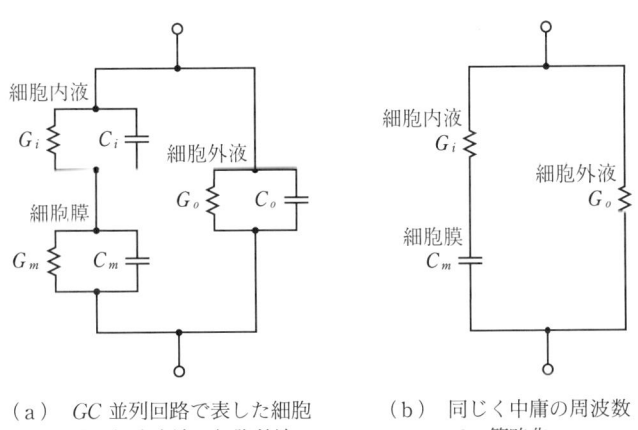

（a） GC 並列回路で表した細胞膜，細胞内液，細胞外液

（b） 同じく中庸の周波数での簡略化

図 2.7 生体組織の電気物性的等価回路

生体組織に流れる電流を考えるとき，図 2.7（a）の 6 個の電気定数がつねに必要かというと，必ずしもそうではない。加える電圧の周波数により異なり，中庸の周波数では同図（b）の三つの電気素子で十分である。きわめて低い周波数や直流では細胞膜のコンダクタンスが無視できなくなるが，それに比べ細胞内液のコンダクタンスは十分に大きいので等価回路からコンデンサとともに取り去り，短絡して構わない。また細胞外液のコンデンサも省略できる。他方，きわめて高い周波数では細胞内外液の誘電率が無視できなくなり，それぞれにコンデンサを残す必要がある。逆に細胞膜はこれを貫いて電流が自由に流れるので等価回路からコンダクタン

ス,コンデンサとも取り去り,短絡して構わない。

実験的にも,生体組織を素材と考え,適当な大きさの立方体に切り出して,先ほどと同様,立方体の上下の面に電極を当てて,周波数を変えながら,加える電圧と流れる電流の関係を調べる。電圧と電流の大きさや位相の関係から,その周波数でのコンダクタンスまたは導電率と電気容量または誘電率を求めるが,元来図2.7(a)あるいは(b)で表されるはずのものを,さらに単純なGC並列回路で表すことに相当する。こうして求めた G および C は,もはや定数にはならず,特異な周波数依存性を示す。図2.8はその様子を示しており,時定数 C_m/G_i によって定まる遮断周波数 f_c の付近で G,C の両者が連動して急激に変化する。

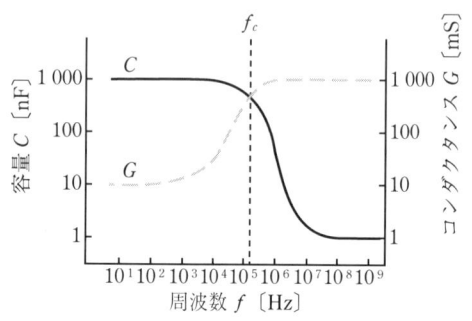

$G_m=1\,\text{mS}$,$C_m=1\,\mu\text{F}$,$G_i=1\,\text{S}$,$C_i=1\,\text{nF}$,$G_o=10\,\text{mS}$,$C_o=10\,\text{pF}$ とした。このとき $\tau=1\,\mu\text{S}$,$f_c=160\,\text{kHz}$ となる。

図2.8 生体組織モデルの周波数依存性

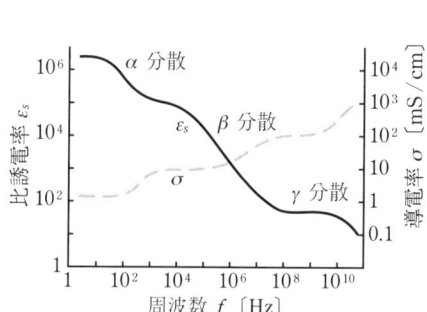

図2.9 生体組織の周波数依存性実測値[3]

生体組織の導電率および誘電率は,医用生体工学の先駆者の一人であるH. P. Schwanによって測定され,図2.9に示す非常に広範囲にわたる周波数特性が得られている。周波数の上昇とともに,導電率(あるいはコンダクタンス)が上昇し,誘電率(あるいは電気容量)が減少するが,すでに予想されているとおり,連動して急激な変化が見られる周波数が存在し,この変化を分散と呼んでいる。しかし,それは一つではなく,周波数の低いほうから,α分散,β分散,γ分散の三つが認められる。このうち,β分散は,上記の議論より予想される変化に一致し,この周波数近辺での周波数依存性は細胞を有する組織構造に起因することが知られる。他方,α分散についてはまだ十分に解明されておらず,生体組織内の質量の大きなイオンの集散時間,あるいは形質膜のイオン透過率の緩やかな変化がかかわっているものと考えられる。また,γ分散は生体に固有のものではなく,水分子の分極の緩和現象とされている。

〔3〕 生体内の電気伝搬

直流ないし低周波電流に関しては,生体内を導電体と考えてよく,皮膚表面の任意の2点に電極を貼り電圧をかければ,体積導体として,かなり広がった電流分布となる。この電流分布は基本的には単純なオームの法則を体積導体に拡張して得ら

れる．電流路をビーム状に絞ることができないことは，電気インピーダンスの測定による生体内断層像のコンピュータ再構成，いわゆるインピーダンスCTの実現を非常に困難にしている．また，体内の生体組織は種々雑多であり，電流に関してもすでに述べた異方性があり，解剖学的構造に関する知識から生体内電流分布を推定するには大きな限界がある．また，生体内部での電流密度が$1\,\mathrm{mA/cm^2}$以上になると神経や筋での能動的な反応が現れ，オームの法則の適用から外れ，線形的な扱いができなくなる．

なお，皮膚表面からの通電では，加えられた電圧の大部分が，コンダクタンスの小さい皮膚組織にかかり，生体内部の電流密度が低くなる．また皮膚表面から一定の電流を生体に流し込もうとすると，皮膚の部分に大きな電位差を生じ，皮膚での電撃や火傷の原因になる．これに比べ臓器など細胞内外液を多く含む体内組織に直接電圧をかける場合には，生体側のコンダクタンスが大きく，大電流が流れるおそれがあり，危険を伴う．後述するように，心臓を電撃から保護するために，皮膚は大きな役割を果たしている．

生体に加える電流の周波数が高くなり，電磁波の伝搬としてとらえるべき周波数は，電磁波の波長と生体の寸法との関係で決まる．比誘電率ε_rの媒質中の電磁波伝搬速度および波長は，真空中や空気中のそれに比べ，おおよそ$1/\sqrt{\varepsilon_r}$になり，生体内ではほぼ1/7と考えてよい．したがって，周波数100 MHzで体内波長は43 cm程度であり，この周波数の近辺では定在波が生じたり，局所的に電磁界強度が極端に高いところができたりするので，生体の寸法を考慮に入れた体内電磁界解析や推定が必要になる．しかし，さらに周波数が高くなると，電磁波は生体内に入射後，激しい減衰を受けるので，約10 GHzを超す超高周波では，再び生体の寸法を考える必要がなくなる．このような極端に高い周波数の電磁波では，皮膚など生体のごく表面より内部には実質的に伝搬しない．図2.10に電磁波の透過深度（電磁波の強度が$1/e \fallingdotseq 0.37$になる深度）と周波数の関係を示す．一般に，骨や脂肪な

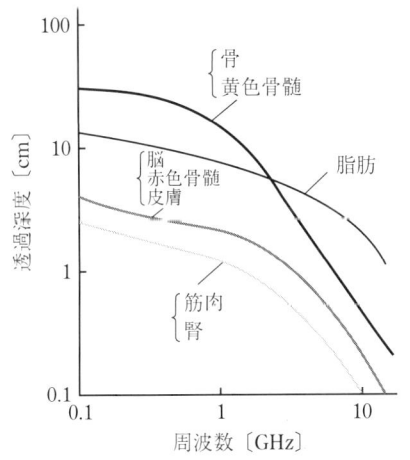

図2.10 電磁波の透過深度と周波数[4]

ど含水率の低い生体組織のほうが，筋や実質臓器より深くまで透過する。ごく大ざっぱには，周波数〔GHz〕×透過深度〔cm〕= 1 ～ 10 である。このような知識は植込機器との電波による連絡，例えば生体深部情報のテレメトリや植込機器への電力伝送などの設計や機器の使用に際し必要となる。

2.2.2 生体の能動的電気物性

電気ショックを治療に用いることは非常に古く，例えばギリシャ時代から経験的に行われていたようであるが，生物が電気を発生することを科学的にとらえたのは18世紀イタリアの生理学者ガルバーニであるといわれている。銅のフックで鉄柵に吊るしておいたカエルの足の筋が風で柵に触れるたびにぴくりと収縮するのを観察し，その理由に関する物理学者ヴォルタとの論争は有名である。このガルバーニの観察が近代科学としての能動的な生体電気現象の最初の発見とされる。また，能動的な電気現象は動物だけでなく，ネムリグサなどの植物でも観察される。動物の筋や神経，あるいは植物の細胞での，このような能動的な現象に伴い，それらの細胞膜に一過性の特徴的な電位変動が観測されることがわかり，生物学の中に電気生理学といわれる一分野が確立するに至った。

〔1〕 神経，筋の膜特性

神経や筋は，すでに述べたように外部からの刺激により顕著な反応を示すので，**興奮性細胞**と呼ばれる。一般に細胞膜は**膜電位**をもち，細胞外に比べ，細胞内が負（-50 ～ -90 mV 程度）に帯電している。興奮していない静かな状態の膜電位を**静止電位**という。興奮性細胞では，刺激により膜電位が一過性に大きく変動し，興奮の状態では，**脱分極**といわれる細胞内が正（0 ～ 45 mV 程度）の状態を経過し，その後，静止電位よりさらに低い負電位にいったん沈み込む，**過分極**といわれるオーバシュートを経て再び静止電位に復帰する。この興奮の状態の電位変動を**活動電位**というが，興奮性細胞では，**図 2.11** に示すように，外部から電流を流すなどなんらかの方法で，あるきまった閾値以上の電位まで膜電位を脱分極側（細胞内が正電位に近づく方向）に強制的に変化させると，これがトリガとなり，以後正帰還がかかって，連鎖反応的に大きな活動電位が発生し一過性の経過をたどることになる。なお，過分極の期間では新たな刺激をまったく受け入れない**絶対不応期**，および強い刺激でのみ反応する**相対不応期**といわれる状態が出現する。以上が興奮の全過程であるが，つぎにこの現象をもう少し詳しく述べておく。

生体を切り出した材料として見る受動的電気特性では，細胞内外液の電気定数にあまり大きな差がなかった。しかし内外液のイオン組成は明らかに異なり，細胞外液が海水に近い，ナトリウムイオン Na^+ や塩素イオン Cl^- を多く含むのに比べ，細胞内液はカリウムイオン K^+ やリン酸イオン PO_4^{3-} などを多く含む。各イオンについて細胞膜の両側に濃度差があると，一般に**平衡電位**が生じ膜が帯電する。例えば K^+ など，1種類のイオンの濃度差のみを考慮するのなら，**Nernst の拡散電位**

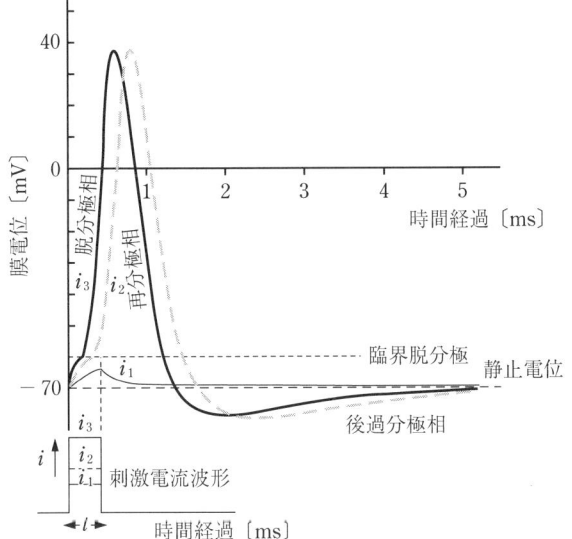

図 2.11 活動電位の時間経過

i_3：十分に強い刺激電流
i_2：刺激閾値をわずかに超える電流
i_1：刺激閾値以下の電流

の式を用いてつぎのように平衡電位を求めることができる。

$$V_K = -\left(\frac{RT}{F}\right) \ln\left(\frac{[K]_i}{[K]_o}\right) \tag{2.1}$$

ただし，V_K はカリウムの拡散電位（膜の平衡電位），$R=8.31$ J/mol，$T=295$ K（室温），$F=96\,500$ C/mol，$[K]_i$ は細胞内液の K^+ 濃度，$[K]_o$ は細胞外液の K^+ 濃度である。

この式では K^+ 以外は無視されており，正確には現実を反映できない。例えばヤリイカの巨大神経では，カリウムの平衡電位が -90 mV 程度となり，実測の静止電位約 -60 mV とは異なってくる。より正確には，少なくともこのほかに Na^+ と Cl^- を考慮する必要があり，つぎの **Goldman の式**から膜電位が計算される。

$$V_m = -\left(\frac{RT}{F}\right) \ln\left(\frac{P_K[K]_i + P_{Na}[Na]_i + P_{Cl}[Cl]_o}{P_K[K]_o + P_{Na}[Na]_o + P_{Cl}[Cl]_i}\right) \tag{2.2}$$

ただし，V_m は細胞の外側に対する内側の膜電位，P_K，P_{Na}，P_{Cl} はそれぞれ K^+，Na^+，Cl^- の膜透過係数，$[K]_i$，$[Na]_i$，$[Cl]_i$ は細胞内液の K^+，Na^+，Cl^- 濃度，$[K]_o$，$[Na]_o$，$[Cl]_o$ は細胞外液の K^+，Na^+，Cl^- 濃度である。

静止状態ではそれぞれのイオンの**膜透過係数**について，$P_K : P_{Na} : P_{Cl} = 1 : 0.04 : 0.2$ の程度で，カリウムの拡散電位の影響が大きいが，興奮時には Na^+ の透過性が極端に増大し，その影響が非常に大きくなる。実際に，$P_K : P_{Na} : P_{Cl} = 1 : 20 : 0.23$ にもなるという。このとき活動電位のピーク値は，ナトリウムの拡散電位に近い値をとる。

Hodgkin および Huxley は膜電位を**図 2.12** のような電気的等価回路でモデル化した。つまり，K^+，Na^+，Cl^- の拡散電位とそれぞれを膜電位に結びつける 3 個のコンダクタンスによって膜透過係数を表し，静止電位から活動電位への移行過程は，おもに Na^+ に関するコンダクタンスの急激な変化で表した。また，回復過程

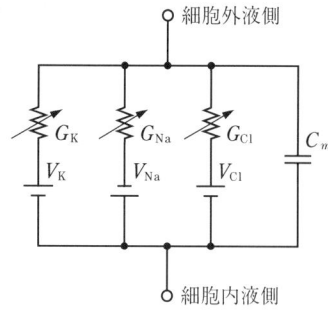

C_m：膜の電気容量
V：拡散電位
G：膜透過係数を表すコンダクタンス
添字 K, Na, Cl：K^+, Na^+, Cl^- の電位やチャネル

図2.12　膜電位の等価回路

のオーバシュートは K^+ に関するコンダクタンスのゆっくりした変化によるとしている。刺激により，Na^+ チャネルが急激に開き，その後 K^+ チャネルがゆっくり開くと説明される。なお，刺激のたびに Na^+ が細胞内に流入し，また K^+ が細胞外に流出することを繰り返してゆけば，いずれは細胞内外液のイオン濃度差がなくなり，神経や筋の能動的動作は消滅せざるをえない。細胞膜には細胞内の Na^+ を細胞外へ能動的に汲み出し，それと交換に K^+ を汲み入れる機構が働いており，**ナトリウム-カリウムポンプ**といわれる。これらのさらに詳しい解明は生命現象そのものを問うことにほかならない。

表2.3にヤリイカの巨大神経およびカエルの骨格筋について，細胞内外液のイオン濃度より計算した平衡電位 V_K, V_{Na}, V_{Cl} および膜透過係数を考慮して計算した静止電位 V_r および活動電位のピーク値 V_a を示す。

表2.3　平衡電位および膜電位計算値[5]
（細胞内外液のイオン濃度および膜透過係数実測値に基づく）

組織	イオン	細胞内液イオン濃度 [mmol/l]	細胞外液イオン濃度 [mmol/l]	Nernstの式の平衡電位 V [mV]	Goldmanの式の静止電位 V_r [mV]	Goldmanの式の活動電位ピーク値 V_a [mV]
ヤリイカの巨大神経	K^+	345	10	-90	-61	$+40$
	Na^+	72	460	$+47$		
	Cl^-	61	540	-55		
カエルの骨格筋	K^+	125	2.6	-98	-75	$+41$
	Na^+	15	110	$+50$		
	Cl^-	1.2	77	-106		

〔2〕　神経の興奮伝搬

神経の膜の一部が興奮し，活動電位が発生すると，周囲に電流分布を作り，これが静止部分の膜を刺激して，新たな興奮を引き起こす。膜には興奮後の暫時，刺激を受け入れない不応期があることで，興奮は新しい部位へと伝搬し，逆流しない。ヤリイカの巨大神経軸索は，一様なチューブのような構造で，**無髄神経**といわれる。この場合興奮あるいは活動電位の伝搬は，つぎつぎと微小区間での刺激興奮を繰り返し，連続的に行われる。細い神経では，興奮によって作られる電流分布もわずかな部分に限られるので，興奮の伝搬は遅々として進まず，伝搬速度が小さくな

る。一般に興奮伝搬速度は太い神経ほど高い。高等動物では神経回路が複雑になり，狭いところに多数の神経線維を通す必要が生じ，細い神経でかつ興奮伝搬速度の高いものが必要になり，しかも隣接する他の神経との干渉（混信）があってはならない。生物はこれを見事に解決している。つまり，神経の表面を裸のままにしておかず，**髄鞘**といって絶縁物となる別の細胞を巻きつけた有髄神経へと進化した。電線でいえば裸線が被覆線になったようなものであるが，じつはそれ以上の進歩である。**有髄神経**では，適当な間隔をおいて髄鞘がなく神経膜が露出している**ランヴィエの絞輪**（Ranvier's node）といわれる部分があり，興奮により生じた活動電位が，細胞内部とすぐ隣の絞輪を通る効率のよい電流分布を作る。したがって興奮は絞輪を跳躍的に伝搬してゆくために伝搬速度が格段に高くなる。

　一般に神経細胞は，核を有する細胞体付近に多数の枝を伸ばしている**樹状突起**といわれる入力部分と，1本の根のような**軸索**といわれる出力部分により構成される。樹状突起には他の神経の軸索末端があちこちに**シナプス**（synapse）といわれる結合部を介して接続され，情報伝搬の役割を果たすが，シナプスから受け継がれた他の神経細胞の興奮は，いったん化学現象を経て樹状突起部分の膜電位を変化させる。実際に神経細胞が興奮するのは軸索の付け根付近の膜であり，樹状突起での電位変化は受動的な伝搬を経て，軸索の近くの膜の電位変化に関与するが，しばしば樹状突起には多数のシナプス結合があり，細胞体に近い結合は大きな影響をすみやかに与える反面，樹状突起の先端の細い部分にある結合は影響の度合いも小さいし，また時間的な遅れも伴う。シナプスには膜電位を脱分極側に変化させ細胞体を興奮しやすくする**興奮性シナプス**のほかに，逆に膜電位を過分極側に変化させ細胞体を興奮しにくくする結合もあり，**抑制性シナプス**といわれる。多数のシナプスからの情報は渾然としてその神経細胞の興奮に関与し，ちょうど論理素子で多数の入力に対して論理演算が実行され結果が出力されるのと似ている。シナプスおよび樹状突起の部分は神経の重要な機能である**情報処理**に関与するわけである。

　軸索は出力回路であり，長く伸びて他の神経細胞の樹状突起や筋に情報を伝える。その伝搬方式には無髄と有髄があることはすでに述べた。軸索には本来，興奮伝搬に方向性がなく，自然な状態での細胞体から末端への伝搬のほかに，逆方向にも伝搬しうる。例えば軸索上を順方向，逆方向の両方向から興奮が伝搬すれば，ぶつかり合って消滅する。これは不応期のあることで容易に説明できる。また，高周波の伝送線路と異なり，終端や結合部で反射が起こらないことも，不応期の存在から明らかであろう。軸索の終端は分岐し，シナプスに至り他の神経の樹状突起部分に結合し，あるいは**エンドプレート**といわれる部分で筋に結合しこれを収縮させる。シナプスでいったん化学現象に変換されることは，合目的的に考えれば，同じ構造で化学物質を異にするのみで興奮性と抑制性の結合が得られることによるともいえよう。事実，興奮性シナプスでは活動電位の到来に伴いアセチルコリンなどが放出されるのに対し，抑制性シナプスではGABAなどの化学物質が放出される。

〔3〕 心筋の細動とその除去

　心臓を形作る心筋はそれ自体周期的に拍動を繰り返す能力をもつが，心臓を構成する左右の心房・心室の心筋が適切な時間差をもって収縮・弛緩を繰り返すことと，各心房・心室間および各心室出口にある合計4個の弁の作用とにより，心臓では体循環・肺循環のための二つのポンプが形作られて効果的に血液を送出している。心筋の収縮のための神経パルスは拍動の根源になるペースメーカ細胞より発し，心臓表面を覆う神経経路を伝搬することにより適切な時間差を得て各部の心筋を興奮させ，効率的で秩序ある心拍動を生み出す。また，ペースメーカ細胞および心筋は，交感神経および副交感神経を介して脳の支配を受け，心拍出量や心拍数が調節されるほか，静脈からの血液還流量に依存して内因性に行われる心拍出量の調節があり，後述する Starling の法則として知られている。

　このように，神経パルスが心臓表面を秩序正しく伝搬し，心臓がポンプ動作をしているところに，外部から刺激電流が擾乱として加わると，秩序が破れ，心筋はパニック状態になり，各部ばらばらに収縮・弛緩を繰り返し，秩序ある収縮・弛緩によるポンプ動作ができなくなる。これが心細動であり，特に心室にまで細動が及んだ場合には心室の心筋は無意味にうごめくのみとなり，ポンプ作用を完全に失って心停止状態になるため，ただちに処置しない限り死に至る。細動が起こるのは，不応期を有する神経網の中を神経パルスが循環するからであり，外部からの擾乱電流を取り去った後に，すべての心筋や神経を一斉に興奮状態にすれば，その直後にすべてが不応期に入り，神経パルスの循環が断ち切られ，細動が終結する。そのためには十分に大きな刺激電流を心臓全体に故意に，かつ瞬間的に印加する必要がある。この処置が細動除去（除細動）であり，体表面から細動除去を行うにはマクロショックの生ずるレベルよりはるかに大きな電流を胸部に瞬間的に印加する必要がある。

2.2.3　生体の受動的力学物性

　力学的特性も電気的特性と同様，受動的特性と能動的特性とに分けて考えることができる。受動的力学特性には，流れや静的変形現象を扱う静的な特性と，振動現象などを扱う動的な特性とがある。能動的力学特性には，例えば触診における筋性防御や血管弾性における平滑筋の役割など医学上重要な問題が多いが，現在ではまだ十分に解明されていない。それらの生体の力学的現象を考えるにあたり，まず力学的なパラメータとその概念について述べた上で，受動的静特性に触れよう。

〔1〕 力学の定数と生体数値

　物体に外力を加えると物体は変形し歪みを生じる。この歪みは物体内部に応力を発生させ，これが外力とつり合うところで変形は止まる。このとき応力と歪みの間には一定の関係が成立し，かつ，外力を除くと歪みも消失し，元の形に戻ってしまう性質があるとき，この物体は弾性を有するという。このとき微小変形に関しては

フックの法則が成立し，応力と歪みの間は線形関係となる。実際の三次元立体では，応力と歪みはいずれも三次元の二階対称テンソルといわれるものになり，試料の異方性を考えると最も一般には両者の間の比例定数として21個の弾性率を必要とする。しかし完全に等方な物体では，独立なパラメータは2個のみでよく，例えば後述のヤング率 E とポアソン比 σ，あるいはずり弾性率 G と体積弾性率 K の組合せで表現できる。

弾性とは対照的に，外力が加わっていると歪みがどこまでも大きくなってゆく性質を流動という。このうち応力と歪み速度との間に一定の関係が成立する場合を粘性流動と呼ぶ。特に，ずり速度に比例したずり応力が発生するとき，比例係数をもってずり粘性率 η を定義する。またそのような物体をニュートン流体と呼び，ニュートン粘性を示すという。

生体組織および人工材料の力学的特性について，**表2.4**に大まかな数値例を示す。一般には，ある限界内の荷重で変形との間に線形性が認められ，ほぼ一定のヤング率が求まるが，過大な荷重ではヤング率が荷重とともに増大したり，組織や材料が破断したりする。

表2.4 生体組織と人工材料の力学的特性測定例[6]

		最大荷重 $[\times 10^6 \text{ N/m}^2]$	最大変形 [%]	ヤング率 $[\times 10^8 \text{ N/m}^2]$
生体組織	骨（圧縮）	150	2	80
	腱（引張り）	80	8	10
	動脈血管（横方向，引張り）	2	100	0.02
	筋（引張り）	0.2	60	0.003
人工材料	軟鉄	200	0.1	2 000
	木材	100	1	100
	プラスチック	50	5	10

また，**表2.5**に生体組織の粘性を示すが，血液ではほぼ粘性のみで表せるのに対し，固体的な軟組織や骨では，共存する粘性と弾性のうち，粘性要素のみを取り出した数値である。cgs系の単位，dyn·s/cm^2 をポアズ（P）といい，粘性を表すのによく用いられる。その100分の1がセンチポアズ（cP）であり，水の粘性がほぼ1cPのため，他と比較しやすく，従来よく用いられてきた。

表2.5 生体組織の粘性測定例

生体組織など	ずり粘性率 [cP]
水	0.67 (37℃)
血液	1～6
軟組織	0.7×10^8
骨	$(3 \sim 4) \times 10^{10}$

このように，現実の物体は，完全な弾性体でも完全な粘性体でもなく，弾性体であっても粘性を，また粘性体であっても弾性を多少とも兼ね備えている。そのような物体を一般に粘弾性体といい，大きく分けて液体的粘弾性と固体的粘弾性とがある。

〔2〕 生体組織の力学モデル

　液体的粘弾性は弾性要素と粘性要素とが直列接続されていると考えられるもので，図 2.13（a）に示すマクスウェルモデルで表される。これにステップ状の応力変化を加えると，どこまでも変形する粘性流動が見られるし，またステップ状の変形を加えると，応力は弾性で定まる初期値からゼロに向かって漸近する応力緩和現象が見られる。

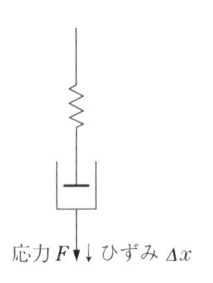

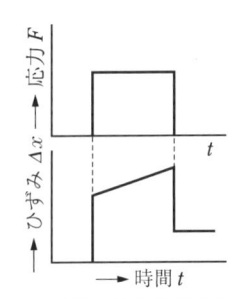

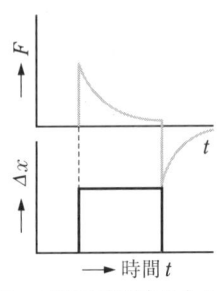

（a）マクスウェルモデル（液体的）

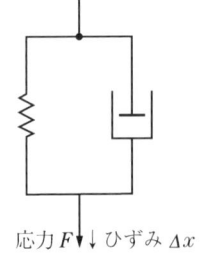

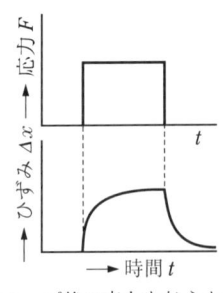

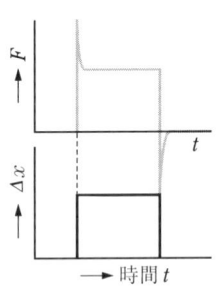

（b）フォークトモデル（固体的）

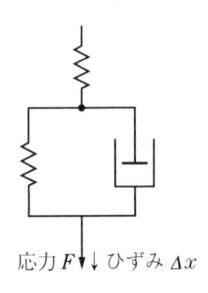

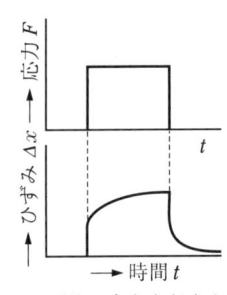

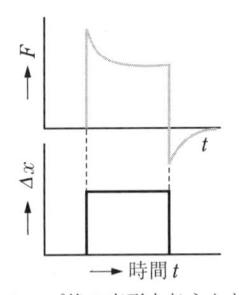

（c）三要素モデル（固体的）

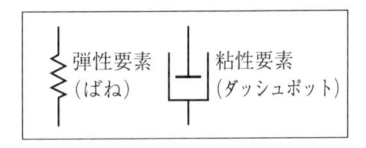

弾性要素（ばね）　　粘性要素（ダッシュポット）

図 2.13　粘弾性モデルと特性

固体的粘弾性は弾性要素と粘性要素とが並列に接続されていると考えられるもので，図2.13（b）に示したフォークトモデルで表される。これにステップ状の外力を加えると歪みがゼロから漸近的にある一定値に達するクリープ現象を呈する。またステップ状の変形を加えようとすると，その瞬間に衝撃的な大きな応力が生じる。

生体のうち，細胞内外液や血液はマクスウェルモデルで，そして軟部組織や骨などは基本的にフォークトモデル（ケルビン固体ともいう）で近似でき，それぞれ特徴的な力学的性質を示すが，生体の軟部組織では，**図2.14**に示すように，コラーゲンのような粘性物質と弾性線維とが複雑に絡み合っており，組織全体としては図2.13（c）に示したように，固体的粘弾性モデルにさらに直列に弾性要素を加えた三要素モデルで表されるものと考えられる。

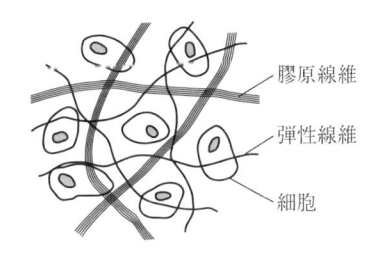

図2.14 線維性結合組織の模式図

〔3〕 **生体組織の一般的力学特性**

生体組織の形態は多様であるが，図2.14に示した軟組織の形態は一つの基本形といえよう。組織構成体（基質）は主として束をなした膠原線維であり，その間隙には細胞外液が満たされ，流動性を兼ね備える構造体となっている。上皮組織では基質が少なく，ほとんどが細胞で占められ，逆に骨では基質の発達が著しい。また筋組織では，向きの揃った細胞内の構造がよく発達している。血液では，無機塩類が溶解し，種々の高分子の水溶液である血漿中に赤血球，白血球，血小板，リンパ球などが浮遊しているが，赤血球の数が圧倒的に多く，力学的特性を論ずる限りにおいて，血液は血漿中に赤血球が浮遊しているものと考えてさしつかえない。また，微視的な細胞レベルでの力学的特性については測定が難しく十分には調べられていない。しかし，ウニの卵について厚さ3 μmの細胞膜のヤング率が1.0 dyn/cm^2，細胞内液に図2.13（a）のモデルを考えたとき，ずり弾性率10^2 dyn/cm^2，粘性率10^2 Pが報告されている

このように生体組織の構造から巨視的な性質を考えると，弾性的性質は組織構成体の体積分率や構築状態によって決まると思われ，また，その割合が少なければ細胞膜や細胞内の構造が効いてくるものと思われる。筋や血管壁のように細胞の配列の仕方など，構築状況に方向性があれば，明確な異方性がでてくる。また図2.14のような組織構成体の弾性線維や膠原線維はたるんで波打った束になっていることがあり，引張りの応力を高めてゆくとあるところまでは伸びるがそれ以上は伸びに

くくなるといった非線形性を示す。特に血管は素材的には二重構造のように見え，都市ガス用のゴム管ではなく，高張力に耐える網にビニル材を練り込んだ水道用ホースのような構造である。

巨視的なずり粘性に関しては，生体を構成する高分子の素材自身の粘性というよりは，変形によって細胞内外液が限られた空間の中を流動する，ダッシュポットと同様な要因が効くものと考えられる。他方，体積弾性率や圧縮方向の粘性は，分子レベルの機構で決定され，組織の大部分を占める水に近い値となる。

〔4〕 血管のスティフネス

ここで，スティフネスパラメータ β について簡単に触れる。動脈内圧を P_0，そのときの血管外半径（外径の1/2）を R_0 とし，動脈内圧が 100 mmHg（$=P_S$）のときの血管外半径を R_S とすれば，血管の内圧比 $[P_0/P_S]$ の対数と膨張率 $[(R_0-R_S)/R_S]$ の間には

$$\ln\left(\frac{P_0}{P_S}\right) = \beta\left(\frac{R_0-R_S}{R_S}\right) \tag{2.3}$$

の関係が知られている。ここで β は両者の間の比例定数であり，一定の内圧変化に対し膨張率が小さいときほど大きな値となり，血管の硬さを表すと考えられるので動脈硬化の指標とされ，スティフネスパラメータといわれる。**図 2.15** に年齢による β の変化を調べた例を示す。しかし，血管の膨張比を知るには血管径を知る必要があり，臨床検査への応用には血管径の無侵襲計測法の確立を待たねばならない。

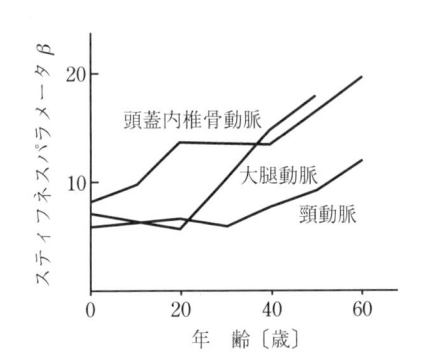

図 2.15 年齢によるスティフネスパラメータの変化[7]

2.2.4 生体の能動的力学物性

〔1〕 運動系の神経支配

生体の力学的動特性を論ずるには，まず生物の運動系が神経系によってきわめて綿密に支配されていることに注目すべきである。運動系において入力は感覚器に与えられる刺激であり，出力は筋の収縮によって生ずる骨格の運動である。感覚器には体内の情報を検知する内受容器と外界の情報を検知する外受容器とがある。これらの情報は脳の中枢神経系で処理，判断され，身体各所の筋に必要な指令を与え，目的にかなった運動を引き起こす。運動の結果は内外受容器で検知され，再び入力情報となることにより，フィードバック制御系が構成されている。

外受容器はいうまでもなく，眼や耳の視聴覚，皮膚の触覚，痛覚その他の皮膚感覚など，いわゆる五感に関するものであるが，中枢神経系はこれらだけでなく，内受容器からも多くの情報を取り入れて，的確な動作を行う．内受容器には，筋に付随し，収縮の程度を知らせる筋紡錘，腱に付随し，筋の出す張力の程度を知らせる腱紡錘，体位（重力の方向）や体動などを知らせる三半器官，関節の動きを知らせる関節受容器などがある．これら内受容器の情報の多くは意識にのぼることなく，脊髄や脳幹など下位の中枢でのマイナーなフィードバックループを通り，反射的な回避動作や，姿勢保持，歩行など決まりきった繰返し動作の制御に携わる．さらに高度な運動や動作の習熟には，特に小脳が深くかかわっていることが指摘されている．煩雑な動作については，受容器から筋骨格系に至る自己の運動系のシミュレータを学習過程で小脳の中に構築し，実際に運動が実行される前にシミュレータからの情報を用いて結果を予測する，フィードフォワード的な処理が行われていると考えられ，内受容器とは異なるが，小脳での情報のやり取りが高度な運動制御には欠かせないとされている．

〔2〕 **筋の構造と特性**

筋は，構造や機能によって，骨格筋，心筋，内臓筋に大別されるが，ここでは運動学の上から特に重要な骨格筋についてのみ，物性的観点から触れておく．筋は階層的構造を示し，一まとまりの筋（全筋）は多数の筋線維が束になっており，その1本を取り出して拡大すると，やはり多数の筋原線維の束が見られる．筋原線維には，Z膜といわれる円盤状の仕切りを中心とする明帯（I帯）と縞紋様のある暗帯（A帯）とが交互に規則正しく並んでいる．Z膜の間に挟まれた部分が一つの収縮の単位と考えられ，筋節といわれる．その筋原線維の中はさらにフィラメントが束状に集まるが，細いアクチンフィラメントが太いミオシンフィラメントの周囲を六角形に囲むように，太さの違う2種類のフィラメントが非常に規則正しく配列している．細いほうのアクチンフィラメントは円盤状のZ膜に固定されており，太いミオシンフィラメントは固定されずにアクチンフィラメントを鞘にして半ば重なり合う構造になっている．これに対し，H. E. Huxley および A. F. Huxley は，筋の伸縮のメカニズムを有名な滑走説で明快に説明している．つまり，アクチンフィラメントの鞘の中にミオシンフィラメントが吸い込まれるように納まることによって，筋の収縮が起こるとした．筋力は，二つのフィラメントの重なりの程度で決まり，引っ張られて抜けすぎても，収縮して重なりすぎても減少し，ある重なり具合の長さで最大の筋力が生じる．収縮のエネルギー源は，アデノシン三リン酸（ATP）がアデノシン二リン酸（ADP）に分解するときに発生する化学エネルギーであり，収縮を停止させ，筋を弛緩させるにはカルシウムイオンが関係しているとされる．

図 **2.16** に刺激による筋の収縮の様子を示す．単発の刺激ではぴくっとした一過性の収縮が起こり，すぐに元に戻る．低頻度の刺激が続くと筋力がしだいに高ま

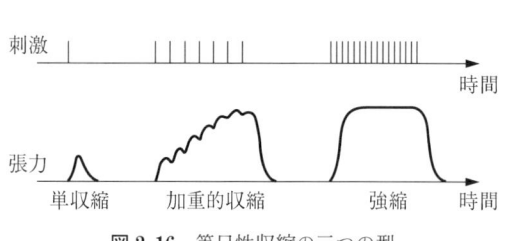

図 2.16 等尺性収縮の三つの型

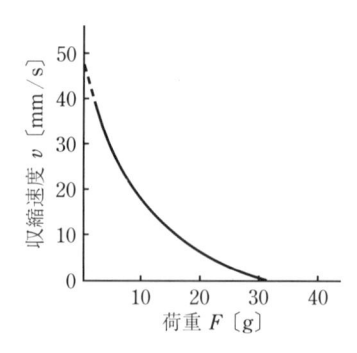

図 2.17 荷重-収縮速度曲線[8]

り，加重的収縮が起こる．さらに刺激頻度を高めると筋は固く収縮したままとなり，力瘤のような強縮の状態を保つ．また，荷重 F と収縮速度 v との間には**図 2.17**に示すような一定の関係があり，これを熱発生に関連づけて表す Hill の式

$$v = \frac{b(F_0 - F)}{F + a} \tag{2.4}$$

がある．ここで，a は熱定数，b は定数，F_0 は最大収縮力である．荷重の増大とともに収縮速度が減じ，ついにゼロに至ることは，重たいものほど素早くは持ち上げられなくなることに相当する．

筋の力学的モデルはすでに述べた三要素の粘弾性モデルに能動的な収縮要素（アクチュエータ）を組み合わせて構成される．筋力をしだいに高めてゆく段階では，協調するすべての筋が働いているわけではなく，休んでいる筋は活動している筋に対し負荷になっている．また，筋は収縮するときのみ力を出すことができ，双方向の動作には，骨格を介して結合された一対の拮抗筋が必ず組みになって働くが，拮抗筋でもたがいに他方が負荷になっていることを忘れてはならない．

〔3〕 **関節と筋骨格系**

筋の力学的出力は骨格に伝えられ，関節により梃子の原理で有用な動きに変換される．自由な動きを可能にするには，関節は動きが一次元に制限された蝶番ではなく，カメラの自由雲台の形状の必要があろう．肩の関節や股関節は，まさに自由雲台タイプのボール状関節面となっている．しかしこのような関節により姿勢を保持するためには，一組の拮抗筋では済まされず，じつに複雑な筋配置とその制御系を必要とすることになる．筋や関節のほかに，もう一つ重要な要素として腱があることも忘れてはならない．電線が電源から離れたところにある電力機器に電力を送るように，腱は筋から離れた場所まで筋の力学的出力を伝達することができる．

骨の力学的強度はバイオメカニクスの大きなテーマである．空を飛ぶ鳥にとっては，軽くて丈夫な骨が特に大切であろう．骨の基本形はパイプである．しかし一般に柱状の構造は縦方向の力にはよく耐えるが，横方向の力にはきわめてもろい．股関節にはめ込まれた大腿骨は進化の過程や運動の自由度のために，**図 2.18**に示すようにボール状関節部が横方向についており，その付け根の部分には，大きなずり

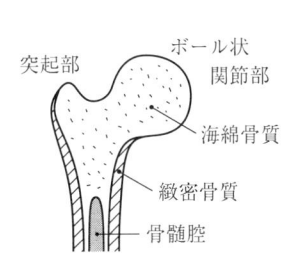

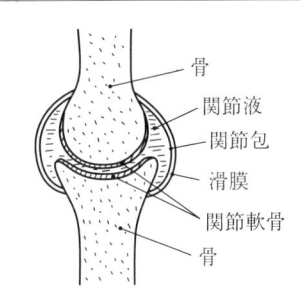

図 2.18　ヒトの大腿骨頭　　図 2.19　関節の一般的構造

応力がかかり，壊れやすい場所であるが，そのくびれから関節に対向する部分には，構造力学から見て，一見不必要と思える突起がある。しかし有限要素法などにより，関節からこの骨にかかる応力の分布を調べてみると，この部分に突起があることが応力集中を和らげ，抗重力を増加させていることが知られる。

生体の力学的特性の中で驚くべきものに，関節の摩擦係数がある。図 2.19 は関節の一般的構造で，大腿骨ではかなり明確にボール状の構造が見られるものの，通常はほぼ杵と臼の形状で骨を突き合わせた構造である。しかし，二つの骨が直接擦り合っているわけではない。骨の関節面を関節軟骨が覆い，さらに関節液を挟んで対向する。関節液を供給する滑膜や，これが漏れないで関節に留まる関節包などの構造もある。ただし，液量は意外と少なく，人体で最も多い膝関節でさえ，2 ml 以下である。関節液の適度な粘性のために，これが絨毯を敷いたように関節面に留まり，軟骨どうしが直接触れ，擦り合って摩耗のある状態になるのを防ぐ。関節はこのような潤滑機構のもとに，ころがりを含むすべり運動を行う。

関節の摩擦係数は，きわめて小さく，0.005 にも達するといわれる。この値はアイススケートで氷上を滑るときより小さく，またベアリングなどの機械的軸受では実現が困難とされる。ただし関節は，高速回転の可能なベアリングとは異なり，関節液の粘性に依存するので，せいぜい 5 Hz 程度までの往復運動にとどまる。また，関節に付随する腱や筋が負荷となるので，摩擦係数は振れ角にも依存し，振れ角 $\pm 5 \sim 10°$ の比較的振幅の大きいときでは 0.1 程度，振れ角 1° 以下の微小振幅時には 0.01 以下にまで減少する。

関節を挟み，いくつかの筋が骨に結合するが，前述のように自由度の大きい関節を必要な角度に設定したり保持したりするには，多数の筋の協調動作が不可欠である。ところで，関節という受動素子に筋という能動素子が接続されるのにも，いわば規則がある。筋の両端が腱になって関節の両側にすぐつながっているわけではない。このような接続では，筋が収縮し，関節角度が減じ，二つの骨が近づくと収縮して膨らんだ筋にぶつかり，関節を曲げることができなくなってしまう。したがって筋が関節部にあってはならない。筋は骨の中心部にあるべきで，これは腕の力瘤を見ればすぐ納得できるであろう。筋の両端または片端が薄い腱となって関節部を越えて隣の骨または両隣の骨に結合される。このことはごく一般的な構造として椎

骨や腰椎から指骨に至るすべての関節で見られる。また，筋はどちらかというと大きな力を出すことはできるが，伸縮の長さの変化を十分に大きくとることができない。そこで，関節を挟む骨と筋の結合は，ほとんどの場合梃子とは逆に，関節を支点として作用点よりも関節に近い側に筋が結合され，変位の増倍を行っている。この構造は筋というアクチュエータを骨の中心部にスマートに納めることにも役立つ。唯一の例外は爪先立つときの足底部の骨と臑の後側の筋で，体重を支えて背伸びするために，梃子と同様，力を増倍する構造になっている。また，膝頭には膝蓋骨といわれる小さな骨があり，腱に対し滑車の役割を果たすといわれる。

筋と骨との協調により，最も複雑で精巧な動きのできる部分はいうまでもなく手指である。手首から先には32個もの骨と約22個の関節があって，手指はきわめて精巧な構造体である。また，手指では，特に腱が重要な役割を果たす。指の部分には，伸展のための筋の一部が存在するものの，筋がほとんどついておらず，主要な筋は掌部や前腕部にあって，いくつかの長い腱で操り人形のひものように指先を引っ張って動かしているのである。これらの腱は指骨中心部に作られた線維鞘のトンネルの中をくぐり，摩擦なくするすると引っ張られるが，この線維鞘がなければ，腱は引っ張られて近道をしてしまい，指の腹側が異常に引きつることになる。このようなからくりのために手指は肉膨れせず，スマートな形状を保って自由な動きができるわけである。

2.2.5 生体の流体力学的物性
〔1〕 血液および血球の特性

生体内には血液やリンパ液などの液体があり，エネルギーや情報の輸送を行っている。これらの液体は高分子物質などを含んでいるため，粘性のほかに弾性的な特性を示す。血液は循環と関連してきわめて重要であり，力学的特性もよく研究されている。血液は，直径 $8 \sim 9\,\mu m$，厚さ中心部約 $1\,\mu m$，同周辺部 $2 \sim 3\,\mu m$ の双凹円盤状の赤血球が血漿中に浮遊しているものとみなされるが，赤血球の表面積は非常に大きく，その独特な形状は変形が容易な利点を有し，$5\,\mu m$ 程度の非常に細い毛細管の中などを自由に通ることができる。血行動態を調べるのであれば，白血球や血小板までは考慮に入れなくてよく，また血漿は約 0.9% の食塩水に各種の蛋白質が含まれたものと見てよい。

血漿はおおよそ線形な粘性を示し，粘性係数は $1.5\,\mathrm{cP}$（$1.5 \times 10^{-3}\,\mathrm{Pa \cdot s}$）程度であるが，これに赤血球が 40% 程度加えられた全血は，流速や流路に依存して著しく非線形な粘性特性を示す。この原因としては，

① ルーロー形成（静止血液では，赤血球が密につながり合い，ルーロー（数珠）のような形になることがあるが，流れるとばらばらになる）

② 赤血球の配向（流速によって双凹円盤状の血球の平均的な向きが変わる）

③ 赤血球の変形（狭い血管の中で変形して流れる）

④ 赤血球の集軸（管の中心部に赤血球が集まり，管壁付近を血漿が占め，血漿では壁面において流速がゼロとならず，スリップする）

⑤ 赤血球と血漿蛋白質との相互作用

などが考えられている。

赤血球の大きさは 10 μm 程度なので，毛細管のように直径が 10 μm 程度，あるいはそれ以下の場合には，赤血球は正常の形のままでは通過できない。流速の大きい毛細管では赤血球は押し曲げられた形状に変形し，さらに狭い血管では赤血球は変形しながら管壁をしごくような状態で流れる。このように管壁と赤血球が強く接する状態ではガス交換の効率が向上するものと考えられよう。毛細管内の血行動態は物質交換の立場から非常に重要である。

〔2〕 血管内の流れとレイノルズ数

一定の管径の細管を水平に置き，一方より圧をかけて完全流体（粘性のない非圧縮性の流体）を流すと，ベルヌーイの定理により，管のあらゆる場所で圧が一定になるはずである。しかし，経験では下流にゆくほど圧が低下するであろう。これは実際の流体には粘性があるからで，粘性による損失のため下流にゆくほど圧が低くなる。つまり粘性流体を流すためには上下流に圧力差を与えなければならない。粘性が流速に関係なく一定の場合はニュートン流体と呼ばれるが，このとき圧力差と流量の間には，有名なポアズイユ (Poiseuille) の法則

$$Q = \frac{\pi R^4}{8\mu} \cdot \frac{dP}{dx} \tag{2.5}$$

が成立する。ここで Q は単位時間に流れる流体の体積，つまり流量，R は管の半径，μ は流体の粘性率，dP/dx は長さ方向の圧の変化率で，一様な管径で長さ L の管であれば上下流の圧を P_1，P_2 として，$dP/dx = (P_1 - P_2)/L$ となる。ポアズイユの法則によれば，流量は半径の4乗に比例しており，半径がわずかでも変化すると流れが大きく調節されることを示している。

この関係は流れが層流のときにしか成立しない。流れが速くなると流線が乱れ乱流になる。管内の流れが層流か乱流かは，レイノルズ (Reynolds) 数

表 2.6 血管系のサイズ，血流速度とレイノルズ数
（イヌ，おおよその値）

血 管	直 径 〔cm〕	全容積 〔cm³〕	血流速度 〔cm/s〕	レイノルズ数 〔無次元数〕
大動脈	1.0	30	50	1 700
動 脈	0.1	50	10	30
小動脈	0.002	25	0.3	0.02
毛細管	0.000 8	60	0.07	0.002
小静脈	0.003	110	0.07	0.007
静 脈	0.25	300	1.5	10
大静脈	1.25	50	30	1 400

$$Re = \frac{\rho D v}{\mu} \tag{2.6}$$

によって知ることができる。ここで，μ は粘性率，ρ は流体の密度，v は流速，D は円管の直径であって，Re は無次元数になる。Re が 2 000 以下では層流と考えられ，これ以上では通常，乱流と考えてよいとされる。**表 2.6** にイヌのおおよその例を示すように，血管内のレイノルズ数は，ヒトやイヌで最大でも 2 000 程度であるが，しばしば乱流が発生するという。

〔3〕 血管壁のずり応力

管内での流速は中心ほど速く，管壁では粘性により流速がゼロになる。**図 2.20** にその概形を示すように，管の中心軸から管壁方向に距離 r のところの流速を v として，層流の場合には流速分布が回転放物面

$$v(r) = \frac{R^2 - r^2}{4\mu} \cdot \frac{dP}{dx} \tag{2.7}$$

になり，乱流の場合には管壁の近くを除いてほぼ一定になる。いずれの場合も血液の粘性によって血流を止めようとするずり応力が管壁に働いている。

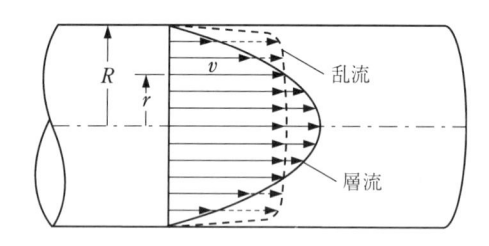

図 2.20 管内の流速分布

血液はすでに述べたように多くの原因によって非線形な粘性を示す。**図 2.21** にヘマトクリット値による血液粘性の変化のおおよその傾向のみを示す。ずり速度の増加に従って粘性係数は減少し，ずり速度 100 s^{-1} 以上では一定の値となる。この値は，特に管径が大きいときには赤血球の体積分率（ヘマトクリット値）に強く依存し，正常人の血液では，3〜5 cP（＝3〜5×10^{-3} Pa・s）程度である。管径が 10 μm 以下の毛細管領域ではヘマトクリット値による粘性の変化が少ない。

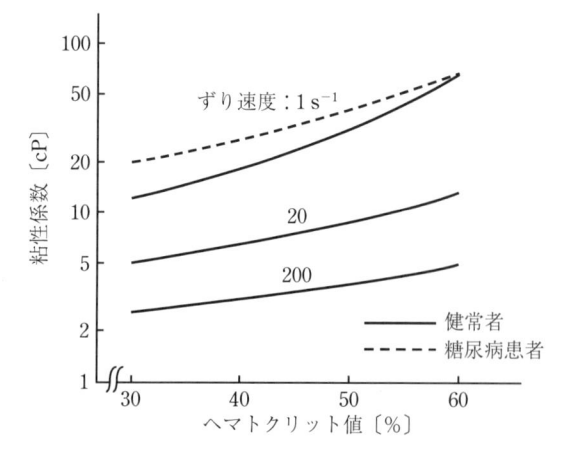

図 2.21 ヘマトクリット値と血液粘性

〔4〕 ポンプとしての心臓の特性

心臓は体循環のための左心と肺循環のための右心の二つのポンプが組み合わさったもので,左右の心房および心室の四つの部屋からなり,各房室間と心室の出口に合計4個の弁をもっていて,房室が適切な時間差で収縮,弛緩を繰り返す.心臓をポンプと考えたとき,心臓の能力は,単位時間に心室から送り出される血液の量,すなわち**心拍出量**で表され,これは1回の心収縮によって拍出される血液の量,すなわち**ストロークボリューム**(または一回心拍出量;ヒトで約60 ml)と単位時間当りの心拍数の積に等しい.心室内圧は,左心室で150〜180 mmHg,右心室で40〜50 mmHgの最大圧を示す.他方,心房内圧は,左心房で10〜20 mmHg,右心房で4〜6 mmHgの最大圧を示す.

また,心臓の能力を表すのに心臓の**仕事量**を考える場合もある.この仕事量は血液を加速するための仕事と大動脈中に押し込むための仕事との合計であるが,前者はごくわずかであって無視しうるので,仕事量は心拍出量と大動脈圧の積と考えてよい.

静脈から心臓への血液の流入量が多く,拡張期の心臓の容積が大きいほど,心臓の収縮時の拍出量が増す.これを **Starling の法則** といい,神経やホルモンの支配によらず,心筋自体の特性によるものであって,**内因性調節**の代表例である.つまり,心臓の内圧が増すと,心筋は伸ばされて,より大きな収縮力を発生する.したがって,右心房圧を横軸に,心拍出量を縦軸にとって Starling の法則を示すと,**図 2.22** の実線のようになる.他方,心臓に戻ってくる血液量は,図の縦軸を**静脈還流量**として,破線の静脈還流曲線によって示される.血液は体全体から大静脈に集まり,右心房に入ってくるから,右心房圧が高いと圧差がなくなり静脈還流量が減少する.また,ある程度以上右心房圧を下げると,静脈の血管壁は動脈と違って薄いので,静脈がつぶれてしまい還流量は頭打ちになる.心臓で血液があふれたり,なくなったりしないためには,心拍出量(心臓から出てゆく血液量)と静脈還流量(心臓へ入ってくる血液量)とは等しくなければならない.したがって実線と

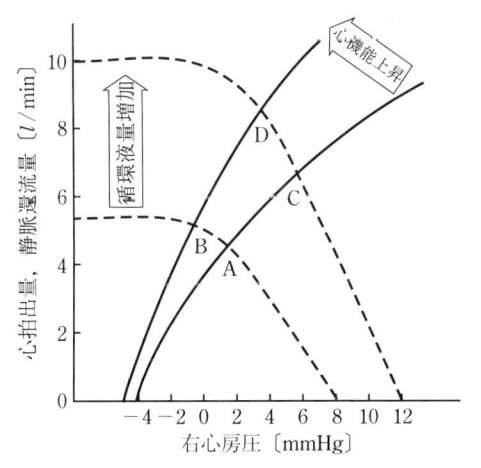

図 2.22 心拍出量曲線と静脈還流曲線

破線の交点 A が実際の心拍出量を示すことになる。ここで，心機能を高めることは，実線の立上りを急にしたり，曲線全体を左に移動したりすることに相当するが，破線の静脈還流曲線が変化しなければ，交点は B に移動する程度で，縦軸の値つまり心拍出量はほとんど変化しない。一方，輸液などで静脈還流量が増加すると，破線が上方へ移動し，交点が C や D になるため心拍出量が大きく増大する。これが Starling の法則といわれるものである。

体内を巡る血液の動きの原動力は，心臓の仕事がほとんどであると考えてよい。しかし，運動時などでは特定の筋に多量の血流を送り込む必要があり，このために筋の伸縮が血行を著しく補助することが知られ，**筋肉ポンプ**といわれる。これは静脈における血液輸送にも大きな役割を果たす。

〔5〕 **血管および血管系の特性**

血管は心臓から拍出された血液を各臓器に運び，物質交換をして再び心臓に戻すための導管と考えられ，毛細管では代謝とともにかなり多量の水分が出入りしているが，血行動態を考える上では，閉じられた血管系の中を血液が循環すると考えて構わない。一般に血管壁は，内側から順に，内膜，中膜，外膜よりなり，さらに内膜の内側に，扁平で薄く 1 層の**内皮細胞**が覆う多重構造になっている。**内膜**は弾力に富む弾性線維，**中膜**は弾性線維と筋よりなり，筋が緊張して管径を変えることができる。**外膜**は血管とその周囲の組織を結びつける結合組織である。

体循環の血管系は心臓から大動脈に発する動脈系を経て毛細管に至るまで，複雑に何度も分岐して細くなり，また静脈系では合流を繰り返し，しだいに太くなって大静脈に至り心臓に戻る。大動脈から毛細管に至るまでに，全部で 30 回程度分岐するともいわれる。もう一方の肺循環においてもおおむね同様である。なお，分岐，合流の **3 乗則**といわれる規則が経験的に知られている。これは，管径 d_0 の血管が管径 d_1，d_2 の 2 本の血管に分岐，あるいは，それらの 2 本の血管が管径 d_0 の血管 1 本に合流するとき，それぞれの管径の間に

$$d_0^3 \fallingdotseq d_1^3 + d_2^3 \tag{2.8}$$

の関係が成り立つことをいう。例えば血管が同じ大きさの 2 本に分岐すると，管径は $1/\sqrt{2}$ ではなく，それより太い $1/\sqrt[3]{2}$ になるので，流速は分岐によって分岐前より小さくなる。また，逆の関係が合流の際に成り立つ。

大動脈や**動脈**は太く，弾性線維が発達し，筋線維は少ない。したがって弾性に富み，筋収縮による能動的な血管径の調節よりは，内圧による受動的な血管径の調節が顕著で，リアクタンスの性質を示す。つまり，心臓のポンプ作用によって間欠的に拍出される血液が動脈内に蓄えられ，末梢血管にはそれよりも定常流に近く平滑化された血流が送り出される。この部分の血管を特に**弾性血管**と呼び，この血管の作用はしばしばポンプの空気溜め（windkessel）に例えられる。

動脈は分岐を繰り返しながら目的の臓器に至り，さらに分岐して直径 0.1 mm 前後の**小動脈**になる。小動脈の管壁では，中膜の筋線維が特に発達しており，交感

神経の支配により内径を能動的に大きく変化して，血流に対する抵抗を変えることができ，血流の調節を行うので**抵抗血管**という。

小動脈はさらに分岐を繰り返して細くなり，外膜や内膜がなくなってついには内皮細胞のみになる。この部分を**毛細管**といい，管径は 10 μm 前後で，赤血球の直径よりも小さいこともある。毛細管は臓器の組織内で密に分布して物質交換を行うので，**交換血管**と呼ばれる。

毛細管は再び合流して**小静脈**，**静脈**，**大静脈**となる。この部分の血管内容積は大きく，大量の血液を蓄えることができるので，**容量血管**と呼ばれる。一般に静脈は動脈に比べ管壁が薄く，弾性に乏しくつぶれやすい。四肢の静脈の内面には弁があり，直立姿勢でも血液が逆流しない構造が見られる。また，毛細管の部分と並列に**動静脈吻合**と呼ばれるバイパスの血管があり，物質交換には関与しないが，神経支配による小動脈から小静脈への**短絡血流**は，血行動態に大きな影響を与える。

心臓から拍出された血流の配分は，臓器によりほぼ決まっており，例えば腎臓は末梢抵抗が特に低く，大量の血液が通過して老廃物の濾過を行う。他方，骨格筋では，全血流量の 15 % 程度が安静時に流れるが，運動時には 90 % 近くにもなるという。心臓を養う冠血流も運動時に大きく増加するのに対し，脳血流にはほとんど変化が見られない。

〔6〕 血圧および血流とその調節機構

（a） **心臓の負荷としての脈管系と windkessel モデル**　心臓は間欠的に血液を大動脈に流し込む。この血液はそのまますぐに末梢の毛細管まで流れ込むのではなく，弾性に富む大動脈を，弾性に抗して一時的に膨張させて血液が蓄えられる。したがってこのとき大動脈の血圧が上昇し，この圧が原動力になって，大動脈に蓄えられた血液を末梢に押し出すと考えられる。

冠動脈は心臓を養う重要な血管であり，これの異常は狭心症や心筋梗塞などの重大な疾患に結びつくが，心臓の収縮期には心筋の出す大きな力によって冠動脈からつながる心筋内の細い動脈もつぶれてしまい，動脈圧が高い収縮期には，じつは心筋に血液をほとんど供給できない宿命にある。心臓の拡張期にしか血液を受け入れられないという矛盾が，ここでは大動脈の血液貯蔵能力と弾性によって見事に解決されている。つまり，大動脈部分にいったん蓄えられた血液が，血管の弾性のおかげで，心臓拡張期に，特に冠動脈およびそれにつながる心筋の中に押し込まれるのである。この様子は，電気回路にコンデンサ（血液溜め）を接続することにより，電圧（動脈圧）と電流（血流）の間の位相を変えることができるのに似ている。すでに述べたように，このような大動脈の働きは windkessel に例えられる。定常な状態では，心臓から拍出された血液は，つぎの心臓の収縮までの間にすべて末梢に流れ込んでしまうはずであるから，末梢の血流に対する抵抗を

$$R_{TP} = \frac{平均血圧}{心拍出量} \tag{2.9}$$

と定義し，これを**総末梢抵抗**と呼び，循環の重要なパラメータとする。血管内の圧力は，大動脈から末梢にゆくに従い低下するが，**図2.23**に示すように，太い動脈ではあまり低下せず，抵抗血管といわれる小動脈において著しい。

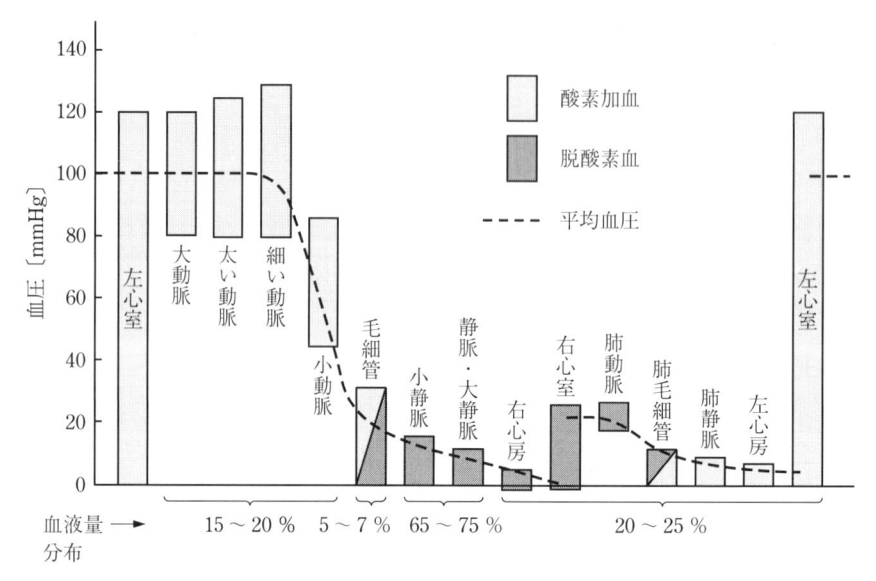

図2.23 循環系の血圧・血液量分布

心臓の負荷としての体循環を考えるには大動脈の弾性を表す**コンプライアンス**と**末梢抵抗**だけを考えればよく，古くから **windkessel モデル**として広く応用されてきた。**図2.24**に示す C_A が動脈のコンプライアンスであり，R_P が末梢抵抗，C_V が毛細管および静脈のコンプライアンスである。

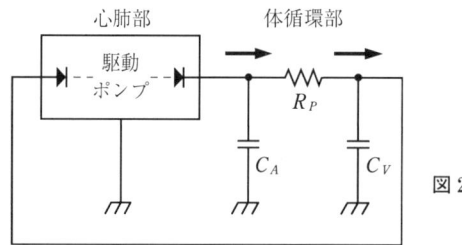

図2.24 循環系の windkessel モデル

きわめて単純化すれば，心室収縮期には心臓から拍出された血液がいったんすべて C_A に溜まり，すぐには末梢に流れないとすると

$$C_A = \frac{\Delta V}{\Delta P} \tag{2.10}$$

で示される。ここで ΔV は一回拍出量，ΔP は最高・最低血圧差である。また，心室拡張期には弁が閉じており，動脈に加えられた血液が末梢に流れるとともに，圧は指数関数的に減衰してゆく。C_P の圧力を無視すれば，動脈圧は P_0 を初期値として

$$P = P_0 \exp\left(-\frac{t}{R_P C_A}\right) \tag{2.11}$$

と求められる．したがって動脈圧の時間経過がわかれば式 (2.11) より $R_P C_A$ が求まり，式 (2.10) より C_A がわかれば末梢抵抗 R_P も求められる．このように，windkessel モデルは，わずか 2 個ないしたかだか 3 個の集中定数で血管系を表すので，取扱いが非常に容易なためによく利用されるが，心臓の負荷としての血管系を巨視的に見たものであって，血流や圧伝搬の詳細についてはまったくモデル化されておらず，無力である．

　(b) **血流の自己調節**　　大動脈の血流は心拍出量によって決まってしまうが，各臓器に流れる血流は心拍出量に単純には比例せず，調節が行われる．実際には血圧と血流は比例せず，図 2.25 (a) のように，血管内圧がある程度以下では血管外の組織圧によって血管がつぶれて閉じてしまう．この圧力 P_c を**臨界閉鎖圧**という．また，腎臓や脳などでは定流量特性を示し，同図 (b) のように，血圧が上昇しても血流がほぼ一定に保たれる性質がある．この現象は神経支配とは無関係な内因性の調節機構であり，**血流の自己調節**と呼ばれる．自己調節の機構はまだ完全には解明されていないが，代謝産物が小動脈の筋組織に直接作用することのほかに，毛細管での血流調節の影響が大きいと考えられている．

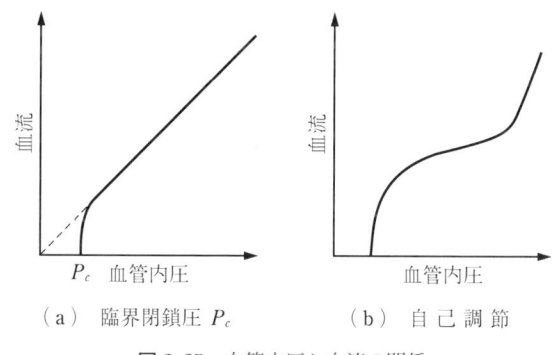

図 2.25　血管内圧と血流の関係
　(a) 臨界閉鎖圧 P_c　　(b) 自己調節

　毛細管の各部分では，つねに一定の血液が流れているのではなく，流れたり流れなかったりしており，安静時には流れている毛細管の割合が数十分の一に減ずるといわれる．毛細管の流入口にある**毛細管前括約筋**に代謝産物が直接作用することにより毛細管の血流が制御されており，活動時には代謝産物が増加し，流れる毛細管の数を増すと考えられている．また動静脈吻合の血流の調節も大きく影響しているものと考えられよう．そのほか，筋の血流や静脈血流が筋収縮の影響を大きく受ける筋肉ポンプについては，すでに述べたとおりである．

　(c) **循環系の神経性調節**　　図 2.23 に示したように，平均動脈圧は正常で 80 ～ 100 mmHg の程度であるが，毛細血管圧は 10 ～ 30 mmHg の程度まで大幅に降下する．この圧降下はおもに抵抗血管と呼ばれる小動脈と毛細管の部分で生ずる．この抵抗血管を収縮あるいは拡張させることによって血圧または血流の調節が可能

である。すでに述べたポアズイユの法則によれば，流量は管の半径の4乗に比例するので，この調節法はきわめて効果的である。

血管壁の平滑筋は，収縮神経と拡張神経の2種類の**血管運動神経**の支配を受けており，通常は抵抗血管を一定の収縮状態に保つよう収縮神経が自発放電しているが，延髄の血管運動中枢からの**神経性調節**により血管抵抗を数倍の範囲で変化させることができる。また，血管は神経性調節のほかに，交感神経系の副腎皮質刺激により分泌されるアドレナリンやノルアドレナリンなどの**ホルモン性（内分泌性）調節**も受けるが，前者に比べて時間遅れが大きく，調節の効果も小さいとされる。他方，血管拡張神経は，筋運動時に血管を拡張させて筋血流を確保するものと考えられている。

心臓は副交感神経系に属する**迷走神経**と**交感神経**とによって二重支配を受けているが，両者の作用はほぼ正反対で，迷走神経は心拍数を低下させ，心房の収縮力を弱めるのに対し，交感神経は心拍数を上昇させ，心房，心室の収縮力を高める。しかしそれぞれの調節の幅が異なり，迷走神経が心室に分布していないこともあって，特に迷走神経は心拍数を大幅に調節し，交感神経は収縮力を大幅に調節するものと考えてよい。

〔7〕 脈波伝搬と動脈硬化

これまで，われわれは血液を非圧縮性流体としていた。しかし血液といえども圧縮性を有し，また血管も完全剛体ではなく，弾性を有するために，圧力波の伝搬速度が音速以下の有限の値に抑えられる。無限容積流体中の圧力波の伝搬速度 c は音速 a に等しく，流体の圧縮率を β，密度を ρ とすると

$$a = (\rho\beta)^{-1/2} \tag{2.12}$$

で与えられる。一方，管の中の流体を伝わる圧力波の伝搬速度 c はつぎに示す**アリエビの式**

$$c = \left\{ a^{-2} + \frac{\rho D}{Eh} \right\}^{-1/2} \tag{2.13}$$

で与えられる。ただし，D は管の直径，E は管壁の弾性率（ヤング率），h は管壁の厚さである。管が剛体に近く，E が極端に大きい場合，式 (2.13) の第2項が無視できて，$c \simeq a$，つまり伝搬速度は流体中の音速で近似される。逆に管が非常に柔らかく，E が極端に小さい場合は，第1項のほうが無視できて，つぎに示す**メーンズ-コルテヴェークの式**

$$c = \sqrt{\frac{Eh}{\rho D}} \tag{2.14}$$

で近似的に与えられる。この式で血管内の**脈波伝搬速度**（pulse wave velocity, PWV）がよく表される。この式の一部，h/D は血管の厚さと直径の比であり，解剖学的に大動脈では，他の細い血管より小さい。また，血管の硬さと Eh/D はよく対応するといわれ，ρ は血液の密度で，循環系内で不変と考えてよいので，式

(2.14) から PWV は**動脈硬化**など血管の硬さをそのまま表すと考えられる．事実，図 2.26 に示すように，大動脈における PWV の年齢変化を調べた多数のデータでは，10 代で 4～5 m/s，40 代で 5～7 m/s，70 代で 7～10 m/s と，一致して年齢とともに上昇している．すでに述べたスティフネスパラメータも動脈硬化の程度を表すが，無侵襲計測に難があった．この点，PWV は比較的容易に，かつ侵襲なく計測可能のため，臨床的応用が期待される．

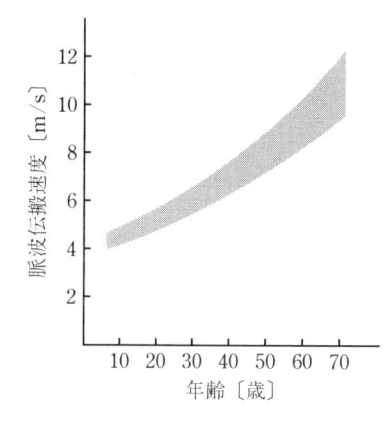

頸部と大腿部での脈波の到達時間差に関する多数の研究者のデータをもとに推定したもの

図 2.26 脈波伝搬速度（PWV）年齢依存性の概略

しかし，式 (2.14) をよく見ると，血液密度 ρ が高いほど，あるいは血管内径 D が太いほど，PWV は低下する．同じく血管壁の弾性率 E が大きいほど，あるいは血管壁厚 h が厚いほど PWV は上昇する．さらに，大動脈では四肢の血管より h/D が小さく，PWV が低下する．また，冷気に触れると神経反射により特に四肢体表面の血管は収縮し，血管径 D が小さくなるので，PWV の上昇が予想される．なお，式 (2.14) では，PWV の動脈圧依存性が無視されているが，大動脈での微小擾乱圧力波について，内圧 80 mmHg で伝搬速度 4～5 m/s に対し，200 mmHg では約 2 倍の 8～10 m/s にも達するという報告がある．また，末梢血管系での血管収縮は平均血圧の上昇を引き起こし，血液粘性の低下などとともに PWV の上昇につながることも知られている．したがって，動脈硬化の判定には，測定条件や個人差による誤差を除く手法の確立が必要になる．

すでに述べたように，血管の硬さと PWV はそのまま対応するといわれる．血管内膜，中膜の**コラーゲン**が増加すると血管は硬くなり，PWV も上昇する．逆に血管中膜の**エラスチン**が増加すると血管は柔らかくなり，PWV は低下する．近位大動脈の管壁には遠位大動脈や末梢動脈よりエラスチンが多く含まれ，血管が軟らかい．

PWV は上流下流の 2 か所で信号を観測し，その時間差と 2 点間距離から算出するが，脈圧の変化の激しい部分が周波数ごとに異なる非線形性のあることを考慮して，脈波形の計測に最も都合のよい部分（時点）を測定に利用する．これはピークではなく，もっと立上りに近い部分である．また，上流の計測部位として心臓出口に近い大動脈部分をとりたいが，この部分の脈圧波立上り時点を心電図 R 波との

時間関係から推定しうるとする報告もある。

　動脈中の脈波伝搬の特徴として，圧力波の最高値が末梢にゆくほどかえって高くなり，最低値はわずかではあるがかえって低くなる，いわゆる**ピーキング**と，圧波形の立上り傾斜が末梢にゆくほど急になる**スティープニング**といわれる現象がある。これらの生ずる原因については，血管壁の弾性要素と血液質量の共振現象，末梢側分岐での反射，弾性要素の非線形性，あるいは脈波伝搬速度の圧力依存性などが関与していると考えられるが，なお諸説があり，確定的な説明がなされていない。他方，血流速度については，動脈中においても末梢にゆくほど平均化され，最高値は徐々に低下し，また最低値は徐々に上昇しピーキングが見られない。

　また，脈管内の血流がパルス流であることが本質的に重要かどうかについては，人工心臓の研究開発に伴い議論されてきたが，確定的な結論は得られていないようである。現実の生体には，上記のようなピーキングやスティープニングの現象があることが，血液を循環させるために定常流に比べて有利になっているのかもしれない。

2.2.6　生体の超音波物性
〔1〕　音波，超音波の伝搬特性

　機械的振動が媒質の中を伝搬する様子は，波の伝搬として一般的に扱うことができる。媒質への波動の入射部位での振動を Y_0 とすれば，媒質内を距離 x だけ進んだ地点での振動 Y は，複素表示により

$$Y = Y_0 \exp\{-(\alpha + j\beta)x\} \tag{2.15}$$

のように表される。ここで $\alpha + j\beta$ を**伝搬定数**といい，α を波の**減衰定数**，β を**位相定数**という。α は波動の進行とともに振幅が減衰する割合を示し，β は位相の回転を示す。波の速度に周波数依存性がなければ，β は周波数に比例して大きくなってゆくが，一方，減衰に周波数依存性がなければ，α は周波数によって変化しない。波の伝搬様式には，一般に縦波，横波，表面波の3種類あり，媒質内部への波動伝搬については，縦波と横波が考えられる。

　軟らかい媒質の伝搬定数のうち，**横波**についてはきわめて減衰定数が大きく，かつ，位相定数が周波数に比例して変化しない。このことは，軟媒質においては横波の減衰がきわめて大きく，すぐに減衰してしまい，軟媒質内に横波は事実上存在しえないこと，また伝搬速度に周波数依存性があることを示している。

　他方，**縦波**については，伝搬定数が周波数に比例して変化し，伝搬速度が周波数によらずほぼ一定のこと，そして減衰定数 α が横波に比べればはるかに小さく，かつ α がほぼ周波数の2乗に比例して大きくなることが知られる。波動の伝搬については，一般的に式 (2.15) で示され，波の位相まで問題にして計測や解析を行うのであれば伝搬定数 $\alpha + j\beta$ の周波数特性を知る必要がある。しかし音波や超音波を生体組織に照射し，体内での強度の変化や，波の位相関係までは見ずに伝搬の

様子を知りたいのであれば Y の振幅の変化を知るのみでよく，入射振幅を A_0 として媒質内の振幅 A は

$$A = A_0 \exp(-\alpha x) \tag{2.16}$$

と表される。音波と超音波は物理的には同一の性質を示す波として扱え，便宜的に約 20 kHz 以上の音波を超音波といっている。音速は空気中で約 340 m/s，生体軟組織では，水とほぼ同じく，1 500 m/s 程度である。

減衰の原因としては，古くから粘性が考えられていたが，実際には粘性に起因するよりはるかに大きい減衰を生ずる。この原因についてはまだよく解明されていないが，波動エネルギーが化学反応を介して熱エネルギーに変換されるためと考えられている。超音波が関係する化学反応には，水分子の吸着，電荷の移動，巨大分子の構造変化などがあり，可逆反応での平衡状態が変化すると考えられるものが多い。水のように，超音波の吸収が粘性に依存する場合には，減衰定数が音波周波数の 2 乗に比例して増加するが，生体軟組織の場合のように，なんらかの化学反応が関係すると考えられる場合には，一般に減衰定数がほぼ周波数の 1 乗に比例する。その様子を模式的に**図 2.27** に示す。減衰定数 α が周波数 f の 2 乗に比例して大きくなる，超音波吸収が粘性のみに依存する場合には，曲線 a のように α/f^2 が周波数によらず一定になる。

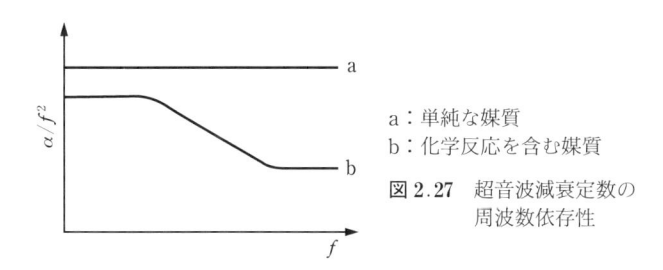

a：単純な媒質
b：化学反応を含む媒質

図 2.27 超音波減衰定数の周波数依存性

一方，曲線 b に示すように化学反応の関与する媒質であれば減衰定数が周波数に比例する周波数領域では α/f^2 が一定ではなくなる。超音波として臨床診断などに利用される周波数帯域がちょうどこの周波数領域に相当するものと考えられ，**図 2.28** に示す生体組織での実測値では α/f が軟組織において f に依存せずほぼ一定になっている。

また，**表 2.7** にいくつかの生体軟組織について減衰定数 α と超音波周波数 f との関係をより定量的に調べた例を紹介しておく。減衰定数 α を af^b 〔dB/cm〕と比例係数 a および周波数の冪乗 b で表し，a, b を測定値より推定してみると，線維質の多い腱や心筋では a が大きめで b が小さめのことが知られる。そのほかでは b は 1 より若干大きめの値ではあるが，経験的にほとんど 1 になることが知られており，減衰は α の代わりに，この比例定数 a 〔dB/(cm·MHz)〕の値で表すことができ，一般には 0.5～2 の程度とされる。この値 a は組織の種類や病変によっても有意に変化するので，減衰は生体組織の特徴を表すものの一つとしてこれまで

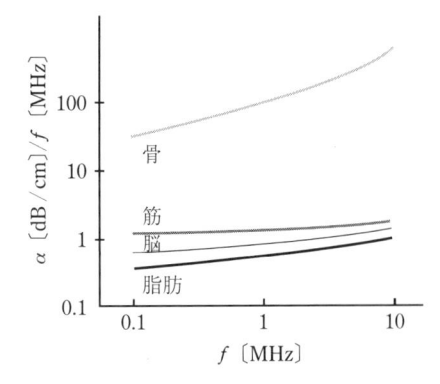

表 2.7 生体組織の超音波減衰定数 a ($=af^b$ [dB/cm], f：周波数)[9]

組　織	a	b
脳	0.61	1.14
肝　臓	0.69	1.13
心　筋	1.13	1.07
腎　臓	0.87	1.09
腱	4.86	0.76

図 2.28 生体組織の超音波減衰定数の概形

最もよく研究されてきている。

〔2〕 臓器・組織表面での反射と音響インピーダンス

すでに述べたように，生体軟組織の中を伝搬する波動様式を音波あるいは超音波といわれる，比較的減衰の少ない縦波だけに限ることは，組織のずり弾性率を無視し，気体や液体の中を伝搬する音波と同じように扱うことにほかならない。前項の減衰のように，一様な生体媒質中の伝搬を考える限りこれでよいのであるが，例えば，二つの異なる生体組織の境界面に波が斜めに入射すると，縦波からずり波への変換が起こり，一時的に横波が発生し，厳密には反射や透過の様子が流体の場合とは異なってくる。このことを無視し，縦波だけに注目すれば，一様媒質の超音波に対する特性は，媒質の固有音響インピーダンス，音速，吸収係数（減衰定数）で完全に記述される。粘性のない，理想流体については音速 c は体積弾性率 K および密度 ρ により

$$c=\sqrt{\frac{K}{\rho}} \tag{2.17}$$

で表され，周波数にかかわらず一定になる。**固有音響インピーダンス** Z_0 は平面進行波での音圧と粒子速度の比であり

$$Z_0 = \rho c \tag{2.18}$$

となる。これは組織境界面での反射や透過を考えるとき，電気伝送線路の特性インピーダンスと同様に扱うことができ，例えば振幅で表した**反射係数** S は，境界の両面の固有音響インピーダンスを Z_1, Z_2 として

$$S = \frac{Z_1 - Z_2}{Z_1 + Z_2} \tag{2.19}$$

であって，到来した波の一部は反射され，一部は透過する。生体内の骨や空気を除く軟組織では，一般に組織による音響インピーダンスの差があまり大きくなく，せいぜい数 % である。しかしこのわずかな音響インピーダンスの差が，超音波診断装置では，反射波のスペキュラー成分として，組織内部からのノイズ様の成分と明確に分離され，輪郭像を再構成する。

生体内では細かな不均一性があり，境界面もけっして滑らかではない。伝搬速度が場所によって異なれば，超音波は直進せず屈折する。また三次元での細かな反射が繰り返されると超音波はさまざまな方向に無秩序に反射され広がってゆく。この状態を**散乱**という。式（2.19）によれば，反射係数は周波数に無関係のはずであるが，実際には周波数の2乗に比例する程度で周波数とともに増大するし，また散乱の程度もさらに急激に増大するといわれる。

表2.8に主要な生体組織の超音波特性値をまとめて示す。ここでは，吸収係数をαとしているが，生体組織内については減衰定数とほとんど同じと考えてよい。

表2.8 生体組織の超音波特性値[6]

物　質	伝搬速度 c [m/s]	特性インピーダンス ρc [$\times 10^{-6}$ kg・m^{-2}・s^{-1}]	吸収係数 α [dB/cm]（1 MHzで）
空気（0 ℃，1 atm）	331	0.000 4	12
水	1 480	1.48	0.002 2
血　液	1 570	1.61	0.18
脂　肪	1 450	1.38	0.63
脳	1 541	1.58	0.85
肝　臓	1 549	1.65	0.94
腎　臓	1 561	1.62	1.0
筋	1 585	1.70	1.3（線維と平行） 3.3（線維と直交）
頭蓋骨	4 080	7.80	13

〔3〕 超音波の伝搬速度とその周波数依存性

生体軟組織の超音波伝搬速度（**音速**）は，ほぼ水と同じで，約1 500 m/sであるが，組織の種類により10 % 程度の差がある。**図2.29**に生体組織による音速の違いを示す。水分や脂肪の含有率の違いにより，伝搬速度が変化するので，**組織性状診断**に利用できる可能性もあり，脂肪肝では音速が正常より遅く，また肝硬変では

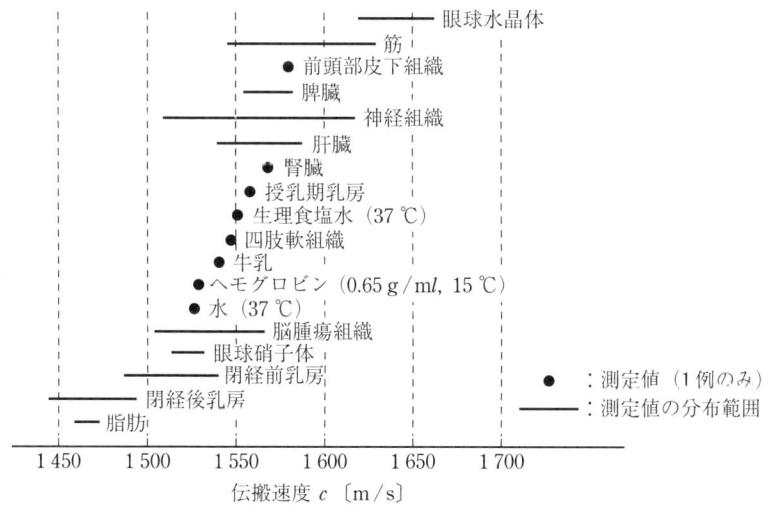

図2.29 生体組織内の超音波伝搬速度[9]

線維化とともに音速が上昇するなどとの報告もある。なお，音速は組織内の一定の距離を伝搬するに要する時間を透過法により測定して速度を算出するので，切り出した組織サンプルについて基礎的データを得るのに適している。臨床診断に用いるには，反射法が望まれ，最近このような診断機器が実用化されつつある。

現実の生体軟組織の超音波減衰定数 α に特異な周波数依存性があったが，これに呼応して，厳密には位相定数 β にも周波数依存性があり，したがって音速も周波数特性をもつことになり，これを**速度分散**という。この事実により，厳密には超音波の振動波形が伝搬とともに変形することになる。

2.2.7 生体の熱的物性

〔1〕 熱の移動と温度上昇

生体組織の温度を上昇させるものには，自身の生理的な熱産生のほかに，環境温度や種々の物理的エネルギーの印加がある。このときの温度上昇 T 〔℃〕は，単位体積当りの生体組織に吸収され熱に帰着する物理的エネルギーのパワーを P 〔W/cm³〕，印加時間を t 〔s〕として

$$T = \frac{Pt}{\rho C J} \tag{2.20}$$

で示される。ただし，組織の密度を ρ 〔g/cm³〕，組織の比熱を C 〔cal/(g・℃)〕，熱の仕事等量を J (=4.18 J/cal) とする。例えば，単位体積当り 100 mW の物理的エネルギー（超音波など）が組織に吸収されると，組織の密度および比熱を 1 として，1分間に約 1.4 ℃ の温度上昇がある。

発生した熱は組織の温度を上昇させるが，局所的な加温であれば，熱伝導により周囲に放散されるとともに，血液によりほかへ運搬され，極端な温度上昇は生じない。

〔2〕 生体組織の熱伝導率

熱伝導率は生体組織の基本的な物性である。生体の中での熱の伝搬には，熱伝導による生体組織中の熱の放散と血液と循環系による積極的な熱運搬の，主として二つが考えられる。特に治療などの目的で外部から物理的エネルギーを加え，局所を加温したとき，熱が組織中をどのように伝搬，拡散してゆくかを知ることは，治療計画を立てる上で重要である。

単位面積当りの試料を通過する熱流，つまり熱流密度 q 〔cal/(s・cm²)〕は，熱伝導率を k 〔cal/(cm・s・℃)〕，熱流方向への温度勾配を dT/dx 〔℃/cm〕とすると

$$q = -k\frac{dT}{dx} \tag{2.21}$$

で表される。試料に等方性を仮定すれば定常状態での熱伝導は，この式からわかるように，熱伝導率 k だけで表される。この k を測定するには，単位面積当りの熱流の大きさと試料中の温度勾配または試料両端の温度差を測ればよい。試料を低温

側と高温側の金属の間に挟み，熱が高温側のヒータから試料を通ってのみ低温側に流れ，周囲に漏れないようにした上で，ヒータの電力を測定し，試料に流れる熱流密度 q を計算すれば，試料の厚みと温度差から温度勾配 dT/dx がわかるので，式(2.21) より容易に熱伝導率 k が求められる．

しかし，以下に述べるような，熱伝導率が既知の材料を利用する実用的な方法もある．図 2.30 のように，熱伝導率 k_0 が既知で断面積が一定の 2 本の金属棒の間に試料を挟み込み，周囲への熱の放散を防ぎながら一定の熱流を与える．定常状態において，金属棒中の各所の温度を測れば，金属棒中での温度勾配 g_0 ($=\Delta T/\Delta x$) 〔℃/cm〕が求められるが，この温度勾配を両側から試料の境界面まで延長して試料両端の温度差を求めれば試料中の温度勾配 g も知ることができる．熱流密度 q は金属棒中と試料中で同じなので，式(2.21) により

$$q = -k_0 g_0 = -kg \tag{2.22}$$

が得られ，この式より容易に k ($=k_0 g_0/g$) が求められる．

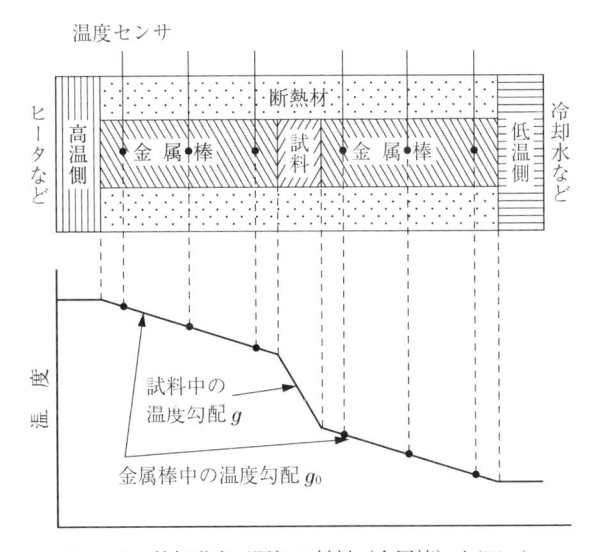

図 2.30 熱伝導率が既知の材料（金属棒）を用いた試料熱伝導率の測定[10]

これらの方法で，19 世紀末より多くの研究者が生体組織の熱伝導率の測定を行っているが，データは必ずしも一致していない．しかしおおよその値として

  筋組織 100×10^{-5} cal/(cm・s・℃)

  脂 肪 50×10^{-5} cal/(cm・s・℃)

の程度と考えてよいようである．

以上の熱伝導率の測定法は都合のよい大きさに切り出した生体組織についてのみ可能で，生きたままの状態での測定は困難である．そこで非定常熱伝導を用い，生きた組織について熱伝導率を測定することが考えられており，例えば，皮膚の表面の 1 点に一定量の点熱源を与えた後に，周囲に熱が広がる速さから熱伝導率を求め

ることが考えられる。前腕や額の生きた皮膚について，血流による変化を含め，熱伝導率 $k ≒ 1 〜 4×10^{-3}$ cal/(cm·s·℃) との測定例がある。これにより，熱伝導率は血流により約4倍程度まで変化することが示唆される。そのほかにも，生きた状態での組織の熱伝導率を測定する巧みな方法が検討されている。

〔3〕 生体内での熱の発生・伝搬・放散

生体は生命を維持するためにつねに物質代謝を行っており，この過程で遊離されるエネルギーの 25〜35％ は力学的，化学的，電気的な仕事に変換され，有効に利用されるが，残りはすべて熱となる。このようなわけで熱は身体各部で産生される。その割合は安静時に，筋で20％，呼吸および循環系で10％，脳で20％，肝その他の内臓で50％といわれる。筋はかなり大きい部分を占めるが，さらに筋の動作時には，全体の80％を占めるまで熱の産生が増加する。外的環境温度が一定以下になると，シバリング（震え）およびホルモンの作用で熱の産生が増加する。シバリングは，運動に結びつかない不随意的な筋の緊張で，寒さに曝される前に比べ酸素消費量が数倍に増加するといわれる。ホルモンの作用による熱産生は，ラットなど小動物で認められており，ヒトについても寒さに伴い熱産生を促す可能性があるものの確定はされていない。

すでに述べたように，体内で産生された熱は体表面に至る温度勾配に従って熱伝導により運ばれる。そして体表面で外界に放散されるわけであるが，その物理的メカニズムには，蒸散，熱輻射，対流，伝導などが挙げられる。室温22℃程度で快適な環境において通常の着衣の場合，熱輻射が約2/3，蒸散が約1/4，対流による空気への伝導が約1/10といわれる。蒸散には，発汗のように感知できるものと，おもに呼吸による不感蒸泄とがある。呼吸による熱放散量は外気温が低ければ当然増加するが，体温ないし氷点までの外気温度ではさほど増加せず，呼吸と環境温度の関係は主役ではない。ただし，汗腺をもたないイヌなどの動物では，高温環境でのパンティング（口喘ぎ）が放熱の有効な手段となる。しかしこのときでも，呼吸数の増加とともに一回換気量が減少し，全換気量は変化しない。皮膚面からの蒸散は通常ごくわずかであるが，高温環境での作業時には，発汗により，2 l/h 以上に及ぶ極度な水分の喪失がある。

生物的なメカニズムによるものには，体組織を通じての熱伝導と，血液によって体表面にもたらされる熱輸送がある。皮膚温は，そこに供給される血液の量と皮膚からの蒸散量とによって決まる。細動脈の拡張収縮により，皮膚への血液量が増減する。細動脈の拡張収縮はいろいろな原因で起こるが，影響の大きいものに外気温がある。温度条件により指先の血液量は600倍にも，また手や前腕でも非常に大きく変化する。外気温による四肢の還流量の変化は筋ではなく，皮下の血管での変化に大きく依存する。このことは，筋を還流する深層の静脈と皮膚を還流する表層の静脈の酸素飽和度を測定することによって確かめられている。高い外気温のときに酸素飽和度が表層静脈では60％以下からほとんど100％に上昇するのに対し，深

層静脈ではほとんど変化がない。

　逆に熱を逃がさない工夫も生体に存在する。末梢を往復する動静脈の間で，対向流熱交換を行っている例がヒトの前腕や，イルカのひれなどで見られる。家庭の風呂のバランス釜やガスストーブなどと同様に，動脈血で，戻ってくる静脈血を温め，冷えた動脈血を末梢に送ることによって余分に熱を逃がさない構造のものである。

　末梢の血流量は，外気温が22℃程度のとき最小になり，それ以上では，指数関数的に増加の傾向があるという。しかし外気温28〜32℃付近で，いったん平坦部があるが，この程度の温度ではまだ発汗が関与する必要がないからだとの推理も成り立つという。

　体温調節に関与する中枢は視床下部に温暑，および冷寒にかかわる部分がそれぞれ別々に存在し，皮下の温度受容器からの信号を統合しているといわれるが，いわゆる温度設定の基準となる部分はなく，生命体システムのサブシステムとして全体が良好に動作するように温度設定が行われるものと考えられている。

2.2.8　生体の光学的物性
〔1〕　眼球の光学的特性

　人体において眼球が光に最も深い関係をもつことはいうまでもない。生体物性の立場からは，まず，角膜からレンズである水晶体，暗箱にあたる硝子体を経て網膜に至る光の通路での光透過特性または吸収特性を問題にすべきであろう。

　眼球の光透過特性は水の電磁波吸収特性の影響を大きく受ける。ミリ波帯からX線領域に至る，光といわれる波長周辺の電磁波はおおむね水によく吸収される。ところが可視光ないし近赤外の一部，波長にして 0.5〜1 μm 近辺には電磁波をよく透過する「窓」がある。この水の波長選択特性の影響を大きく受けて，網膜に至る眼球の透過特性は，**図 2.31** に示すように可視光と紫外光の境界の 400 nm 近辺より急激に上昇し，近赤外領域の 900 nm 付近まで透過率でほとんど 1 を維持する。さらに波長が長い領域では，図示のような複雑な変化を経て 1 200 nm 付近で 0.1 以下に激減し，1 400 nm 付近でまったく透過しなくなる。

　瞳孔を通って強い光が入射した場合どこが損傷を受けるかについては，眼球内で

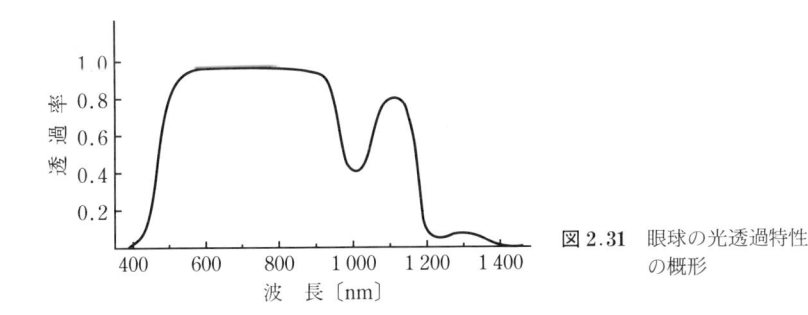

図 2.31　眼球の光透過特性の概形

の波長別の透過吸収特性が関係してくることになる。眼球の光吸収特性に関連し，水晶体までの光の入口部分ですでに吸収されてしまう紫外光や波長の長い赤外光では，水晶体の部分に障害を与えて白内障などの原因となるおそれが大きく，可視光ないし波長の短い近赤外光では網膜部分に傷害を与えるおそれが大きい。水晶体の屈折率は約 1.4 で，ガラスレンズとさほど変わらないが，カメラでは中空の暗箱に相当する硝子体の部分は屈折率が約 1.34 と，水晶体より若干低い程度であり，外界の空気から見れば，眼球そのものが球状のレンズであって，その球面に網膜が貼りついているような構造である。焦点調節のために水晶体の前面の曲率半径を変えることができる。

つぎに網膜の視細胞には，暗い環境でも明るさのみを感度よく受容する桿体と，明るい環境において色情報も含め高い解像度で受容する錐体とがある。白黒ではあるが超高感度光センサの働きをする桿体には，動物によらずロドプシンといわれる蛋白質分子が統一的に光受容に利用され，この分子の約 400 個のアミノ酸配列がすでに解明されている。錐体には，光の三原色に対応する 3 種類があるが，それぞれの錐体物質には特定の波長帯の色光を選択的に吸収する色素があって，色光の選択的受容に利用されている。ヒトの錐体についての吸収波長のピーク値の測定例には，565，530，450 nm などがある。しかし人工的な撮像デバイスと異なり，錐体の波長分解能は不完全で，受容波長域がたがいに重複している。この欠点は視覚系神経回路での情報処理によって補われるものと考えられる。

〔2〕 **皮膚・臓器の光学的特性**

皮膚の光学的特性は，皮膚表面の状態や，メラニンの分布，血流，紅疹や紅斑，血液ヘモグロビンの酸素飽和度，ビリルビンや β カロチンなど，皮下での種々な物質の存在に大きく影響される。図 2.32 に皮膚の構造の模式図と，特に紫外線について体表面からのおおよその到達域を示した。皮膚表面での反射は波長により異なるが，可視光では大きく，表皮および真皮の中では細胞色素や血液による光吸収が大きい。

図 2.33 に皮膚色素やヘモグロビンの吸収スペクトルを示す。また皮膚からの反射の分光特性には水やヘモグロビンによる光吸収の影響が見られる。

生体中にあって生きた状態の臓器と外部に摘出した臓器とでは非常に異なる分光特性を示す。この違いは主として血流の有無に関連した生体物質の光吸収特性や蛍光特性の変化による。体内の臓器であっても血流を遮断すれば，透過光や反射光のスペクトルが著しく変化する。臨床では臓器局所の血行動態を知りたいという要求があり，光ファイバにより光の送受を行い，ファイバ先端を臓器に当てることによって，分光特性を測る方法が検討されている。ファイバから臓器への入射光はほぼ完全な散乱光になることや，臓器内部での光吸収が大きく，臓器表層のごく浅い部分の組織からの散乱反射光のみが効率よく捕捉され，診断に有効と考えられる。また，このような方法で病変部が発見されれば，同じファイバを用いて強い光を送り

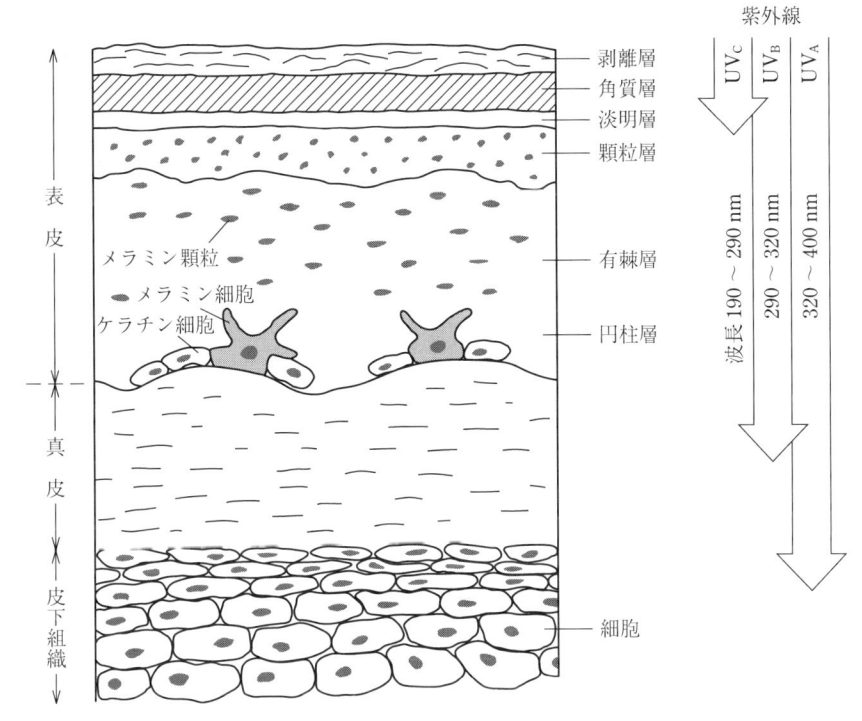

図 2.32 皮膚の構造と紫外線の入射域

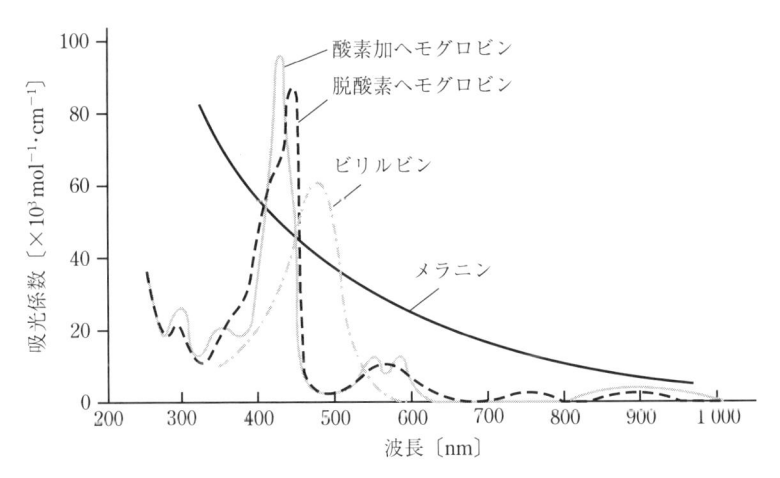

図 2.33 皮膚色素とヘモグロビンの吸収スペクトル[11]

込むことにより治療を行うことも可能である。

〔3〕 **血液の光学的特性**

血液ではヘマトクリット，血球の性状や配向などにより，散乱・吸収の様子が異なってくる。正常な血液では血漿層が薄くとも光が血球に当たって多重散乱を起こす。また，血液は静止状態と流動状態では透過光や反射光の分光特性が変化する。**図 2.34** に流動透光性の測定例を示す。なお，皮膚や臓器と同様に近赤外領域では水による吸収が大勢を占める。

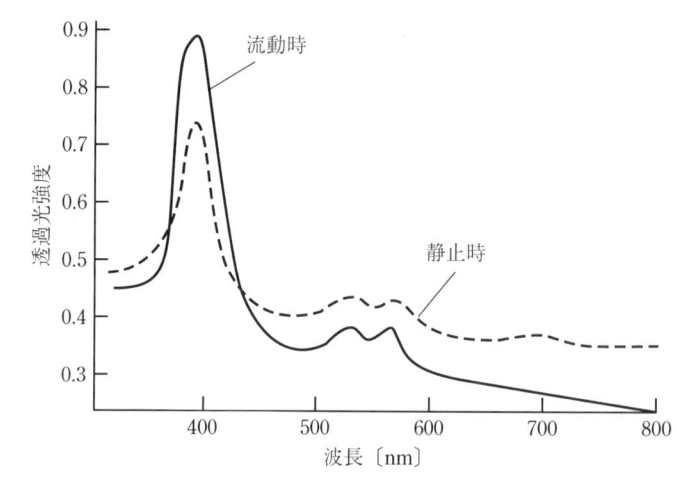

図 2.34　血液の流動透光性[12]

また，体外から光ファイバを用いて，生体の後方散乱スペクトルを測定した例を図 2.35 に示す。生体での光吸収が主として血液に依存していることが知られる。血液および血液を含む組織の光透過・散乱特性は，光を用いてヘマトクリット値や血中酸素飽和度を測定する際の精度を向上するために特に重要になる。

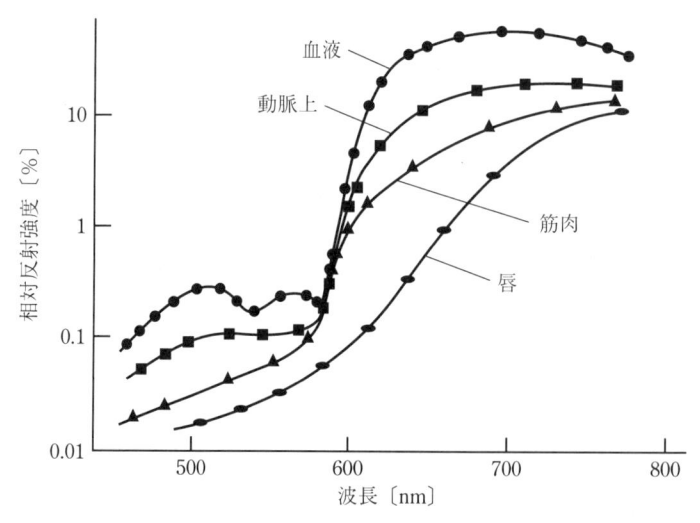

図 2.35　生体による光の後方散乱スペクトル[13]

2.2.9　生体の放射線物性

〔1〕　放射線の種類

医療で診断や治療に用いられる放射線は，物質を通過またはこれに衝突し消滅する際に，そのエネルギーの一部または全部を直接または間接に失って**電離**（ionization）を起こすので，**電離放射線**（または電離性放射線）といわれる。電離放射線にはさらに直接電離性を示す電子（β 線），陽電子（ポジトロン），π^- 中間子，

陽子（重陽子，α線），重イオンなどと，間接電離性を示す中性子，X線およびγ線がある。X線がX線管を含む装置により比較的簡単に発生しうるのに対し，X線も含め，他のものはサイクロトロン，シンクロトロン，ベータトロン，直線加速装置といった大規模な装置によって発生されるほか，γ線や陽電子のように放射性物質の崩壊によって生じるものもある。また同じ放射線であっても，電磁波とみなされるX線やγ線は**電磁放射線**といわれ，その他のものは**粒子放射線**といわれる。さらに，同じ電磁波でも紫外，可視，赤外の光や電波は**非電離放射線**であって，X線やγ線と区別される。

放射線のエネルギーは普通，**電子ボルト**（electron volt，eV）で表される。1 eVは，電子または電子と同じ電気量をもった粒子が真空中で電位差1Vで加速される場合に得る運動エネルギーと等しく，$1\,\text{eV} = 1.602 \times 10^{-19}\,\text{J}$（ジュール）である。ただしX線についてはX線管にかける加速電圧（管電圧 V_P）で表す。

〔2〕 **生体組織の放射線吸収・透過特性**

放射線のエネルギーは，X線で可視光の$10^3 \sim 10^5$倍，γ線では10^6倍にも及ぶ。この放射線を生物に照射すると生体を構成する原子の中の電子に吸収される。放射線のエネルギーを吸収した電子は自由電子である**二次電子**となって原子から放出され，原子は**正イオン**となる。これを電離またはイオン化という。この二次電子はさらに他の原子の電子を励起し，あるいは電離（**二次電離**という）をさせながら，運動エネルギーを消費し尽くすまで走行し続ける。このようなエネルギーの大きい自由電子を特にδ線と呼ぶことがある。

放射線の通過直後のごく短時間（$10^{-18} \sim 10^{-15}\,\text{s}$）の間には，放射線の通路に沿ってイオンと励起された電子が生成されるが，これらをまとめて電離放射線の**一次生成物**という。この一次生成物の性質は電離放射線の種類やエネルギーにほとんど依存しない。一次生成物に与えられたエネルギーは熱エネルギーや活性化エネルギーとして働き，生体の場合，最終的には後出の表2.12に示す生物学的作用を引き起こす。

生物学的作用を定量化する放射線の物理量として生体1g当りの吸収エネルギー量の**吸収線量**（absorbed dose）が一般的に用いられている。単位は**ラド**（rad）で$1\,\text{rad} = 10^{-2}\,\text{J/kg}$である。なお，SI単位では吸収線量を**グレイ**（Gy）で表す。ここで，$1\,\text{Gy} = 1\,\text{J/kg} = 100\,\text{rad}$である。

吸収線量はすべての電離放射線に適用され，吸収物質を明記する必要があるが，水の吸収線量で表現する場合が多く，このときに限り慣例的に物質名を省いている。

他方，X線などで古くから用いられている単位の**レントゲン**（R）は吸収線量ではなく，**照射線量**である。照射線量のSI単位はクーロン毎キログラム（C/kg）であり，$1\,\text{R} = 2.58 \times 10^{-4}\,\text{C/kg}$の関係がある。照射線量は，ある場所での放射線の量を，電離する潜在能力で決める単位であって，その場所の電離の量を表す単位でも，吸収線量を表す単位でもない。

X線の生体組織透過吸収特性については，古くからX線造影上，関心がもたれてきたが，X線CTの出現とともに生体軟組織のわずかな透過吸収特性の違いが定量的に測定可能になった。**図2.36**に示す**CT値**は，吸収による透過X線の減衰度を水を0，空気を-500として示したものである。このとき，骨は+500となる。X線CTでは，一般のX線写真と異なり，軟組織の-50ないし+50程度のCT値のわずかな違いに注目し，この部分のコントラストを拡大して表示することにより，診断能力を高めている。

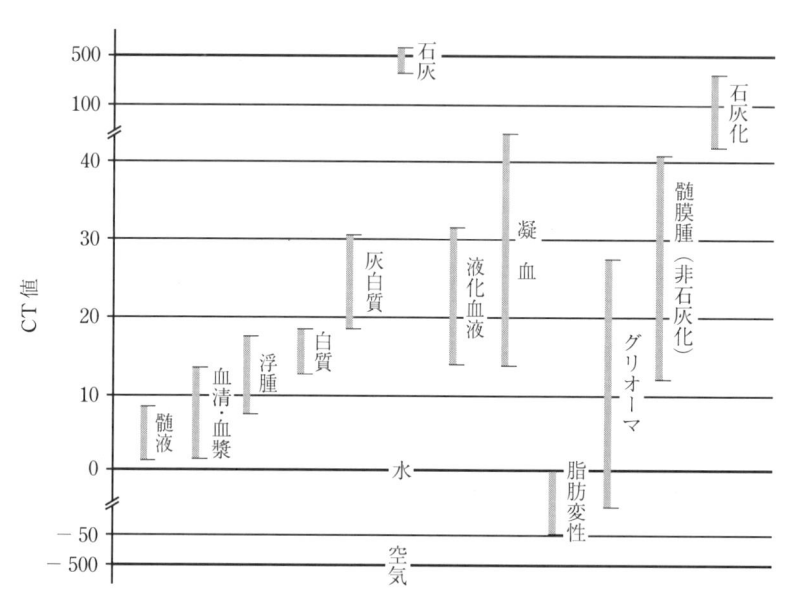

図2.36 生体組織のCT値の例（頭部）[14]

2.3 物理的エネルギーの生体作用

2.3.1 電流の生体作用

〔1〕 電流が及ぼす生体作用の概要

すでに述べた生体の階層構造において，電流は主として細胞や組織のレベルで生体に作用し，能動的な電気特性の活動電位発生とそれに伴う現象と受動的な電気特性の抵抗損失による組織発熱，変性，破壊がおもな生体作用と考えられる。そのほかにきわめて微弱な電流の長期作用として治癒を早めるなど生体機能を助長する効果も考えられている。生体に対する電流の受動的，能動的作用を**表2.9**に列挙する。

感覚器や感覚神経をインパルス電流で刺激すれば，これによって脳に誘発される電位変化が脳波に混じって観測され，脳の研究や脳機能の診断の目的で**平均誘発反応**が測定される。脊髄など身体各所からの感覚を脳に伝える神経経路を電気刺激して痛みの感覚を抑える**電気麻酔**には，麻薬に見られるような副作用や習慣性がない利点がある。眼あるいは耳の障害者の視聴覚，あるいは義肢の装着において，失わ

表 2.9 生体に対する電流の受動的, 能動的作用

電流作用	例
感覚器, 感覚神経の電気刺激	誘発電位計測, 痛みのブロック, 感覚代行
脳の電気刺激	フォスフェン（幻視）
運動神経, 筋の電気刺激	麻痺筋の駆動, 制御, 心臓ペースメーカ
電撃, 心室細動および細動除去	電撃事故による感電, 筋硬直, 心停止および回復処置
熱傷, 組織破壊	強度の電流による組織変性, 電気メス手術（切開・凝固）
温熱効果	適度な高周波電流による加温, 温熱治療, ハイパサーミア
生体機能の助長	微弱な電流による骨の補修・発育, 傷の修復など

れた手足の皮膚感覚を補綴する目的で，それらの情報を電気信号に置き換え，皮膚表面や感覚神経断端を電気刺激する感覚フィードバックが考えられている．また，特定の周波数の交流電流で頭部を刺激したときに，稲妻や渦巻などの光感覚を生ずる**フォスフェン**（幻視）といわれる現象が知られている．

運動神経や筋の電気刺激は，**麻痺筋**の駆動や制御の目的で，心筋に対する心臓ペースメーカをはじめ，呼吸や排尿の制御や四肢の駆動に用いられる．他方，意図しない電流あるいは検査または治療のために体内をやむをえず流れる電流は電撃や心停止をもたらすことがあり，十分な安全対策が必要である．これら機能的電気刺激および電撃については，項を改めてやや詳しく述べる．

人体に直流ないし商用交流の大電流を加えれば電撃が起こってしまい，現実には電流による生体作用は不可能となる．しかし，交流電流の周波数を高くすれば，感知電流や心停止を起こす電流の閾値が上昇し，活動電位を生じさせないで生体組織を加温したり熱的に変性・破壊したりすることが可能になる．高周波電流では電撃なしに熱傷を生じるおそれがある．このことを積極的に応用した**電気手術器**（電気メス）は高周波電流を手術部位に集中させることにより放電を起こし，細胞内外液の温度の瞬間的上昇・蒸散によって細胞を破裂させて切開し，逆に電流を分散させて術部周辺組織の熱変性によって凝固止血する．また，かなり大きなパルスあるいは低周波の電流を頭部に加え，精神科領域の治療を行うロボトミーといわれる過激な治療法が過去にはあった．さらには，電撃を引き起こさないよう，高周波電流を連続的に通電し，生体の抵抗損失によって体内に熱を発生させて生体を内部から加温する**ハイパサーミア**といわれる癌の治療法がある．

その他，極微弱な直流ないし商用交流やパルス電流を長期にわたって生体に加えることにより，きわめて特異な反応を示すことがある．骨の発育や骨折または傷の治療などを促進する効果があるとされるが，詳しい作用メカニズムには不明の点が多い．

〔2〕 電　　　撃

外部からの電流により神経や筋が刺激され，能動的な反応を示すことにより人体をはじめとする生体に危害が加わるおそれのある場合を**電撃**（電気ショック）という．同じ電気刺激であっても，機能的生体作用とは目的や状況において明確に区別

される。最も極端なものは電撃による心臓停止で，この場合は直接的に死につながるので，安全確保の点から最重要視されることはいうまでもない。

人体が受ける電撃は二つのカテゴリに分類される。一つは日頃家庭でも経験されるように，手指などの皮膚表面から電流が人体に流れ込み，足などの皮膚表面から流れ出す，いわゆる感電の場合で，これを**マクロショック**という。もう一つは医療行為においてのみ生じうる電撃であり，導電性の器具の体内挿入や開胸手術などの際に心臓に直接またはごく近くから心臓を直撃する電流が加えられる場合で，きわめて微弱な電流で心停止（心室細動）が起こりうるので**ミクロショック**といい，マクロショックとは区別している。

表 2.10 にマクロショックにおける商用交流でのおおよその通電電流と人体反応の関係を成人男子についてミクロショックとともに示す。女子ではこれらの数値の 2/3，小児では 1/2 とされる。特にマクロショックにおいて心室細動を誘起する電流値は，状況により体内での電流分布が異なるので特定しにくく，ごく大ざっぱな値といわざるをえない。これらの中で，常識的に必ず知っておきたい数値は，ミクロショック**心室細動**の 0.1 mA，マクロショック**最小感知電流**の 1 mA，**離脱電流**の 10 mA，**心停止**の 100 mA の四つである。それぞれ 10 倍ごとであり，記憶しやすいと思う。最小感知電流は指先などで触って，はじめてぴりぴりと感ずる電流値，離脱電流は電撃により筋が収縮し，自由が利かなくなる電流値である。

表 2.10　ミクロショックおよびマクロショックの人体反応

電撃の種類	電流値〔mA〕	名　称　等	症　状
ミクロショック	約 0.1	心停止電流	医療行為中自覚なく心室細動が発生する
マクロショック	約 1 3〜5 約 10 30〜50 約 100 数千以上	最小感知電流 （退避行動） 離脱電流 （生理機能障害） 心停止電流 （加温・加熱）	指先など通電部位でぴりぴり感じ始める 手足に強くしびれを感じる 自力で離脱できる限界 心・呼吸系の興奮，痛み，気絶を伴う 心室細動が発生する 大電流による火傷を生じる

成人男性に商用交流を 1 秒間通電した場合で，女性および小児については電流値がそれぞれ 2/3, 1/2 とされる。

一般にマクロショックの生ずる電流値は体重と相関があり，図 2.37 に示すように，動物においては体重の多い動物ほど電流値が高いといわれる。ただしウマは例外的に低いとされる。ヒトについて心停止の実験はできないが，動物の結果から推定して 100〜200 mA と考えられる。また，これらの電流値は加える電流の周波数で異なる。たいへん不幸なことに，商用交流周波数の 50〜60 Hz が最も電撃を受けやすく危険とされている。しかし直流と商用交流のどちらがより危険かについては異論がある。ここで，実効値で表示された交流電流の最大値は，その $\sqrt{2}$ 倍であることを忘れてはならない。例として最小感知電流の周波数依存性を図 2.38 に示す。周波数の上昇とともに最小感知電流は大きくなり，より安全になるといえる。この周波数依存性のグラフは，他の電撃，例えば離脱電流，マクロショックお

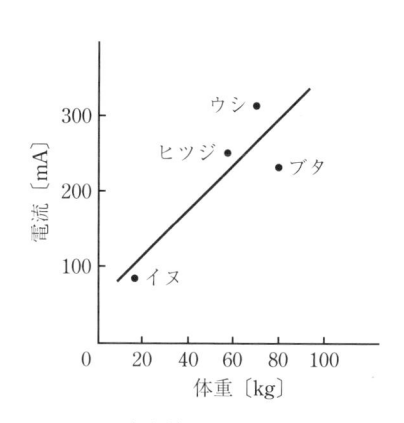

2.3 物理的エネルギーの生体作用

図 2.37 各種体重の動物に心室細動（マクロショック）を起こさせる電流の平均値[4]

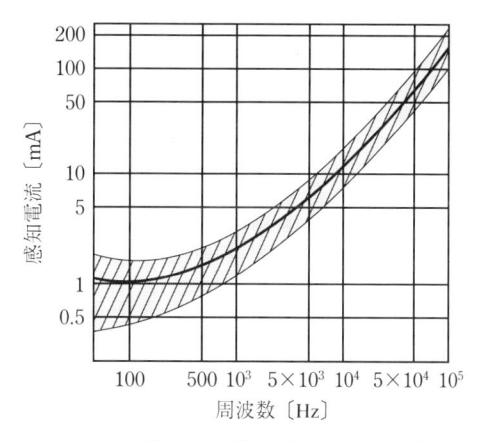

図 2.38 最小感知電流に及ぼす周波数の影響（Dalziel, 1972）[1]
99％の被験者が斜線の領域内に入る，実線は平均値

よびミクロショックによる心室細動の発生（心停止）においても縦軸のスケールを変更するだけで適用できる。

その理由はきわめて簡単明瞭である。神経や筋，特に心筋に電気刺激が加わり，電撃といわれる能動的な現象が生ずる過程では，すでに述べたように細胞の膜電位が外部からの電流によって閾値として決まる一定の値だけ静止電位から脱分極の方向に強制変更されなければならない。細胞膜（形質膜）はコンデンサの性質を示すので，これを貫いて流れる交流電流 i によって膜の両面の間に誘起される電圧は，$i/(j\omega C)$ となり，周波数 $f(=\omega/(2\pi))$ に反比例する。逆にいえば，細胞膜に一定の電圧を誘起するための交流電流は周波数に比例して大きくなることがわかる。ただし，100 Hz 以下の低い周波数では膜のコンダクタンス分（図 2.7（a）の G_m）が無視できなくなるので，グラフの傾きが減じ，直流に向かって一定値に収束する。

このように，電撃の周波数依存性は，生体組織の受動的電気特性によって説明される。また，周波数依存性の相対値は細胞膜と細胞内液が作る時定数 C/G のみによって決まり，感覚神経，筋，心筋のいずれにおいてもほぼ同じ値になる。印加された電流に，刺激を受ける部位に分流する割合をかけて刺激電流が決まるので，ミクロショック，離脱電流，マクロショックの心停止については，図 2.38 の縦軸をそれぞれ 0.1，10，100 倍すればよいことになる。また，心停止に関するミクロショックとマクロショックの閾値の比率から，人体の皮膚や胸部の構造は電撃による心停止に対し安全係数 1 000 を実現していることがわかるであろう。なお，コンデンサには直流が流れず，高い周波数の交流ほどよく流れるという知識のみでは，高い周波数の交流のほうが逆に危険と考えがちなので，十分よく理解する必要がある。

ミクロショックは，100 μA という，人間に感知できない非常に低い電流で起こるので，医療施設でミクロショックのおそれがある場合には細心の注意が必要なこ

とはいうまでもない。特に，心拍動の周期のうち，心電図にT波が観測される期間は**受攻期**といわれ，電撃が加わると容易に心室細動に移行する。このような場合に適用されるME機器は，漏れ電流がこの数値のさらに1/10以下，つまり10μA以下の必要があり，これをもとに安全基準が設けられている。

細動を起こし，心臓が停止した場合には，心臓にきわめて大きな電流を瞬間的に加えることによって**除細動**を行い，心拍動を回復することができる。細動は，外乱により心臓の制御系がパニックに陥り，秩序ある動作ができなくなったもので，いわば心筋の局所がそれぞれ勝手に収縮を繰り返し，ポンプの働きをなさない状態である。この場合，心筋全体をいったん刺激し，すべてを同時に不応期に至らせれば，パニック状態が解消されるのである。それは，大災害時のパニック状態において，秩序を取り戻しうる強力な指導者が居るか居ないかで，生死が分かれるのに似ている。

〔3〕 **機能的電気刺激**

電気刺激あるいは類似の磁気刺激を積極的に加えることにより検査や治療を行ったり，傷害により失われた機能を回復したりする機能的生体作用の技術がある。その他，これらの技術は研究目的でもしばしば用いられている。

機能的電気刺激は特に広く応用されており，家庭機器としても販売されている電気按摩器が筋の凝りをほぐすのに用いられるのをはじめ，電気麻酔器が除痛の目的でおもに脊髄の電気刺激に用いられるほか，MEらしい応用に心臓ペースメーカがあることは周知のとおりである。心筋のほかに，運動系神経の傷害により麻痺した筋を駆動する目的で，膀胱括約筋を電気刺激する排尿制御や横隔膜を電気刺激する呼吸制御，また四肢の筋を細かく電気刺激して下肢機能の歩行や上肢機能の手の動作を回復しようとする研究が盛んに行われ，すでに一部は実用化されている。また，感覚補綴のために感覚系神経を電気刺激して人工感覚器からの感覚情報を中枢に伝えようとする研究も数多い。

神経線維を有効に電気刺激するには，神経細胞膜の静止電位を脱分極側に強制的に変更してやればよいわけで，そのためには，膜の内側から外側に向かう電流が神経細胞膜の一部に有効に流れるような電極配置をすればよい。ヤリイカの巨大神経にしても，ヒトの神経束にしても，このために刺激したい部位が負極になるように電極配置するのが普通である。もちろん逆に正極にしても刺激できないわけではない。神経線維は微細構造であり，刺激電流により過分極が起こる膜のすぐ反対側の膜やその近くの膜では脱分極も起こりうる。

神経や筋が走る部分の皮膚表面に電極を2枚貼り，体表面から電気刺激を加えれば，神経全体，筋全体を同時に刺激してしまう。肩凝りをほぐすような場合はこれで十分かもしれないが，局所的な神経ブロックや，本来の機能を再建するような応用では，もっと正確に目的の神経や筋だけを刺激する必要があり，神経束に接近して針電極や神経束をつかむ特殊な電極を挿入するとか，神経束の中にまで針電極を

挿入するなどの手法がとられる。神経束にはきわめて多数の神経線維が平行して走るから、束の中に電極を挿入したとしても1本の線維だけを刺激するわけにはゆかない。普通は刺激電流の増大とともに、電極に最も近い線維から始まり徐々に多数の線維が刺激され、効果としては刺激が増大したことになる。神経束の表面から刺激する場合に、束の中心部の線維を選択的に刺激することはもちろん困難であるが、神経束の中で神経線維は完全に平行に走っているわけではなく、極端にいえば少女の髪の三つ編みのように表面に出たり中心に潜ったりの変動がある。そこで神経束に沿って数か所に電極を当て、刺激の与え方を工夫すると目的に近い神経だけを刺激することも不可能ではないという報告もある。また、神経の興奮伝搬に方向性をもたせることも、神経に沿った2か所を適当な極性および強度のパルス電流で時間差を与えて刺激することにより実現できることがある。

電気刺激の電流波形は、もちろん直流でも商用交流でもよいわけであるが、機能的電気刺激として長期間にわたり一定の機能を持続するためには、直流では電気分解による金属イオンの溶出などのため電極部分の劣化あるいは刺激閾値の変化が生じやすく不適当である。一般に全体としては直流を含まない**負の方形パルス電流**が基本波形として最もよく用いられる。いま通電波形を**図2.39**に示す単発の方形パルスとしたとき、神経が興奮する刺激電流の閾値は図のようにパルスの持続時間（通電時間）により異なる。同じ刺激の効果を得るには、強い電流では短時間でよいが、弱い電流では長時間を要する。しかしある決まった値（閾値）以下の電流では、いくら長時間通電しても興奮しない。この閾値電流を**基電流**（rheobase）といっている。基電流の2倍の電流を流したときに興奮に至る最短通電時間を**クロナキシー**（chronaxy）というが、じつはこの刺激電流と通電時間の組合せが最も効率的な刺激方法であることが容易に証明される。

図の曲線は、つぎに示すWeissの式で表される。

図2.39 電流強度 i - 通電時間 t 曲線の実測例[15]

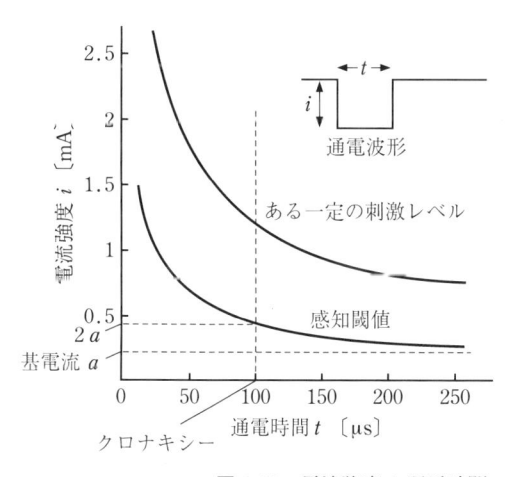

ヒト前腕橈骨神経束に沿って針電極を刺入し、皮膚感覚神経を刺激したときの感覚閾値、およびある一定レベルの刺激感覚を得る電流 i と通電パルス時間幅 t の関係を示す。

$$i = a + \frac{b}{t} \tag{2.23}$$

ただし，i は刺激電流の強さ，t は通電時間，a は基電流，b は正の定数である。

この式の i に $2a$ を代入するとクロナキシーの通電時間が $t = b/a$ であることがわかる。一方，通電エネルギー E は，生体を負荷抵抗 R とみなして，ジュールの法則より $i^2 Rt$ であるから，上式を代入して

$$E = i^2 Rt = \left(a + \frac{b}{t}\right)^2 Rt = \left(a^2 t + 2ab + \frac{b^2}{t}\right)R \tag{2.24}$$

この式を t で微分することにより，E の極小点が求まる。つまり

$$\frac{dE}{dt} = \left\{a^2 - \left(\frac{b}{t}\right)^2\right\}R$$

$dE/dt = 0$ より

$$t = \frac{b}{a} \quad (\because \ a,\ b,\ t,\ R > 0) \tag{2.25}$$

したがって，クロナキシーのときに刺激エネルギーが最も小さくて済み，効率的なことが知られる。

また，クロナキシーを調べることは興奮性の良否を調べることになり，神経や筋の変性診断パラメータの一つになる。

〔4〕 **機能的磁気刺激**

ところで，電磁気学の教えるところでは，電流が流れれば磁界が生じ，磁界が変化すれば起電力が生じて電流が流れる。つまり電気と磁気は一体である。したがって磁気によって神経や筋を刺激することも不可能ではない。ただ現状ではたいへん能率の悪い方法になってしまう。すでに述べたように生体は非磁性体であり，磁気とのかかわりはきわめて少ない。それにもかかわらず電磁気学の教えるとおりに，体外から大きな磁界を変化させて神経や筋の付近に電流場をつくり，それらの膜を刺激しようとすると，牛刀で鶏の首をはねるどころでなく，ゴキブリを切り刻むような話になってしまう。つまり現在可能な方法で必要な磁界の変化を作るには，大電力の電磁コイルが必要になり，電力効率がきわめて悪い。体内で神経や筋に接近させて磁界を加える方法はまだ開発されておらず，開発は体内に挿入するような方式に電気刺激以上のメリットがあるかどうかにかかっている。

それにもかかわらず，**磁気刺激**が問題にされるのは，現状では医学，生理学の研究上の意義が認められるからにほかならない。脳のように内部に刺激電極を挿入することがきわめて危険で，事実上不可能な場合でも，磁気刺激であれば，刺激に用いるコイルの形状を工夫することにより，頭皮表面からでも領域をかなり限定した刺激ができるようになった。これは，電気刺激が頭皮表面はおろか，大脳皮質表面からでも刺激部位の極限化，つまり焦点を絞った刺激が不可能なことと対照的であり，脳の内部約 5 mm の立方体の部分を区別して刺激できるまでになっている。これにより新しい方法での脳の機能局在地図の確認のほか，脳機能の新たな発見が

期待できる。現在は夢であっても，将来的には痛みや情動など脳自体に関する機能的補助や制御，人工感覚，四肢の運動機能補助などに効率的に利用できるときがくるかもしれない。工学技術の発展には，予想し難い面がある。

2.3.2 電磁気の生体作用

生体への電磁気の作用のうち，特に直接的に生体に電流を加える場合に関しては，すでに述べたとおり，確実な生体作用として，組織が加熱されたり破壊したりする受動的な作用と，神経や筋が興奮する能動的な作用があった。直接的な通電のほかに，生体が強電界や強磁界に曝されたときの生体影響が数多く調べられてきたが，推察の域を越えず，確実な結論の得られないものがほとんどである。静電界に関しては，空気に覆われた空間から見れば生体はきわめて良好な導電体であり，生体内はほぼ確実に等電位であって，外部電界により生体内に電界が生じることは考え難い。むしろ強電界に接する皮膚など，生体表面での問題に絞られると考えるべきであろう。一方，静磁界に関しては，一般には生体が非磁性体であって，静的には磁界による力も受けないとされ，現在のところ直接影響を受ける生体側の機構が知られていないというほかない。しかし，変動電磁界に関しては，生体内への入射や渦電流の発生などにより，なんらかの影響が考えられる。以下に述べるように，電磁界の生体作用について多くの事例報告があるが，熱的効果のほかは，いずれも作用原理について推定の域を脱しておらず，確実な根拠があるとはいい難い。結論を出すには，さらに今後の研究をまたねばならないものばかりである。

〔1〕 静 電 界

電界の中に置かれた導体は静電誘導を受け，導体表面に電界の向きに応じた電荷が分布する。また電界の中に置かれた誘電体は誘電分極を起こし，電界に応じた電気双極子が分布する。強力な静電界の中で毛髪が逆立つ現象はその例である。体毛は電界から力を受け，約 $200\,\mathrm{kV/m}$ 以上で微風が当たった感じがあるといわれる。さらに $2\,000\,\mathrm{kV/m}$ 以上の高電界で生体の尖端部からコロナ放電が生じれば，灼熱感や皮膚を針で突いたような刺激を感ずるなど，ごく体表面の神経終末などには影響を与えうる。このような現象が原因でストレス反応など二次的影響が誘起されるともいわれる。

また，静電界の間接的影響として大気中のイオン流の影響が考えられる。静電界では，大気中の帯電した微小な浮遊粒子が電気力線に沿って流れ，接地された人体にこのようなイオン流が流れ込むと，人体を貫いて電流が流れる。しかしこの電流が電気ショックを生じるほど大きくなるとは通常は考え難い。また人体が大地からよく絶縁されていて，イオン流で帯電する場合には，電荷の蓄積とともに電位が上昇し，他の導体や接地導体に触れたときに電気ショックを感じることがある。

人体をはじめとする生体の静電界による影響は，古くから関心がもたれ，多くの研究がされているが，明確な結論がいまだに得られていない。複雑な形状や構造を

もつ生体では静電界の印加条件が一定に保たれず，定量的な実験すら困難である。そこで，細胞レベルに戻って電界への曝露の条件をコントロールしやすくした実験的研究が精力的に行われている。細胞膜のアセチルコリン受容体のような微小構造で電気泳動のような物質移動が起こると，神経の樹状突起や線維芽細胞の生長の速さや方向に影響が見られることなどが知られているが，細胞や菌の生長に関しては促進・抑制のいずれの報告もある。細胞レベルにおいてもなお，電界のかけ方など実験方法が研究者によりまちまちで，厳密に静電界の影響を見ているとはいい難い例もあるとされる。

農産物の収穫増加を目指して植物に対する影響も古くから研究されているが，相反する結果が多く，定説がない。100 kV/m 以上の直流超高電界下では，生長抑制，生長促進のいずれの報告もある。ただ，イネなど葉先の尖った植物に対してはコロナ放電による葉先の乾燥や焼損，吸塵効果による汚損などが認められている。しかしこれは電界強度 1 000 kV/m 以上で起こる現象であり，高圧送電線下といえども通常の環境としては考え難い。また電界自身の影響とイオン流の影響を分離することも現実には困難である。

動植物に対する影響は商用交流の高圧送電に絡み，電力会社で盛んに研究されてきたが，1970年以降では，直流送電の実用化に向けて静電界についても研究が活発になってきている。実験動物としてマウス，ラット，ニワトリなどが用いられ，$10^0 \sim 10^3$ kV/m の範囲で，成長，健康状態，活動性，摂餌量，体重，生殖，行動，そのほかに関し多くの発表があるものの，結果はまちまちで影響ありとするものもなしとするものもあって，一定の傾向がまったく把握できない状態である。実験の不備で思わぬアーティファクトが見逃されているものも数多くあるとされている。例えば，非金属のプラスチックケージに動物を入れただけで電界強度が1/10に減ってしまうことを見逃している例や，動物が水を摂取しなくなった理由が器具に触れると電気ショックを受けるためだったといった例もあるとのことである。この種の実験では，評価に堪える実験条件の設定が非常に困難である。

〔2〕 静 磁 界

磁場の生体作用に関しても，現状で一般論を述べるのがきわめて困難である。静磁界そのものの生体影響について多くの事例報告はあるが，明確に磁界のみの作用と断言できるものはないといってよい。しかし，静磁界であっても，血流のように体内物質が移動する場合には，電磁誘導による起電力を発生し，なんらかの電気化学的影響または作用を及ぼすことが考えられる。

明らかな根拠はないが，一般には静磁界の強度が 0.1～1 T（テスラ）［cgs単位では 1 000～10 000 G（ガウス）］になると生体に作用を及ぼすといわれている。最近，診断のため，本格的に臨床使用が始められたMRI（磁気共鳴イメージング装置）では，永久磁石や通常の常伝導電磁石を用いるもので，0.04～0.2 T，超伝導電磁石を用いるもので 1 T 程度までの強磁界中に患者が曝されるため，磁界

の人体への影響が急速に注目されるようになった。この場合，単に静磁界の強度のみでなく，均一磁界か，不均一磁界かの相違，磁界の方向性，移動や回転，強い磁界が生ずる部分の広さや作用時間，他のエネルギー，例えば電波，放射線，超音波などとの相互干渉作用の有無などが問題となる。

　また，職場における磁界の影響として，従来，溶接機，溶鉱炉，電力機器などで発生する磁界が考えられてきたが，これらはせいぜい 0.01〜0.1 T 程度，最大でも 0.1 T を超えていない。しかし，最近では核融合リアクタなどで制御事故の際には 1 T に達する被曝もありうるため，このような場合には生体への影響が無視できなくなっている。

　磁界による生体影響を肯定するものと否定するものは実験によりまちまちであるが，一般に，静磁界に関しては古い実験データには影響があったとするものが多く，最近のものほど否定的なものが多い。なんらかの変動磁界によるものでは，古いデータでははっきりせず，むしろ最近のものに影響を認めるものが多いのと対照的である。実験条件を正確に押さえることができるようになったことと，変動磁界においては，磁界そのものの影響というよりは，変動磁界によって誘導される電流や起電力の影響と見るべきものと割り切って考えられるようになったことのためであろう。

　静磁界の生体作用について，多くの報告をまとめた文献もあるが，ここでも研究者により結論はまちまちである。実験に用いられた静磁界の強度は，10^{-7}〜1 T の驚くほど広範囲にまたがっている。実験対象，実験条件とも，まったく統一がないものの，この広い磁界の範囲のうち，かなり低いほうのレベルで影響ありとするものから，最も高いレベルで影響なしとするものまであって，全体的な理解はきわめて困難といわざるをえない。特に鳥や昆虫について地磁気との関係を論ずるものとそれ以外のものとでは，強度のレベルが明らかに異なる。おそらく，生体側に強磁性体を有するか否かの違いではないかと思われる。ここでも，バクテリア，カビ，卵細胞，癌細胞，根端細胞，花粉細胞など，細胞のレベルに戻って影響を調べることが盛んに行われている。

　ヒトに対する実験結果には，従来，10^{-4}〜10^{-2} T 程度の弱磁界のものが多く，反応時間，脈拍数，動脈圧，心電図，脳波などに影響が認められていなかったが，磁気浮上交通システム（リニアモータカー）の基礎研究では，0.02 T の長期全身被曝，2 T の短期四肢被曝で，一応安全との結論を得ている。そのほか，0.13 T の磁気ネックレスのほうが 0.02 T のものより肩凝りに対し有効であったとする報告がある。

　以上のように作用の有無の確定しないもの，原因の不明なもの，あるいは原因は明確だが本質的でないものがほとんどである。現段階で肯定的かつ有意義なものはつぎに示すものに限られるようである。

　マグネタイトのような強磁性物質の微粒子列を有し，地磁気を感じて泳ぐ走磁性

細菌が1975年に発見された。類似の物質は，ハト，ミツバチ，サケ，イルカなどからも検出され，これらでは，強磁性物質を磁気センサとして直接磁界を感じているものと考えられる。さらにはヒトの組織の中からも強磁性物質が発見されている。

そしてもう一つの作用の可能性は血液など体内で導電性物質が移動する場合であり，これにより誘導される電流または起電力によるものである。静磁界内では心臓の動きによって洞結節部分に起電力が発生し，これが逆にペースメーカ細胞の興奮閾値を修正して心拍数をわずか変化させるとする報告がある。心拍数が最も大きく変化する静磁界の方向に対して，それと逆向きの方向の静磁界では心拍数の変化の方向が正負逆になるが，これは磁界による起電力の影響がペースメーカ細胞の膜電位をそれぞれ逆向きに修正するからだという。

以上のように，静磁界の生体作用についても，さらに詳しい研究を進める必要があり，現在のところ，世界的に見ても公的な磁界被曝の安全基準は整備されていない。

〔3〕 低周波電磁界

低周波電界で最も問題になるのは，商用交流に基づくものであろう。高圧送電線直下では，数 kV/m の電界強度になるといわれる。電気設備に関する基準では，静電誘導により人体に危険を及ぼすおそれがある場合には地表上 1 m における電界強度を 3 kV/m 以下にしなければならないとされている。一方，家電製品からの電界強度は使用状態によるが，30 cm 離れた点での測定値として，電気毛布で 250 V/m，冷蔵庫で 60 V/m，蛍光灯で 10 V/m などという実測例がある。また，交流磁界内の生体に渦電流が流れるように，交流電界内の生体には誘導電流が流れ，1 kV/m，60 Hz の電界中では，体内電界強度 0.3〜10 mV/m，誘導電流密度 10〜40 μA/m^2 の程度と推定される。

低周波電界の生体影響についても細胞レベルでの研究が精力的に行われている。それらの中で脳細胞におけるカルシウムイオンの結合が電界の印加により影響を受けることが，一般的に認められている。ニワトリの培養脳細胞からのイオン流出を調べたもので，10〜100 Hz という特定の周波数および 5〜56 V/m という特定の電界強度の範囲だけに生じ，窓効果があるといわれている。同様な現象はこのような特定の周波数で振幅変調を加えた高周波やマイクロ波の印加時にも見られるとの報告もあるが，その原因は現在のところ不明である。

低周波電界の植物に対する影響の研究には，高圧線下の農作物や樹木に対する影響の有無を明らかにしようとするものが多い。静電界の場合と同様，葉先の尖った植物では葉先の損傷が 10〜100 kV/m の強電界で，また 0.1〜1 kV/m 程度の電界で，エンドウ，キュウリ，カボチャなどの根の生長が抑制されるとする報告もあるが，植物の生長促進を認める報告もある。また，樹木に対して，25 kV/m 以下の電界では影響が認められていない。

昆虫類，魚類，鳥類は，ある程度以上の強度の電界を感じるようである。ミツバチについては，4 kV/m 以上の電界強度で異常な行動を示すという報告がある。哺乳類については，マウス，ラット，イヌ，ブタなどについて高圧送電線の安全問題に関連し，血液，内分泌，発育，繁殖，神経系および行動への影響について多くの実験がなされているが，たがいに矛盾する結果が多く，奇形の発生や死亡率の増加といった重大な影響については再現性がないとされている。高圧線下の電界強度では明確な影響は見られず，その約 10 倍の強度ではじめて影響が見られるようである。

人体に対する影響もボランティアにより血圧，心拍，心電図，脳波，反応時間，血液成分などについて調べられたが，20 kV/m の強度までは影響が見られなかった。ヒトの場合，疫学的調査に頼ることが多いが，積極的に影響ありとするに足りる結果は得られていない。そのほか，WHO（World Health Organization）の報告書に多くの事例が記載されているが，生体が影響を受けるメカニズムについての明確な記述はないといってよい。

一方，低周波の交流磁界の印加では，体内に起電力が発生したり，それにより渦電流が流れ，生体が刺激されたり加熱されたりするほか，イオン化の影響がありうる。例えば，0.1〜0.3 T の商用周波数回転磁界では，5〜10 分の印加により体表面温度が 0.1〜1.5 ℃ ほど上昇し，15〜20 分持続したとの報告などがある。また，インダクションヒータを利用し，3.8 kHz，0.03〜0.05 T の交流磁界中に掌を置いたところ，磁場印加 1〜2 秒後に血流量が減じたが，15〜20 秒後に印加前の値に回復し，血流の変化は磁界印加後 5〜6 秒までのみに観測された。これを血流変化が神経作動性の間接作用により生じるものと説明している。またすでに述べた磁気刺激では，パルス的な磁界により生体内に生ずる渦電流により神経や筋を刺激している。

疾患との関係では，疫学的調査からは商用交流電磁界への被曝と白血病との関係にかろうじて有意性が認められるのみである。癌に関連し，松果腺によるメラトニンの分泌が磁界の印加で変化する可能性があり，今後の研究に関心がもたれる。

〔4〕 高周波および超高周波電磁界

交流電流や交流電磁界と電磁波を区別する厳密な定義はないが，商用周波数より十分に高い 100 kHz 程度以上の交流電磁界を高周波，また特に 100 MHz 程度以上を超高周波と呼ぶことにする。高周波電磁界の生体作用はすでに述べた温熱作用が主体である。特に問題になるのは，眼球と睾丸の過度な加温で，白内障や不妊の危険がある。高周波においては，もはや電界と磁界を区別できず両者が絡み合って生体内に侵入するが，高周波エネルギーは生体に容易に吸収されて熱となる。静電界や静磁界では熱的な関与が考えにくく，非熱的な作用が前面に出るため不明な要素が多くなった。裏返せば高周波電磁界についても，非熱的な生体作用が当然考えられ，検討されるべきである。しかし現在のところ，高周波電磁界については温熱作用としての安全性や医療への応用のみが確かな根拠に基づいて検討されているとい

って過言ではない。

温熱効果としての生体の電磁波吸収は，**表2.11**に示すように波長またはその逆数の周波数によって大きく五つに分けて考えられる。30 MHzより十分に低い周波数では，波長が生体のサイズよりはかなり長くなるので，生体全体や内部の解剖学的構造体との干渉はほとんどない。エネルギー吸収は体表面で最も多く，体内深部方向に指数関数的に徐々に減少してゆく。しかし周波数が上昇し，波長が身長に近いオーダに近づくと全身での共振が現れ始め，エネルギー吸収も急激に増加し始める。周波数が30 MHzを超すと生体との干渉が無視できなくなり，電磁波の半波長が身長に一致する周波数，つまり波長3～4 m（周波数75～100 MHz）付近では強い共振が起こって，エネルギー吸収が最大になる。熱作用による電磁波の安全性を考える上では，この30～300 MHz付近の周波数帯が最も重要で，立位身長方向の共振状態では，首，膝関節，足首など細い部分が強く加熱される危険がある。

表2.11 生体の電磁波吸収

様　式	周波数〔MHz〕	波長〔m〕	吸収の概要
準共振	30以下	10以上	表面での吸収が最大，生体内でしだいに減少，周波数の上昇とともに全エネルギー吸収が急激に増加
全身共振	30～300	1～10	身長に共振する周波数でエネルギー吸収が最大
部分共振	300～400	0.75～1	頭部など部分的共振部でエネルギー吸収が最大
ホットスポット形成	400～2 000	0.15～0.75	眼球，睾丸など浅部小器官で共振，生体内部で数cm以下のホットスポットを生じ局所的にエネルギー吸収が極大化
表面吸収	2 000以上	0.15以下	皮膚表面でほとんど全部吸収，体表面のみ温度上昇

300 MHzを超えて周波数が高くなり波長が短くなると頭部で，さらに眼球などで局所的にエネルギー吸収が増大し，ホットスポットが発生する。生体は，筋，脂肪，骨格，各臓器など，導電率や誘電率の異なる部分が複雑に入り組んだ構造のため，電磁波が生体内できわめて複雑な伝搬，反射，干渉，共振などを繰り返す結果，ほとんど予測不可能な局所で電磁界強度が高まり，極度に加熱される現象が生じる。このような局所をホットスポットという。これは日常，電子調理器で経験するものと同じである。マイクロ波帯で周波数が数GHzを超すと電磁波の生体内透過深度は図2.10に示したように1 cm程度以下と極端に浅くなって，エネルギー吸収は体表面に限られ，ホットスポットも生じなくなる。

生体に対するエネルギー吸収量の評価にはSAR（specific absorption rate）が便利に用いられる。これは，単位質量に単位時間当り吸収されるエネルギーで，生体組織の導電率をσ，密度をρ，生体内電界強度をEとすれば

$$\text{SAR} = \frac{\sigma E^2}{\rho} \ \text{〔W/kg〕} \tag{2.26}$$

で表される。わが国では電磁界の安全基準の策定に，その基礎として全身平均SAR値の任意の6分間平均値が0.4 W/kg以下，かつホットスポットを考慮して，

任意の組織1g当りのSAR値の任意の6分間平均値が8 W/kgを超えないことが望まれている。さらに，前述の生体の電磁エネルギー吸収特性や欧米諸国，特に米国のANSI（American National Standards Institute）の安全勧告の考えに基づき，わが国では**図2.40**，**図2.41**に示すような，**電磁界強度の管理指針**が，職業人と一般人を対象に提出されている。図で明らかなように，生体の電磁波共振が問題となる30～300 MHzでの許容限界値が最も小さくなっている。

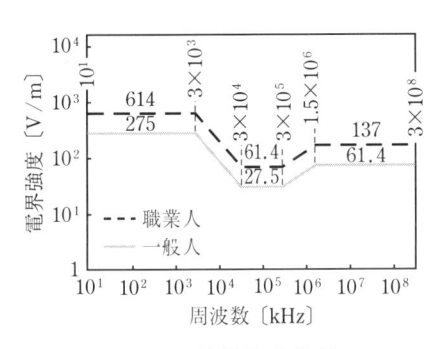

図2.40 電界強度指針

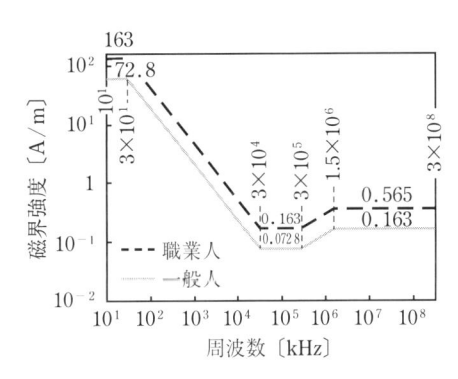

図2.41 磁界強度指針

温熱効果以外の作用についてWHOの研究グループによる調査報告が1993年に出版されている。300 Hz～300 GHzのきわめて広範囲にわたって原理的，実験的および疫学的な調査研究が展開されたが，確実といえる作用の記述がない。また最近では，爆発的に利用され始めた携帯電話の非熱的な生体影響や安全性が大きな問題として取り上げられている。携帯電話機を耳に接して通話した場合，送信電力の1/3程度が頭部に吸収されてしまうという。以下にWHOの調査報告より，概要を抜粋する。

ほぼ100 kHzより下の周波数では，直接的な神経刺激の可能性が大きい。刺激閾値は周波数の低下とともに小さくなるので低い周波数ほど可能性が大きくなる。微弱電磁波でも，低周波で振幅変調を受けたものには生体作用のあることが示唆されているが，そのメカニズムの説明はまちまちで説得力のあるものはない。

急性な電磁波被曝の影響のほとんどは熱的作用で説明され，自然な体温調節機構が阻害される電波強度限界がいろいろな研究者から報告されている。例えば，動物実験で母体温度を1℃上昇させる電磁波被曝においても，胎児になんらの影響も認められなかった。生理的範囲を越えぬ体温上昇では，突然変位誘発性に変化がなく，遺伝的影響も認められなかった。このように，多くの実験データで，突然変位誘発性が高周波電磁界に認められてはいないが，一部の研究では発癌物質の効果を増強する作用があるとしている。例えば，マウスへの2～8 W/kgの長時間被曝では，自然発生の乳癌や，皮膚に発癌性化学物質を塗った動物での皮膚癌の進行を促した。細胞レベルでの類似な報告も多数あるが，それらの中で特に重要なのは，超低周波で振幅変調を行ったマイクロ波を細胞表面に照射したときDNA合成や転写

に与える影響を見る研究である。

疫学的研究も少数行われたが，電磁界の被曝と短命化との相関については，一つの報告では被曝により癌死亡率が増大するとしているが，化学的な被曝が混入しているおそれがあり信頼できず，そのほかの報告では相関が認められていない。早産や先天的奇形の発生率に影響がないとする研究がある一方では，被曝のレベルと異常妊娠の発生の間に関連性を認めるものがあるものの，実験の不備も指摘せざるをえない。

パルス状電磁波の印加では，数百 MHz 以上の周波数で $1 \sim 10$ μs の短いパルスにエネルギーが集中されると生体作用の閾値が低下する。例えば，30 μs 以下のパルス幅でパルス当り 400 mJ/m^2 の電磁波では聴覚に影響がある。

細胞レベル，酵素活性，腫瘍発生率，動物実験などのいずれからも，人体において高周波被曝が癌の発生を高めることを明確に示すものが見つからず，この点での安全に対する勧告を行う根拠となるものはない。

〔5〕 **電磁界による治療機器と生体物性**

電界の生体作用を積極的に利用し，医療効果を期待する研究もあり，例えば超高圧直流電界治療器は，空中イオンの集イオン作用が新陳代謝を促進するというものであり，40 V/m ~ 24 kV/m の広範囲な電界強度が用いられ，おもにドイツ，オーストラリアにおいて研究されている。生体内に直流電界を長期間印加すれば，体内イオンの移動に影響を与えうるが，特定の生体反応との関連は不明確である。商用交流の高圧電界を利用する治療装置は，すでに日本で開発され臨床応用されたケースがある。作用メカニズムについて明確とはいえないが，新陳代謝による健康増進とのことである。

高周波電磁界の主要な作用である温熱効果を利用した癌の治療法にハイパサーミアがある。癌組織の熱耐性が正常組織より劣ること，また癌組織では循環系が未発達のため放熱が滞り，蓄熱されやすいことで，治療効果が期待される。ここでは，その臨床医学上の諸問題については触れず，加温手法の要点を述べるにとどめる。まず，生体内部への電磁波の侵入の程度はその周波数に大きく依存し，侵入深度は周波数にほぼ反比例して小さくなる。図 2.10 に示したように，実用的には 100 MHz で 10 cm 程度，1 GHz で 1 cm 程度である。極端に高い周波数では，電磁波が内部にほとんど入らず表面付近を加熱するのみとなる。電磁波の性質上，体内深部の加温には，2枚の電極で生体を挟む形式のものが用いられ，短波領域までの比較的低い周波数（数 MHz 程度）の高周波電流を印加する。低い周波数でもなお電極接触部分が過度に加温され，火傷の原因になりがちで，電極および体表面の適度な冷却が必要になる。また，体表面の浅い部位を加温するためには，マイクロ波領域の高い周波数（数 GHz 程度）の超高周波電磁波を，アプリケータといわれる特殊なアンテナを用いて照射する。

なお，生体内での波長が生体寸法と同程度の周波数（10 MHz ~ 1 GHz）の電

磁波を印加した場合には，生体内が一様に加温されるとは限らず，局所的な温度上昇，いわゆるホットスポットが生じてしまうおそれがあり，ハイパサーミアのための大規模な加温に際しては，これをあらかじめ予測して安全な治療計画を立てる必要がある。癌の治療において，ホットスポットを患部に一致させることができればむしろ好都合だが，これは一般には困難である。予測のためには，生体内の各臓器の配置やそれらの電気的特性を考慮したモデルを作り，電極配置や体表面冷却の方法，あるいはアプリケータによる照射位置などを変えながらコンピュータにより生体内の熱発生と温度上昇のシミュレーション計算を行う。

　以上，直流電磁界，低周波電磁界，高周波電磁界など電磁気の生体作用について現在の知見をまとめた。電流による生体作用，電磁波による温熱効果については，作用が直接的でかなりよく理解されているが，直流に近い電界および磁界については，まだすべてが未解決といっても過言ではない。特に，他の物理的エネルギーや化学物質，医薬品などとの相互作用について，作用機序まで理解されているものは皆無である。他方，家庭用健康用品・機器，特に携帯電話の急速な普及のほかに，医療施設においても電磁気が関与する診断・治療法の普及が急ピッチで進められており，妥当な安全基準の設定が望まれている。

　一般に電磁気が生体に悪影響を与えないことの証明は，与えることの証明に比べ非常に困難である。「危うきに近寄らず（prudent avoidance）」との観点のみからいかに議論がなされても，それに基づくだけでは安全基準のような法的規制を設けるわけにもゆかないのである。電磁気の生体作用および影響についていっそうの究明を行うことが急務といえる。

2.3.3　力学的エネルギーの生体作用

　人体の構成要素である筋，臓器，骨格などの材料としての力学的特性，つまり破壊強度，引張強さ，硬さ，粘弾性などはバイオメカニクスの分野でよく調べられている。その例を表2.4，表2.5に示した。

　人体全体に大きな衝撃力が加わったときにどのような影響があるかについては，自動車事故に関連して，特に米国でよく調べられている。医療施設で衝撃力による危害を受ける事態は，災害時のほかにはよほどの重大な不注意でもない限り想定しにくい。例えば搬送中の人体自身の落下や壁や建具への接触，照明灯や医療機器・器具の人体上への落下，爆発などである。しかし生体がどの程度の力に耐え，またどのような反応を示すかについて知っておくことも無駄ではないと思われるので，自動車関連の米国での実験データなどから必要と思われる事項を選んで示しておく。

　衝突実験にはボランティア，屍体，実験動物が被験体として使われるが，ボランティアでは，回復可能な範囲の衝撃力に限られ，かつ，被験者はおもに軍人や壮健な男子であって，一般人，特に女性，老人，子供とは頑強さにおいてほど遠い。屍体では，保存処理のために組織特性が著しく変化している上に，筋力がまったく働

かないために構えの姿勢をとることができない。また，実験動物では身長，体型，解剖生理学的構造が異なり，適切な補正が必要となる。いずれも事故状況を完全に再現するものではなく，参考データを提供するにとどまる。

顔面骨に静荷重がかかったときの耐性は屍体の頭部によってよく調べられている。耐性限界値は，前頭骨で約 400 kg 重，その他の頬骨，上下の顎骨，鼻骨などで 70～180 kg 重の程度である。下肢については，防腐処理屍体 10 体を用いた実験より，大腿骨，骨盤の骨折耐性は約 1 000 kg 重と考えられ安全基準の拠り所となっている。

頭部傷害は最も重要で，直線減速度（負の加速度）耐性として，古くから図 2.42 の WSTC（Wayne State tolerance curve）が知られている。重力加速度を単位とした頭部減速度 $a(t)(\equiv \alpha(t)/g$, g：重力加速度，$\alpha(t)$：頭部減速度，t：時間）の作用時間 T での平均値を有効減速度 a_E として，これと作用時間 T〔ms〕との二つのパラメータによって安全限界が示されている。このカーブは鋼鉄の厚い板の上に屍体の頭部を数多く落下させ，脳震盪発生と同等と考えられる頭蓋骨の線状骨折が生じる限界を調べたものとのことである。このカーブを表す式として頭部傷害基準式（GSI）

$$\mathrm{GSI} = \int_0^T a(t)^n dt \tag{2.27}$$

が提案された。ただし，$a(t)$ は重力加速度を単位とした頭部減速度，n は重みづけ，T は減速度作用時間，t は時間である。重み $n = 2.5$ とすると GSI = 1 000 のとき減速度と作用時間の関係は WSTC カーブにほぼ一致するので，この GSI 値 1 000 を安全限界値と考えた。このような評価式はさらに改良され，頭部傷害耐性として採用が義務づけられている。

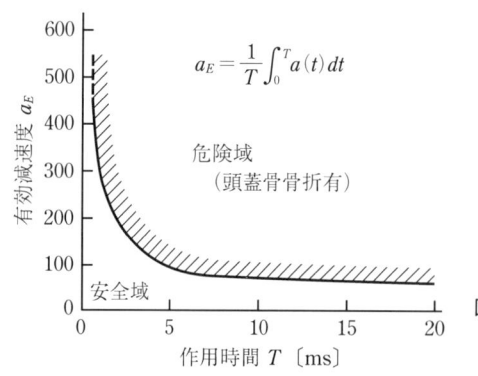

図 2.42 生体の減速度耐性評価例（頭部，WSTC）[16]

頸部は，頸椎，脊髄，神経系，血管系，呼吸器系，消化器系のすべてが関係するきわめてデリケートな構造物であり，傷害ではむち打ち症がよく知られている。頸部の傷害耐性はボランティアを用いた研究によっており，頭蓋骨と第一頸椎の付け根でのモーメントと頭部の前傾または後傾角度によって評価される。衝撃による屈曲時には，頭部前傾角約 60°，モーメント約 10 kg·m が無傷の限界，同じく約 20

kg·m が危険限界とされる。他方，伸展時（追突によるむち打ちの状態）には，後傾角約 75°，モーメント約 5 kg·m が無傷の限界，しかし約 6.5 kg·m では早くも危険限界に入るとされ，容易に傷害を被るといえる。

胸部の圧迫では肋骨などの骨格破損のほか，それに起因するフェイルチェストといわれる呼吸困難や，心臓，肺，大動静脈などの破損に至る。シートベルトの規格策定などのため，ボランティア，屍体，実験動物を用いた多くの実験がなされたが，特に骨折には年齢依存性が高いなど，定量化が非常に困難であった。米国の乗員保護基準では一つの目安として，有効減速度 60 G，持続時間 3 ms 以上で胸部傷害が起こるとされる。なお，最近の研究では胸郭を粘弾性体と考え，胸郭の圧縮変形速度 V〔m/s〕と圧縮変形量率 C〔％〕の積で定義した粘性応答の最大値 VC_{max}〔m/s〕を傷害基準とする考えがあるが，これら二つの量を胸部で実際に測定することは困難で，今後の課題である。

腹部の圧迫については粘弾性体の考えが適用され，ブタを使った動物実験により，$VC_{max}=1.4$ m/s において 50 ％ の確率で瀕死に至るという結果などが得られている。

2.3.4 超音波の生体作用

超音波のエネルギー密度がほぼ 100 mW/cm² に達するまでは，生体組織は単純に超音波の伝搬媒体とみなすことができ，減衰に見合う**熱発生**はあるが，その熱は循環系などによって運び去られ，組織が非可逆的な変化を受けることはない。しかしこの値を超えると，組織に直接的な機械力が働くようになるといわれる。いろいろな力が生じうるが，例えば二つの粒子の間に超音波による急激な流れが生ずると，ベルヌーイの法則により，二つの粒子を引き寄せるような力が働くことが考えられる。いろいろな力が働いて組織が変形すると，媒質の特性が線形ではなくなり，高調波が発生することになる。熱作用に対する安全基準の根拠として，この 100 mW/cm² が採用され，それに基づき各種の医用超音波機器について，例えばその 1/10 の 10 mW/cm² 以下などと基準を定めるケースが多い。

超音波周波数などの条件にも依存するが，さらにエネルギー密度が高まり，1～10 W/cm² 程度になると機械力によって真空の泡が直接発生する**キャビテーション**といわれる現象が発生する。正確には transient cavitation といわれる現象は，強力な超音波の陰圧により生じた泡が，その直後の陽圧期に組織に対し大きな衝撃力を与え，組織を破壊するものである。**超音波メス**はこの現象を利用している。そのほかにも stable cavitation といわれ，血液など液体中の小さい空気の泡に超音波が照射されると，この空泡がしだいに生長して大きくなる現象をいう。しかし，瞬間的な発生消滅がなく，大きな作用はそれ自体には見られない。生体内でこのような現象の発生部位は血液中以外には考え難く，また短時間の照射では空泡が生長することもなく，問題にされることはないようである。

そのほか超音波の生体作用に基づく医用機器には，強力なパルス状の超音波による病変組織や結石の破壊，超音波の熱作用を**ハイパサーミア**に応用しようとする考えもある。また，生体作用の実験的検討も染色体，細胞，動物胎児などさまざまなレベルで行われ，上記の超音波強度以下の低いエネルギーの照射では有意な異常がほとんど観測されていないが，米国の NIH のように診断レベルの微弱超音波であっても，なお，妊娠中のスクリーニングとしては推奨できないとする慎重論もある。

2.3.5　熱エネルギーの生体作用
〔1〕　高温，低温への生体反応

生体組織に種々の物理的エネルギーが加えられたとき，特徴的な効果や生体側の反応が考えられるが，最も一般的かつ直接的なものは熱作用であり，熱に対する生体反応である。また，特に恒温動物では温度は重要な生体情報であって，医学において古くから体温が身体の異常を察知する重要な手がかりとされてきたことはいうまでもない。

恒温動物であるヒトは，温度環境が変化しても，自ら熱の産生と放散を行って体温が 37 ℃ 近辺のかなり一定の値に保つように制御している。生体自身が環境条件から独立して恒常性を保つ典型例といえる。しかし，生体のもつ調節可能な範囲を超えて外部から全身的あるいは局所的に加温または冷却されると，恒常性が失われ，障害につながることになる。血液中の白血球は，液温上昇とともに活動が亢進し，50 ℃ を超えると死滅，赤血球も変形するなど不可逆変化が生じ，60 ℃ では溶血が始まり，70 ℃ で血球は凝固する。また，全身的な加温では，まず脈拍と呼吸の増加や発汗などの体温を一定値に引き戻そうとする反応が始まるが，血液温度の上昇とともに，酸素結合能が低下し，増加する酸素消費量に追従できなくなり，組織呼吸不全，代謝不全となって，アシドーシス（酸性血症）に，さらには脳機能障害を招き昏睡状態に陥る。また局所の生体組織が加温されると，皮下組織の熱赤など，末梢血流が増加し蓄積した熱を運び去る反応が生じる。

他方，組織が低温に曝されると凍傷，紅斑，水疱形成，壊疽性組織欠損が生ずる。また，全身が低温に曝されると体表面から熱が奪われ，交感神経緊張をもたらし，シバリング（震え）によって体温低下を防ぐ反応が現れる。さらに体温が低下すれば，やがて疲労感や無力感を醸し，運動が阻害され眠りに誘われ，死につながる。

図 2.43 に環境温度（周囲温度）を変化させたときの生体反応のおおよその傾向を文献よりまとめて示す。被検者は青年女子 4 名で，温度 28 ℃，湿度 50 ％，裸体（水着着用），開眼，座位，安静の一定条件で 1 時間過ごした後に人工気候室内に入り，同様な体位その他で 2 時間の測定を記録したものである。

この図より，まず，体温については，平均皮膚温が環境温度の影響を受けて大きく変化するにもかかわらず，体心部の直腸温が見事に一定に保たれていること，環

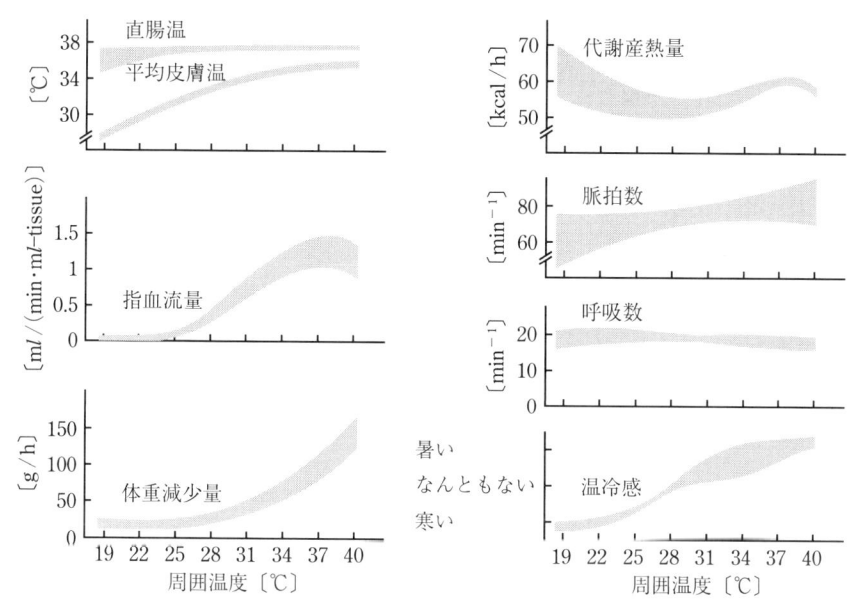

図 2.43 環境温度と生体反応のおおよその関係（青年女子，裸身座位）[17]

境温が 26〜28 ℃ を超え，産熱量に比べ熱放散量が相対的に低下し，体温を一定に抑えきれない状況になると指先など末梢の血流が大きく増加し，次いで発汗による体重減少が顕著になること，また，代謝産熱量については最適な環境温度（この場合裸体のため着衣の場合より高く，28 ℃ 付近）で最小となり，これに比べ環境温度が上昇，低下のいずれにおいても代謝産熱量が増大する傾向が見られること，脈拍数は環境温度上昇とともに単調に増加するが，呼吸数はほとんど変化なく，むしろ低下の傾向が見られること，寒さに比べ暑さの主観評価にはばらつきが大きいこと，環境温度が体心温度を超えると体温調節に乱れの兆しが見られることなどを読み取ることができる。

〔2〕 **温熱治療機器と生体物性**

筋や皮下組織などの生体組織を適度に加温することは，筋肉痛や神経痛などの軽減に効果があり，疲労や悪寒も和らげることができる。そのような目的で生体の一部または全身を加温する療法を温熱療法といい，古くから温泉，温浴などが行われてきた。より局所的な温熱治療のためには，電磁波による高周波治療器などが，おもに電気刺激の効果を目的とする低周波治療器とともに用いられてきた。また，癌の治療法としても，ハイパサーミアと呼ばれる温熱療法が取り入れられてきている。これにより癌の治療ができる根拠は，癌細胞が正常細胞に比べ，ごくわずかではあるが熱に弱く，癌細胞を高温に曝した場合，**図 2.44** に示すように，同一の処理時間，例えば 100 分の熱処理に対し，約 42.5 ℃ を境にして，それ以上の温度では生存率が急激に低下する事実による。また，**図 2.45** に示すように，壊死について同一の温熱効果を得るのに，例えば温度 44.5 ℃ では正常組織で 80 分を要するところ，腫瘍では約 20 分で済み，この時間差で治療が行える。また，50 分の熱処

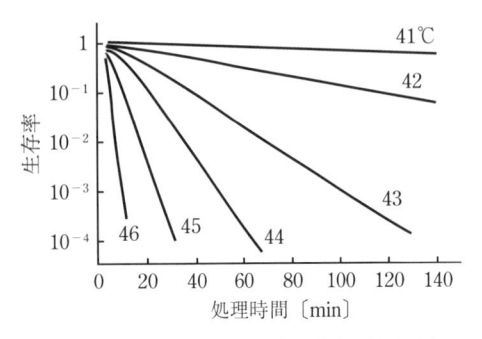

図 2.44 熱処理による生存率の変化（癌細胞）[18]

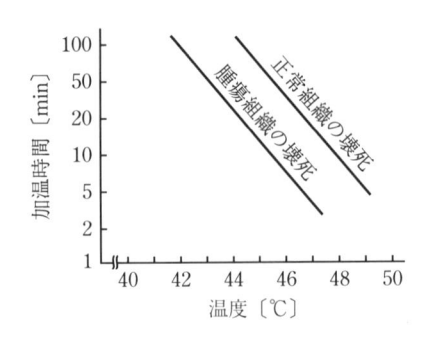

図 2.45 同一の温熱効果に対する温度と加温時間の関係[19]

理では腫瘍が 43 °C で壊死するところ，正常細胞では 45 °C 以上を要するのでこの温度差で治療が可能である．

加温の方法としては，血液を体外に循環させ，加温して体内に戻すといった方法もあるが，腫瘍部分の組織は当然ながら循環系が未発達で，血液の循環から外れており，血液による加温は一般には不適切である．より頻繁に用いられる方法として，電磁波その他の物理的エネルギーにより，腫瘍部分の組織を選択的に加温する方法がとられる．特に皮下の浅部の腫瘍の場合には選択加温がかなり功を奏するが，体心の深部の腫瘍に関してはこれが困難である．しかし，腫瘍部は血液循環から外れており，同じ加温を行っても熱がこもりやすく，温度上昇が期待される．

具体的な加温方法の一例は，全身ないし体心部の加温を目的に，腹部を上下から電極で挟み，体表面での異常加温を抑えながら通電し，深部を加温する方法で，図 2.46 に示すように数 MHz 程度の周波数ではほぼ体内が一様に加温される．しかし周波数の上昇とともに，体心部には高周波電流が入り込まず，おもに体表面を加温するようになる．このようにハイパーサーミアは正常細胞と癌細胞のわずかな熱耐

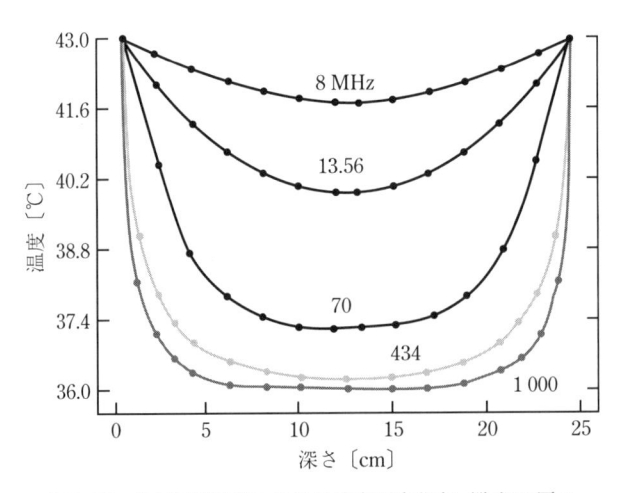

図 2.46 各加温周波数における体内温度分布（腹部の厚さ 25 cm の部分を加温電極で挟んだ場合）[20]

性の違いに基づく治療法であるが，癌細胞は高温に曝すことにより容易に熱耐性を獲得するので，加温時間や加温回数をいかに設定すれば耐性をつけずに治療効果を上げられるかをよく検討することが肝要である。

2.3.6 光エネルギーの生体作用
〔1〕 太陽光の生体作用

すでに図 2.32 に示したように，太陽から降り注ぐ紫外線は UV_A から UV_C まで波長域によって大きく 3 種類に分けられる。このうち日焼けに特に関係の深いのは UV_B と UV_A である。地表に届く紫外線のほとんどの部分が UV_A である。一般に短い波長の光ほど皮膚表面での表皮による反射吸収が大きく，長い波長の光ほど皮膚深部に到達する。UV_C は表皮まで，UV_B，UV_A が真皮まで到達する。図 2.32 の表皮の部分に含まれる種々の微小構造物や色素はいずれも紫外線を散乱，吸収し皮膚内への透過を抑えている。

紫外線の生体作用について，細胞レベルでは，慢性的な紫外線照射により細胞内 DNA が損傷を受け，生体はそれを修復しようとするが，それに誤りがあったり，不完全だったりすると，突然変異や癌が発生するものと考えられる。

日焼けには二つの異なる皮膚反応，つまり火傷（炎症）と着色（色素増生）がある。皮膚に紅斑を生じさせる主因は UV_B で，特に 307～308 nm の紫外光が最も作用が強いとされる。この UV_B 紅斑は真皮の毛細管，小動静脈などの血管が拡張するために生じ，重傷になると水疱，浮腫が現れ痛みと発熱を伴う。これは火傷の際と類似な複雑な炎症反応で，表皮のケラチン細胞に空胞や核の濃縮が起こり，リンパ球の浸潤で間質に浮腫が現れ，毛細管から赤血球が漏出したりする。日光火傷の強さは身体の部位によって非常に異なる。

他方，皮膚のメラニン色素の増生には，紫外線照射でただちに起こる着色と遅れて起こる着色がある。前者は UV_A と可視光の波長の長い光により，10 分以内に起こり数時間以内に消滅する。後者はおもに UV_B の照射 2～3 日後から起こり始め数か月かかって消滅する。これらは日光により生じるさまざまな皮膚障害からの自然の最大の防御策となっている。日焼けの反応には個体差が多くまた人種によってもタイプが異なる。その中で，つねに火傷を生じるが着色をしないかわずかなタイプには皮膚癌の発生率が高いとされる。UV_B の照射後に UV_A の照射を受けると反応が増強されるので，日中太陽に当たった後には夕日を避けるべきである。また，日焼けは皮膚の乾燥，しわ，硬化，老化，色素沈着のほか，皮膚から始まる多数の疾病の直接，間接の原因になるので，最近では日焼けを避けるほうが賢明といわれている。

〔2〕 **光・レーザ診断・治療機器と生体物性**

光学的な診断機器として，新生児黄疸測定に用いられるビリルビノメータ，動脈血の酸素飽和度をモニタするパルスオキシメータ，異常ヘモグロビン症のスクリー

ニングに臓器反射スペクトル解析法などが利用される。

レーザ光は，光の性質をもつとともに，電波であるサブミリ波の延長としての時間的空間的干渉性をもち，高いエネルギー集積が可能である。生体側の透過吸収特性としては通常の光と同様に考えられる。光干渉，回折，散乱，スペックル，ドップラー効果，ホログラフィなど，レーザの特徴を生かし，眼科を中心に種々の検査機器が作られている。また治療機器には，外科手術のほかに眼球の光透過特性を考慮して，水晶体，硝子体，網膜の手術にレーザ光が有効に利用されている。さらに，結石の破壊や虫歯や骨折の治療では溶接のような技術も使われるようになった。

強いレーザ光の生体作用としては，CO_2 レーザで見られるように，極度のエネルギー集積による，短時間での蛋白変性，脱水乾燥，炭化，気化を伴う組織切開作用や，比較的深部まで透過し熱が深く分布する Nd-YAG レーザで見られるような凝固，止血作用がある。また弱いレーザ光の生体作用には，光化学効果が期待されている。例えば腫瘍に選択的に取り込まれる光活性物質のヘマトポルフィリン誘導体を用いた光化学治療法や，色素レーザやアルゴンレーザを用いて胃癌，肺癌，眼内腫瘍などの臨床治療が試みられつつある。

レーザ光では，通常の白色光と大きく異なり，エネルギーを1点に集中できる利点を活用した医療応用が可能な一方で，その安全性について生体物性の立場からも十分に検討を加える必要がある。

2.3.7 放射線の生体作用

〔1〕 放射線と医療

生体に放射線を照射すると，染色体異常，器官の重量低下，致死効果などの悪影響が生じる。放射線障害は，レントゲンによる X 線の発見後，X 線が診断に使われるようになってただちに認められるところとなった。しかし X 線画像診断や放射線治療のように，放射線は現在に至るまでつねに欠かすことができない重要な手段を医療に提供しており，危険性のみを強調してこれを避けるわけにはゆかない。したがって放射線の危険性を十分に認識した上で，つねに安全に注意を払い，慎重に用いることが肝要である。

放射線が生物に及ぼす作用は，表 2.12 に示すように大きく四つに分けられる。放射線の生体作用の大きさを表すものは，すでに述べたように，照射線量〔R〕でも吸収線量〔Gy または rad〕でもなく，吸収線量にさらに後述の生物学的効果比（RBE）を乗じた線量当量〔Sv または rem〕である。

表 2.12 放射線が生物に及ぼす作用[6]

物理的作用	放射線エネルギーの吸収
化学的作用	一次生成物および中間生成物の作用
生化学的作用	酵素化学反応
生物学的作用	細胞の障害 ｛体細胞：身体的影響／生殖細胞：遺伝的影響｝

2.3 物理的エネルギーの生体作用

図 2.47 に種々の放射線について生体内での相対的な作用の大きさを最大値を 100 % に基準化して示す。これを**深部率曲線**と呼んでいる。**電子線**は飛程は小さいが，体内での吸収散乱のため，ある深さで最大になった後，急激に低下する。このような特性は深部に障害を与えずに比較的浅い患部を治療するのに適する。ベータトロンやリニアックを用いた**電子線治療**は深部の正常組織の障害がないので，対象によってはきわめて有効である。**陽子線**は Bragg peak といわれる限局的な鋭いピークを示すのが特徴で，深部のみに線量を集中でき，かつ側方散乱が少ないことなどの利点がある。**π^- 中間子**はさらに磁場で線量分布をコントロールできる点や，後述の RBE において陽子線より効果が大きいなどの点で将来性が期待されている。

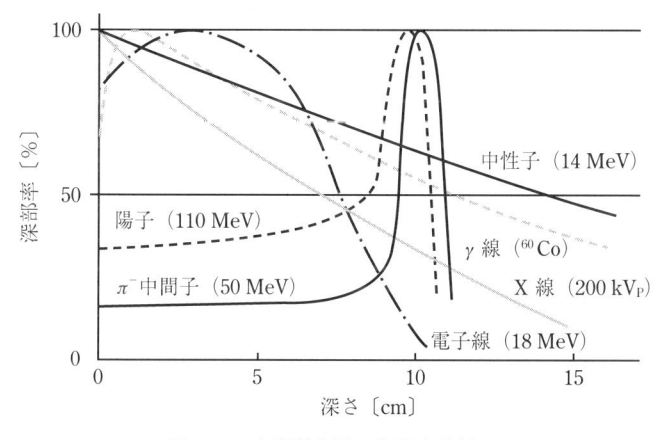

図 2.47 各種放射線の深部率曲線[21]

吸収線量が同じでも，放射線により異なる生体作用を引き起こすことがある。その理由の一つとして，一次生成物の空間分布が異なることが挙げられる。この空間分布を表現するパラメータが，**直線エネルギー付与率**（linear energy transfer, LET）である。つまり，LET とは，荷電粒子の飛跡の単位長さ当りに吸収されたエネルギー（$-dE/dx$）を表し，その単位は keV/μm である。

しかし，この LET を用いても，そのまま生物学的作用が表せるとはいえない。生物はけっして均一な構造をもっているわけではなく，核の中の染色体のように，生命の維持に関して特に重要な部分が偏在しているからである。生命体にとって重要な部分は特に**標的**（target）といわれる。このような放射線の種類の違いによる生物学的作用を比較するための尺度を**生物学的効果比**（relative biological effectiveness, RBE）と呼び，問題にしている生物反応において等しい生物効果を与えるのに必要な電子の吸収線量を $D_e(y)$，同じ生物効果を与えるのに必要な，いま問題にしている放射線の吸収線量を $D_x(y)$ として

$$\text{RBE} = \frac{D_x(y)}{D_e(y)} \tag{2.28}$$

で定義する。図 2.48 に各種放射線障害に対する RBE と LET の関係を示す。これ

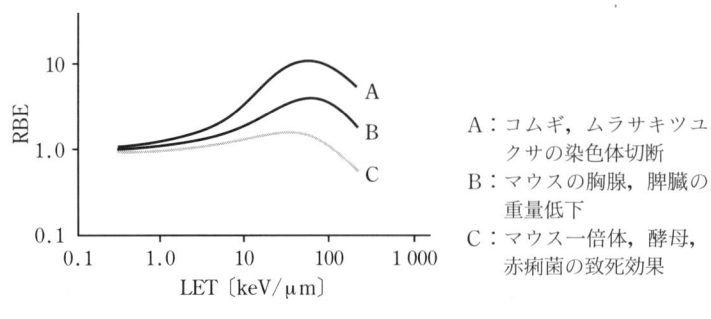

図 2.48　各種放射線障害に対するおおよその RBE と LET の関係

A：コムギ，ムラサキツユクサの染色体切断
B：マウスの胸腺，脾臓の重量低下
C：マウス一倍体，酵母，赤痢菌の致死効果

を見ると RBE 値は LET 値の中ほどで極大値をとることがわかる。LET が低いうちは標的を破壊するに十分な吸収線量が得られず，他方，LET の高いところでは，標的を同時に多数のイオンが攻撃するので，無駄なイオンの割合が増えることが極大値を示す原因と考えられている。

〔2〕 **放射線照射による障害**

自然状態においてヒトが受ける放射線照射線量（被曝量）は年間で 0.1 R であり，一生の間で 7 R といわれる。しかし生体が 100 R を超える電離放射線を受けると，まず生殖細胞系の突然変異，続いて体細胞系の突然変異，染色体の切断，形態異常や寿命の短縮などが生じ始め，200 R 増すごとに突然変異の自然発生率が 2 倍になるといわれている。

大量の放射線を浴びると，生物は短時間で死亡する。半数が死亡する半数致死量は，ヒトの場合 4〜5 Sv といわれる。死に至らない量の放射線でも，染色体レベルでの破壊や，細胞や組織の直接破壊により種々の障害を引き起こす。皮膚では脱毛や潰瘍などが 2 Sv を超す照射で起こり，骨髄では 0.25 Sv 以上で白血球の生産が減少する。放射線による障害は，生体組織の新生能力が大きい場合や分化の程度の低いもので著しく，胎児は成人よりも大きな影響を受ける。放射線によって DNA 分子が傷つき，その影響が拡大されて数十年後に癌が発生することがある。1 Sv 程度の放射線量でも癌が誘発され，0.01 Sv 当り 2.5 日ほど寿命が減少すると考えられている。**表 2.13** に国際的に用いられている放射線の限界値を示す。

表 2.13　放射線量の限界値

部　位	放射線取扱者〔rem/年〕	一般人〔rem/年〕
生殖腺，骨髄	5	0.5
皮膚，骨，甲状腺	30	3
四　肢	75	7.5
その他	15	1.5

これらはいずれも自然照射量より桁違いに多い照射量ではあるが，電流作用や熱作用と異なり，放射線障害は**確率的事象**に従って生じ，あたかも蓄積効果があるかのごとく，生体が受ける**総線量**が問題とされるものである。医療においては，治療

用放射線はいうまでもなく，線量の小さい診療用放射線も，照射回数しだいでは容易に障害を引き起こすことがあるので，安全性の観点から許容しうる線量を事前に計算し，また効用と危険とのバランスを心得た上で適用すべきものであるとともに，不必要な部分への照射を可能な限り避けるなどの安全防護対策にも十分に注意を払わなければならない。

　放射線の生体とのかかわり合いについては，放射線障害への対策の面から研究の歴史も古く，特に防護の面からの成書はきわめて多数に上っている。

3 ME機器・システムの安全管理

　病院内で使用される医療機器は年々増加する傾向にあり，特に，手術室，ICU・CCU，検査室，放射線科などでは顕著である。このうち，検査室や放射線科では，従来から多数の専属の技師がおり，機器の操作および管理を行い現在に至っている。一方，手術室およびICU・CCUなどでは，このような専属の医療技術者をもつ病院は少なく，機器の操作および管理はおもに医師やナース（看護師）の仕事である場合が多かった。

　ところで，現在の医学部教育ならびに看護学部や看護学校の教育カリキュラムを見ると，医用工学（medical engineering, ME）および医療機器（ME機器）に関する講義時間数がいかに少ないかがわかる。これらに関する講義がまったくない看護学部や看護学校も少なくない。このような状況で，研修医や新人ナースは臨床現場に送られてくるわけである。当然，院内ME教育は必須のものとなるが，実際にはこれも十分に行われているとは限らない。そうはいっても，医師・ナースである以上，すぐにでもME機器を使用しなくてはならない状況は起こりうるので，さしあたりの使用方法に関しては，先輩の医師・ナースから指導を受け，実際にME機器の操作をすることになる。この場合，通常の操作方法に関しては，このような指導で事足りるかもしれないが，MEの基本やME機器の原理については十分な教育を受けていないので，ME機器・システムの安全管理となると手に負えない面が多くなる。

　しかし，昭和62年に臨床工学技士制度ができ，臨床工学技士が各臨床の現場に登場するようになってから，その状況は変わりつつある。臨床工学技士の法で定められた業務範囲は"生命維持管理装置の操作および保守・点検"であるが，ここで注目したいのは，医療職ではじめて"保守・点検"という概念が導入された職種であるということである。このことは，さらに"保守・点検"に関しては，生命維持管理装置という枠を超えて，病院内で使用される医療機器全般，さらには病院設備についても，臨床工学技士に任せたいという方向性を生み出してきている。いずれにせよ，病院内で機器管理をする臨床工学技士への期待は大きいといえる。

　本章では，こうした病院内における医療機器の適切な管理を念頭に置きながら，ME機器・システムに潜むさまざまなリスクに基づいた，各種安全基準や安全管理技術などについて解説する。

3.1 電撃と安全管理

人体は電気の良導体であり，神経や筋肉は電流によって興奮したり収縮したりする。このような電気的刺激を総称して感電（電撃）という。

3.1.1 人体の電撃に対する周波数特性

われわれが利用している商用交流電源の周波数は 50 Hz もしくは 60 Hz であるが，あいにく人体はこのくらいの低周波の交流電流に最も敏感で（刺激閾値が低く），周波数が 1 kHz 以上になると，ほぼ周波数に比例して刺激閾値が高くなる（図 2.38 参照）。だから，外科手術にはつきものの電気メスは，内部でわざわざ人体に安全な高周波の電流をつくり出して，切開・凝固を行っている。

現実の電源システムの周波数が人体にとって危険な低周波である以上，これと上手に付き合って電気安全を確保しなくてはならない。

☕ コーヒーブレイク ☕

0.5 mA の恐怖

図はアースがされていない機器の漏れ電流によって，体外式ペースメーカを使用している患者にミクロショックが起こる可能性を示した具体例である。

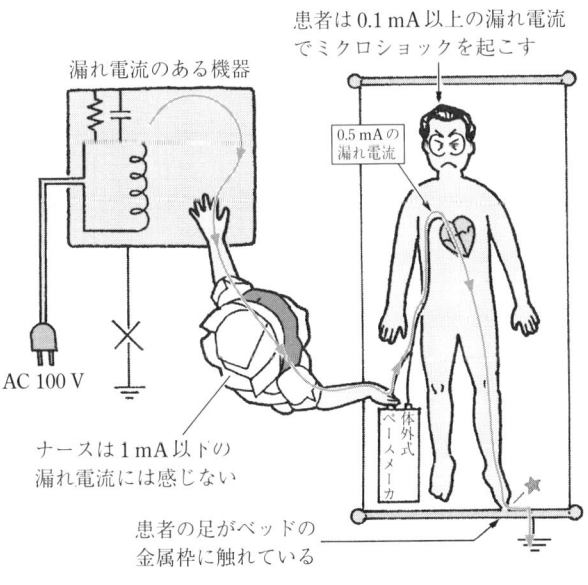

体外式ペースメーカ使用中の患者の体の一部（足など）がアースされている（ベッドの金属枠に触れている）ような場合，もしナースがアースのとれていない機器に片方の手を触れ，同時に，もう一方の手をペースメーカの電極端子に触れると，機器の漏れ電流は，ナースの体を経由して，ペースメーカ電極から患者の心臓へと流れる。この漏れ電流が 0.5 mA だったとすると，ナースは電撃（マクロショック）を感じないのに，患者はミクロショックを起こすことになる。

図 ミクロショックの考えられる事例[6]

ノート

感電（電撃）のメカニズム

　機器の絶縁が悪いと，その漏れ電流による感電事故が発生することがあるがそれはなぜであろうか．また，機器の接地（アース）をすれば，感電を防げるがそれはなぜであろうか．そのメカニズムについて説明する（図）．

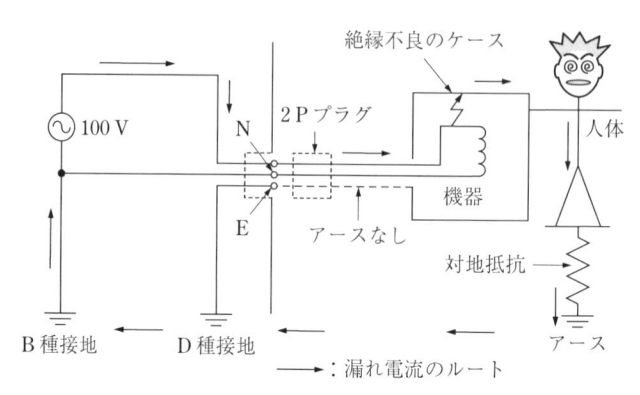

(a) 漏れ電流による感電の発生

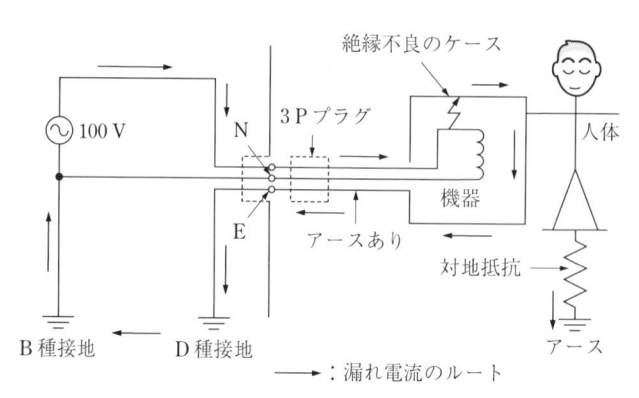

(b) アースによる感電の防止

図　感電のメカニズム

① 商用交流電源は片側接地配線方式であり，コンセントの100 V側から機器の絶縁抵抗によって決まる漏れ電流が発生した場合，アースに向かって流れようとする．
② 人体は通常ある対地抵抗を介してアースとつながっている．
③ もし機器のアース（D種接地）が接続されていない場合，漏れ電流は，機器ケース→人体（操作者，患者）→対地抵抗→アース（大地）→コンセントのニュートラル側（B種接地）という経路をとり，人体は感電する（図(a)）．
④ 漏れ電流は，機器のアース（D種接地）が接続されていれば，人体に流れることなく，アース（D種接地）線を介して，安全にコンセントのニュートラル側（B種接地）に回収される（図(b)）．

3.1.2 マクロショックとミクロショック

すでに述べたように，電流が皮膚を通して流れ込み，再び皮膚を通して流れ出ていく場合（例えば手から足へ流れるような場合）の感電をマクロショック（macro-shock；大きな電流による電撃）と呼ぶ。マクロショックでは，約 1 mA の電流で皮膚がぴりぴりと感じ始め（最小感知電流），10～20 mA で自力で離脱できなくなり（離脱電流），心室細動が発生するような非常に危険な状態は 100 mA 以上のかなり大きな電流が流れた場合に起こる（表 2.10 参照）。

一方，医療では，検査や治療の目的で，生体内にカテーテルや電極を挿入することがしばしばある。特に心臓内に挿入する場合，そのカテーテルや電極を通して機器の漏れ電流が流れると，心臓を直撃する形になり，ごくわずかの電流でも心臓を刺激することになる。このような感電をミクロショック（micro-shock；小さな電流による電撃）と呼ぶ。ミクロショックの場合，約 100 μA（0.1 mA）で心室細動が発生するといわれている。これはマクロショックの場合の心室細動発生電流 100 mA のたった 1/1 000 であり，また，最小感知電流（皮膚で電撃を感じるぎりぎりの電流）1 mA の 1/10 でしかない。つまり，皮膚で感じない程度の微小な電流でもミクロショックは発生する。だから，ミクロショックが起きる可能性のある状況下では，漏れ電流を極力少なくした安全性の高い ME 機器（CF 形装着部をもつ機器）を使用しなくてはならないと日本工業規格（JIS）で規定されている。

3.2 ME 機器・システムの安全管理に関する基準

医療機器から漏電してくる電流を漏れ電流と呼んでいるが，医療機器には厳しい安全基準が JIS で定められている。2000 年 1 月 1 日より，以前の JIS T 1001「医用電気機器の安全通則」ならびに JIS T 1002「医用電気機器の安全性試験方法通則」が改訂・統合され，現在は JIS T 0601-1「医用電気機器—第 1 部：安全に関する一般的要求事項」となっているが，ここでは単に「医用電気機器の安全通則（JIS T 0601-1）」と表記する。

3.2.1 医用電気機器の安全通則（JIS T 0601-1）

〔1〕 漏れ電流の種類

漏れ電流として図 3.1 および表 3.1 に示すような 6 種類（患者測定電流も含む）のものが定められている。

〔2〕 装着部の形式による分類

大きく二つに分かれる。マクロショック対策を施したものに「B 形装着部」と「BF 形装着部」があり，ミクロショック対策を施したものに「CF 形装着部」がある。BF 形と CF 形の F はフローティング（floating）の意味で，これは構造的に患者回路を電源およびアースから絶縁したものである。患者装着部が何形であるか

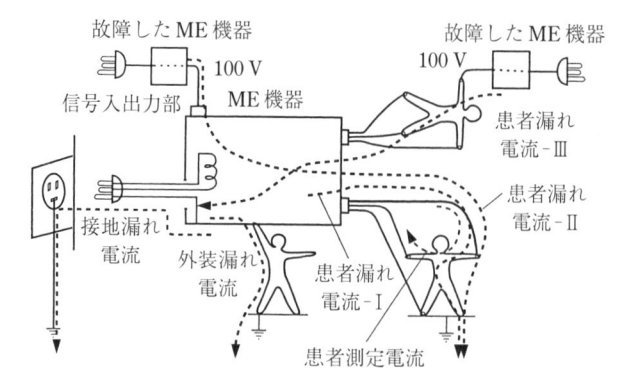

図 3.1 漏れ電流の種類[5)]

表 3.1 漏れ電流の定義[5)]

接地漏れ電流	保護接地線（アース）を流れる漏れ電流
外装漏れ電流	機器外装から大地に（操作者等を介して）流れる漏れ電流
患者漏れ電流-Ⅰ	装着部から大地に（患者を介して）流れる漏れ電流
患者漏れ電流-Ⅱ	信号入出力部に乗った電源電圧によって装着部から大地に（患者を介して）流れる漏れ電流
患者漏れ電流-Ⅲ	装着部に（患者を介して）乗った電源電圧によって機器から大地に流れる漏れ電流
患者測定電流	装着部の部分間に患者を介して流れる生理学的な効果を意図しない電流。増幅器バイアス電流やインピーダンスプレチスモグラフィに使用する電流

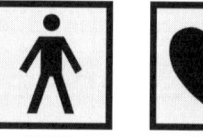

図 3.2 装着部の形式を示す図記号

は表示されている図記号で判断する（**図 3.2**）。

その漏れ電流の許容値は，体表（マクロショック）の場合，最小感知電流 1 mA の 1/10 の 0.1 mA，心臓（ミクロショック）の場合，心室細動誘発電流 100 μA の 1/10 の 10 μA をもとに定められており，故障時はその 5 倍まで許容している。漏れ電流ならびに患者測定電流の許容値の一覧を**表 3.2** に示す。ここで，接地漏れ電流の単一故障状態は，電源導線の 1 本の断線あり，患者漏れ電流-Ⅰおよび外装漏れ電流の単一故障状態は接地線の断線（クラスⅠ機器の場合）である。また，患者漏れ電流-ⅡおよびⅢは単一故障状態のみである。

〔3〕 **クラス別分類**

一般の電気機器でも電撃に対する安全のために基礎絶縁が施されているが，医用電気機器の場合はさらに安全性を高めるために，もう一つの安全手段（追加保護手段）を設けて二重安全になっている。この追加保護手段の方式には 3 種類あるが，大半の医用電気機器は保護接地（3 P プラグ）によって，漏れ電流を安全に回収する「クラスⅠ機器」である。これ以外に，補強絶縁（二重絶縁または強化絶縁）さ

表 3.2　漏れ電流ならびに患者測定電流の許容値[1]　　　（単位：mA）

電流	B 形		BF 形		CF 形	
	正常状態	単一故障状態	正常状態	単一故障状態	正常状態	単一故障状態
接地漏れ電流						
一般機器	0.5	1[(1)]	0.5	1[(1)]	0.5	1[(1)]
注[(2)]及び[(4)]に従う機器	2.5	5[(1)]	2.5	5[(1)]	2.5	5[(1)]
注[(3)]に従う機器	5	10[(1)]	5	10[(1)]	5	10[(1)]
外装漏れ電流	0.1	0.5	0.1	0.5	0.1	0.5
患者漏れ電流						
患者漏れ電流-Ⅰ						
機器→装着部→患者→大地						
直　流	0.01	0.05	0.01	0.05	0.01	0.05
交　流[(5)]	0.1	0.5	0.1	0.5	0.01	0.05
患者漏れ電流-Ⅱ						
他の機器→信号入力部・信号出力部→患者→大地	—	5	—	—	—	—
患者漏れ電流-Ⅲ						
他の機器→患者→装着部→大地	—	—	—	5	—	0.05
患者測定電流						
直　流	0.01	0.05	0.01	0.05	0.01	0.05
交　流[(5)]	0.1	0.5	0.1	0.5	0.01	0.05

表注[(1)]　**接地漏れ電流**に関する唯一の**単一故障状態**は，電源導線の一本の断線である。
　[(2)]　保護接地した接触可能部分がなく，他の**機器**への保護接地接続手段をもたず，かつ，**外装漏れ電流**及び**患者漏れ電流**（該当する場合は）に関する要求事項に適合する**機器**。
　　　例：シールドした電源部をもつコンピュータ
　[(3)]　**工具**を使用しなければ緩められないように電気的に接続した保護接地を用い，かつ，**工具**を使用しなければ取り外せないように特定の場所に機械的に締め付けるか固定することによって永久的に設置することが指定されている**機器**。
　　　例：・X 線発生装置，透視撮影台，治療台のような X 線設備の主要部分。
　　　　　・無機質の材料で絶縁したヒータをもつ**機器**。
　　　　　・無線周波干渉防止に関する要求事項に適合するため，表の第 1 行に示した値より大きい**接地漏れ電流**をもつ**機器**。
　[(4)]　移動形 X 線装置及び無機質の絶縁材料で分離した絶縁をもつ移動形**機器**。
　[(5)]　表に規定した**患者漏れ電流**及び**患者測定電流**の交流成分に関する最大値は，その電流の交流成分だけに関係するものである。

れた「クラスⅡ機器」，交流電源を使用せずに電池駆動にした「内部電源機器」がある。除細動器や輸液ポンプなどで交流電源でも内蔵バッテリでも作動する機器の場合は，交流駆動状態ではクラスⅠ機器またはクラスⅡ機器，バッテリ駆動状態では内部電源機器の条件を満たす必要がある。つまり，二重分類されることになる。

また，2 P プラグの機器は「クラス 0Ⅰ機器」と呼ばれ，人体に適用される機器とはなりえないが，人体に直接適用されない検体検査機器などではこのタイプでも構わない。

なお，クラスⅠ機器の保護接地線の抵抗は，着脱可能な電源コード内の接地線の場合は0.1Ω以下，着脱不可能な場合は医用3Pプラグの接地ピンから機器の外装の金属露出部までの抵抗が0.2Ω以下と定められている．

3.2.2 医用電気機器の安全性試験方法通則（JIS T 0601-1）

これは医用電気機器の電気的安全性試験の方法を規定したものである．

〔1〕 漏れ電流測定

（a） 測定用器具　　図3.3は漏れ電流などの試験に用いる測定用器具（MD）を示す．また，図3.4はその周波数特性を示すが，このMDは人体の電撃に対する周波数特性（図2.38参照）を模擬したものである．

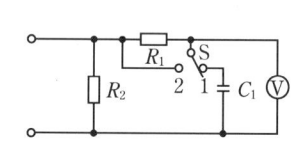

R_1 : $10\,\mathrm{k}\Omega \pm 5\%$ ＊
R_2 : $1\,\mathrm{k}\Omega \pm 1\%$ ＊
C_1 : $0.015\,\mu\mathrm{F} \pm 5\%$ ＊
V : 電圧計
S : スイッチ
＊は無誘導部品

図3.3　漏れ電流などの試験に用いる測定用器具（MD）

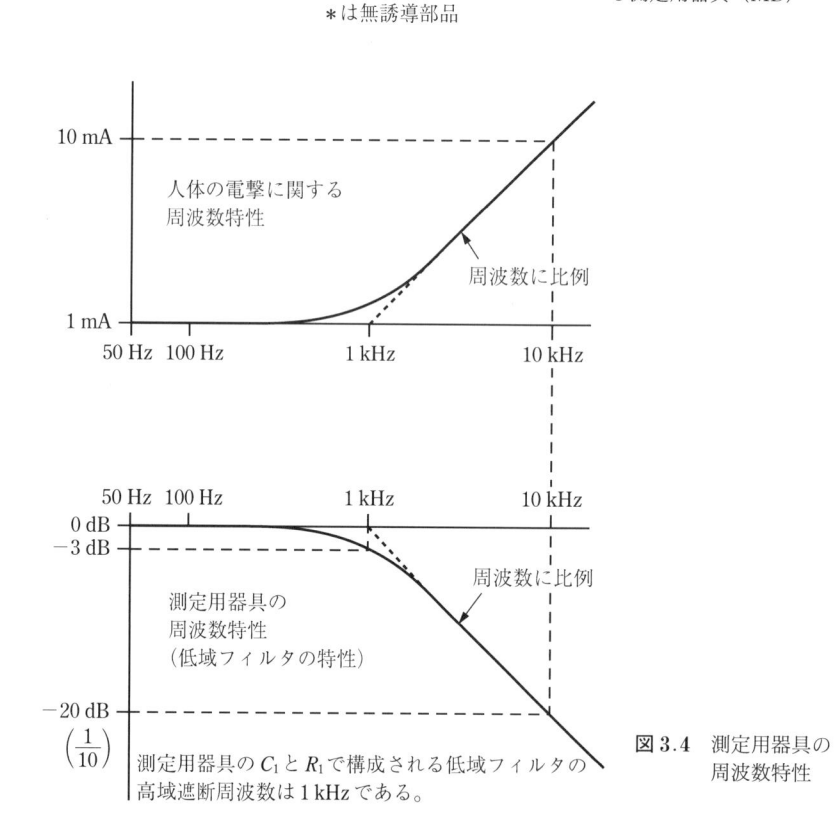

図3.4　測定用器具の周波数特性

測定用電圧計は入力インピーダンスが$1\,\mathrm{M}\Omega$以上，周波数特性が$1\,\mathrm{MHz}$まで平坦，指示値が$\pm 5\%$以内の精度である必要がある．

周波数が$1\,\mathrm{kHz}$を超える場合は，測定用器具のスイッチSを接点2側に切り換え，$1\,\mathrm{k}\Omega$の抵抗だけの状態で測定し，測定電流が$10\,\mathrm{mA}$を超えないことを確認する．

（b）**測定用電源ボックス**　電源極性の切換や，電源導線の片側断線ならびに保護接地線の断線を模擬することができる測定用の電源ボックスを用意する。

（c）**漏れ電流の測定方法**　クラスⅠ機器の場合の漏れ電流の測定方法を以下に示す。

ⅰ）**接地漏れ電流**　対象機器の接地端子と壁面接地端子の間にMDを挿入して測定する。単一故障状態は電源導線の片側を断線させた状態で測定を行う。

ⅱ）**外装漏れ電流**　対象機器の外装金属露出部と壁面接地端子の間にMDを接続する。単一故障状態は接地線を断線させた状態で測定を行う。機器の外装が絶縁物で覆われている場合は，10×20 cmの金属箔を貼りつけて同様に行う。

ⅲ）**患者漏れ電流-Ⅰ**　対象機器の患者装着部と壁面接地端子の間にMDを接続する。単一故障状態は外装漏れ電流と同様，接地線を断線させた状態で測定を行う。

〔2〕**保護接地回路および接地線の抵抗測定**

保護接地回路の抵抗は，無負荷時の電圧が6Vを超えない，周波数50または60Hzの電源から，25Aかまたは機器の定格電流の1.5倍の電流のうち，どちらか大きいほうの電流を，少なくとも5s，保護接地端子と接触可能金属部との間に流し，そのときの電流と電圧を電圧降下法によって測定し，抵抗値を算出する。接地線の抵抗も，同様な方法で測定し算出する。

これらの抵抗値は非常に低い値なので，ディジタルテスタなどによる測定は不可能である。

3.2.3　医用電気機器の図記号ならびに表示光色

〔1〕**医用電気機器図記号**（JIS T 1006，一部はJIS T 0601-1）

この規格は，医用放射線機器を除く医用電気機器およびその附属品の外部および内部に表示する図記号について規定するものである。そのおもなものを**表3.3**に示す。

〔2〕**表示光色**

医用電気機器に使用されている表示ランプなどの表示光の色と意味は**表3.4**のように定められている。

表 3.3　おもな医用電気機器図記号[2]

名　称	図記号	名　称	図記号	名　称	図記号	名　称	図記号
電源入	―	中性線の接続点	N	バッテリチェック	(電池図)	防まつ（沫）形機器	IPX 4
電源切	○	中性線をもつ三相交流	3N∼	クラスⅡ機器	□	防浸形機器	IPX 7
部分回路入	⊙	直　流	⎓	B 形装着部	(人型)	AP 類機器	AP
部分回路切	⊙	交直両用	⎓∼	BF 形装着部	(人型・枠)	APG 類機器	AP/G
始　動	◇	保護接地	⏚	除細動保護のある BF 形装着部	(人型・枠)	危険電圧	⚡
停　止	▽	接　地	⏚	CF 形装着部	(ハート)	注意，附属文書参照	⚠
交　流	∼	等電位化	(等電位記号)	除細動保護のある CF 形装着部	(ハート・枠)	電離放射線	☢
三相交流	3∼	アンテナ	Y	防滴形機器	IPX 1	非電離放射線	(((•)))

表3.4 表示光色

色	意 味
赤	危険の警告及び／又は緊急対処の要求（限定）
黄	警告又は注意の喚起（推奨）
緑	操作準備の完了（推奨）
他の色	赤及び黄以外のあらゆる意味（推奨）

3.3 病院電気設備とその安全基準

病院の電気設備は生命にかかわる医用電気機器の電源を安全かつ確実に供給する必要があるため，一般の電気設備以上の厳しい安全基準が定められている。

JIS T 1022「病院電気設備の安全基準」は，医用電気機器などの使用上の安全の確保のために，病院，診療所などに設ける電気設備のうち，医用接地方式，非接地配線方式，非常電源および医用室の電源回路に対する安全基準を規定するものである。病院内の各室がどの程度の設備が必要であるかについての詳細は，**表3.5**に示すとおりである。

表3.5 医用接地方式，非接地配線方式及び非常電源の適用[3]

カテゴリ	医療処置内容	医用接地方式		非接地配線方式	非常電源[1]		医用室の例
		保護接地	等電位接地		一般/特別[2]	瞬時特別[3]	
A	心臓内処置，心臓外科手術及び生命維持装置の適用に当って，電極などを心臓区域内に挿入又は接触し使用する医用室	○	○	○	○	○	手術室，ICU（特定集中治療室），CCU（冠静脈疾患集中治療室），NICU（新生児特定集中治療室），心臓カテーテル室
B	電極などを体内に挿入又は接触し使用するが，心臓には適用しない体内処理及び外科処置等を行う医用室	○	＋	○	○	＋	GCU/SCU/RCU/MFICU（準集中治療室），HCU（準集中治療室），リカバリー室（回復室），救急処置室，人工透析室，内視鏡室
C	電極などを使用するが，体内に適用することのない医用室	○	＋	＋	○	＋	LDR［陣痛・分娩・回復］室，分娩室，未熟児室，陣痛室，観察室，病室，結石破砕室（ESWL），核医学検査室（PET・RI），温熱治療室（ハイパーサーミア），超音波治療室，放射線治療室，MRI（磁気共鳴画像診断室），X線検査室，理学療法室，診察室，検査室
D	患者に電極などを使用することのない医用室	○	＋	＋	＋	＋	病室，診察室，検査室，処置室

備考　記号の意味は，つぎのとおりとする。○：設けなければならない，＋：必要に応じて設ける
注(1)　非常電源は，医用室以外の電気設備にも共用できる。
　(2)　医用電気機器などに応じて一般非常電源か特別非常電源のいずれか又は両方を設けることを意味する。
　(3)　医用電気機器などに応じて瞬時特別非常電源を設けることを意味する。

3.3.1 保護接地と医用コンセント

医用電気機器を使用する医用室には，医用室ごとに，保護接地のための医用接地センタ，医用コンセント，医用接地端子を設けることになっている（ただし，隣接する医用室との床面積の合計が 50 m² 以下の場合は，医用接地センタを共用できる）。医用接地センタには，医用コンセント，医用接地端子をはじめとして，等電位接地されるべきものが，接地分岐線によって接続されている（図 3.5）。

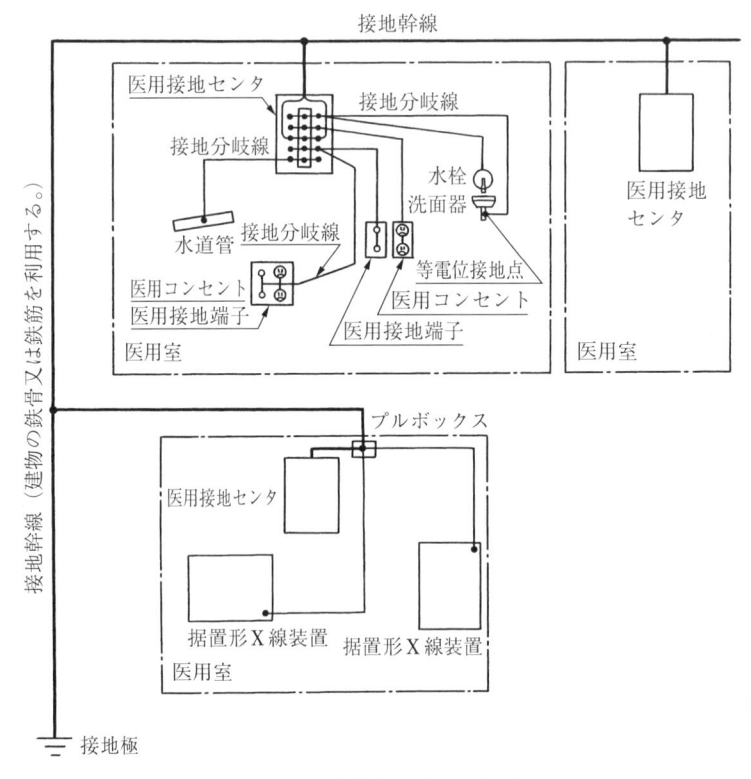

図 3.5 医用接地方式の概念図[3]

3.3.2 接 地 極

各医用室の医用接地センタは接地幹線によって接地極に接続される。鉄骨造，鉄筋コンクリート造の建物の場合は，その建築構造体の地下部分を接地極として利用する。接地極の接地抵抗値は，原則として 10 Ω 以下となっているが，それが困難な場合は，医用室に等電位配線を行うことにより，接地抵抗値を 100 Ω 以下とすることができる。

建物の建築構造体の地下部分を使用した接地極の接地抵抗値 R〔Ω〕は，大地抵抗率 ρ〔Ω·m〕，建物地下部分の延べ表面積 A〔m²〕として，以下の式によって計算する。

$$R = 3 \times \frac{0.4\rho}{\sqrt{A}}$$

3.3.3 等電位接地

等電位接地（EPR）システムというのは，患者の周囲2.5 m以内，床上高さ2.3 m以内の「患者環境」にある機器および金属性器具・設備を，EPRポイント（通常は医用接地センタ）に，0.1 Ω以内の電線で結んで，すべての金属体表面間に電位差が生じないように等電位にするシステムのことである（図3.5）。

JISでは，この電位差を10 mV以内と規定しているが，これは，人体抵抗を1 kΩとして，10 mV÷1 kΩ＝10 μAで，ミクロショックの患者漏れ電流の許容値になるからである。ミクロショックの発生する可能性のある手術室，ICU・CCU，心臓カテーテル室などでは等電位接地システムを設備する必要がある（図3.6）。

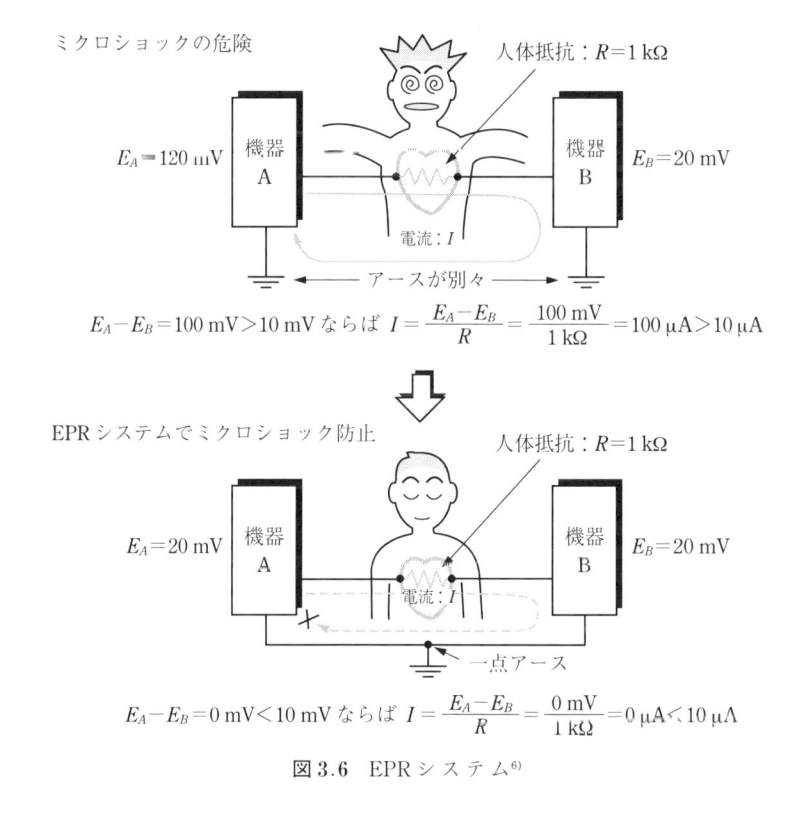

ミクロショックの危険

$E_A = 120$ mV　機器A　人体抵抗：$R = 1$ kΩ　機器B　$E_B = 20$ mV

電流：I

アースが別々

$E_A - E_B = 100$ mV $>$ 10 mV ならば　$I = \dfrac{E_A - E_B}{R} = \dfrac{100 \text{ mV}}{1 \text{ k}\Omega} = 100$ μA $>$ 10 μA

EPRシステムでミクロショック防止

$E_A = 20$ mV　機器A　人体抵抗：$R = 1$ kΩ　機器B　$E_B = 20$ mV

電流：I

一点アース

$E_A - E_B = 0$ mV $<$ 10 mV ならば　$I = \dfrac{E_A - E_B}{R} = \dfrac{0 \text{ mV}}{1 \text{ k}\Omega} = 0$ μA $<$ 10 μA

図3.6　EPRシステム[6]

3.3.4 非常電源

地震や火災などによる電力供給のトラブルで病院全体に電力が供給されなくなったときに病院内の電力供給を確保するのが非常電源である。JISでは，立上り時間と連続運転時間により，一般・特別・瞬時特別の3種類に分けて定められている。

〔1〕 **一般非常電源**

商用電源が停止したときに，40秒以内に自家用発電設備の電圧が確立し，自動的に負荷回路に切り換え接続され，また，商用電源が復旧したときには自動的に復帰するものである。連続運転時間は10時間以上である必要がある。一般非常電源が設けられた医用コンセントの外郭表面の色は赤とする。

〔2〕 特別非常電源

一般非常電源と異なる点は電圧確立時間が10秒以内であることである。また，医用コンセントの外郭表面の色は同じく赤であるが，一般ではなく特別非常電源である旨を表示する。

〔3〕 瞬時特別非常電源

蓄電池設備または交流無停電電源装置と自家用発電設備とを組み合わせたものである。蓄電池設備の場合は商用電源が停止したときに，0.5秒以内に自動的に蓄電池設備が負荷回路に切り換え接続され，次いで電圧が確立した自家用発電設備に自動的に切り換え接続され，また，商用電源が復旧したときには自動的に復帰するものである。蓄電池設備は10分間継続して負荷に電力を供給できるものとする。なお，電源を遮断することなく連続的な電力供給を必要とする負荷へは，交流無停電電源装置による供給とする。また，医用コンセントの外郭表面の色はやはり赤であるが，瞬時特別非常電源である旨を表示する。ただし，交流無停電装置から供給されるコンセントは，外郭表面の色を緑としてもよい。

3.3.5 非接地配線方式

通常の電源コンセントは，3Pコンセント（接地形2極コンセント）のアース（D種接地）穴とは別に，100Vを出力する2極の穴のうちの片側もアース（B種接地）になっている片側接地配線方式である。非接地配線方式（フローティング電源）は途中に絶縁トランスを入れることで，電源出力をアース（B種接地）から浮かす（絶縁する）ものである（図3.7）。だから，絶縁の悪い機器を使用した場合，通常の電源ならば大量の電流がアースに流れて地絡状態になってしまうケースでも，実際にはアースから浮いているために地絡電流はほとんど流れず，これによる停電の心配もない。また，JISではフローティング電源自身の二次側から一次側へ

☕ **コーヒーブレイク** ☕

テレビもアースするの？

等電位接地の原則からすると，患者環境内にあるテレビなどの家電製品もアース（接地）する必要がある。しかし，実際にテレビをアースする病院はないと思うし，アースをしようにもテレビの側にアース端子がない。手を加えてアース線をつけることは可能だが，そこまでやる必要はまずないであろう。

ところが，以前米国のとある病院を見学した際に，何気なく病室で使用しているテレビの電源プラグを見たら，それがなんと3Pプラグだったのには驚いた。米国では3Pプラグのテレビが売られているのだろうか，もしくはその病院のCEが3Pに改造したのだろうか，真相は確かめられなかったが，その徹底ぶりには感心させられたしだいである。

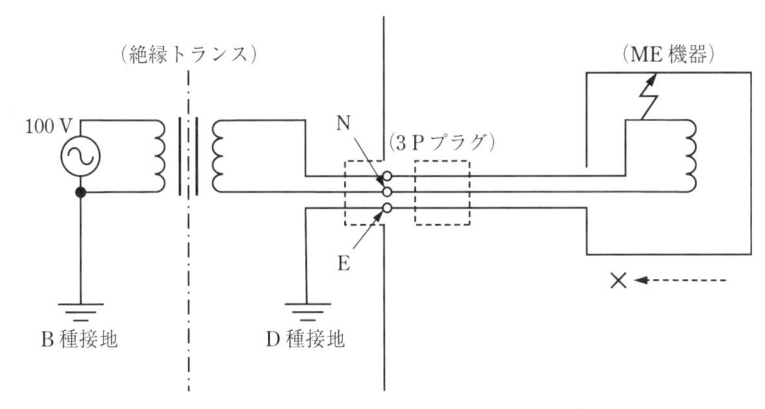

図 3.7 非接地配線方式

の漏れ電流を 0.1 mA 以下と規定しているので，マクロショックによる電撃事故防止にも役立つ。

また，フローティング電源に絶縁の悪い機器を使用したときに，そのことを知らせるのがアイソレーションモニタ（絶縁監視装置）である。通常，絶縁の程度（漏れ電流値）を示すメータが，絶縁トランスが収納されている分電盤の扉の部分についている（図 3.8）。このメータの指示が 2 mA を超えるとアラームが発生して，絶縁不良状態を知らせてくれる。ただ，ここで気をつけなくてはならないのは，メータで表示される値はそのとき実際に流れている漏れ電流値ではないということである。この値は，もし非接地配線方式ではない一般の片側接地配線方式の場合に流れることになる漏れ電流値を示しているのである。

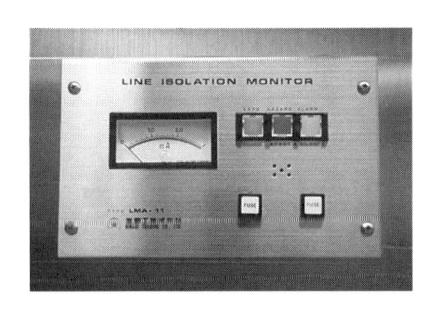

図 3.8 アイソレーションモニタ（絶縁監視装置）

☕ コーヒーブレイク ☕

アラームが鳴っても慌てるな

手術の真っ最中に，絶縁監視装置のアラームが鳴ったからといって，少しも慌てる必要はない。なぜなら，非接地配線方式のもとでは，どんなに絶縁の悪い機器を使用していても，漏れ電流は 0.1 mA を超えることはないからである。手術が終了した後，そのとき室内で使用していた機器の点検をゆっくりすればよい。

3.4 ME機器・システムの安全管理技術

病院内で使用される医療機器を実際に管理するためには，どのようなことを考慮する必要があるかを考えてみる。

3.4.1 系統的管理の必要性

病院内で使用される医療機器を適正に管理する上で考えなくてはならないことは，すでに購入された機器を単に保守管理するということではなく，機器の購入から運用，保守，廃棄までの全サイクルにわたって関与する，つまり系統的管理が重要であるということである（**図3.9**）。また，この系統的管理を適正に行うにあたっては，つねに，技術的な評価が必要であり，そのためには，現在の医療職の中では最も工学的な背景を強くもっている臨床工学技士がこの任に当たるのが最適と考えられる。

購入 → 運用 → 保守 → 廃棄
（機器の全サイクル）

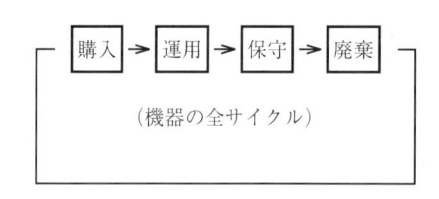

図3.9 系統的管理

3.4.2 医療機器の購入

ME機器の系統的管理のまず第一歩は機器の購入である。

〔1〕 **機器購入の手順**

図3.10は，一般に病院において機器を購入する際に，どのような手順で行われているかを示したものである。

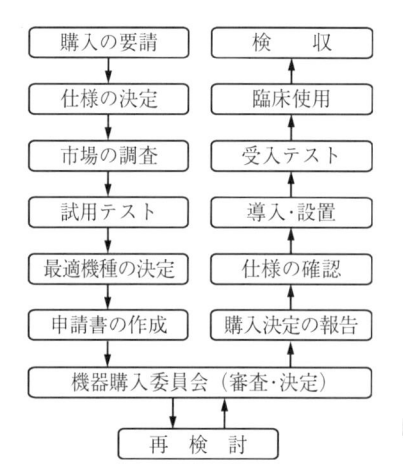

購入の要請 → 仕様の決定 → 市場の調査 → 試用テスト → 最適機種の決定 → 申請書の作成 → 機器購入委員会（審査・決定） → 再検討
検収 ← 臨床使用 ← 受入テスト ← 導入・設置 ← 仕様の確認 ← 購入決定の報告

図3.10 機器購入の手順[5]

まず，臨床現場から購入の要請があると，それに基づいて仕様を決定し，市場を調査する。通常は数機種の機器を実際に試用し，その性能，操作性などをテストし

て，最適機種を決定する。そして，購入申請書を作成し，これを購入に関する審査および決定を行う委員会に提出する。場合によっては，差し戻され，再検討の後，再度提出するようなこともある。購入決定後は，当該メーカと仕様の確認や導入・設置に関する詳細な検討を行い，臨床使用開始に不都合が生じないようにする。導入後は簡単な受入れテストを行った後，臨床使用を開始し，不都合がなければ検収する。

ところで，このような機器購入時の各場面において，臨床工学技士など院内の機器管理の専門家が深く関与することには大きな意味がある。もしここで適切な機種選定がされないと，機器操作上もしくは保守管理上の問題で，後々まで苦労することになる。そういう意味で，機器の系統的管理の第一歩であると同時に，最重要事項ともいえる。

〔2〕 機種選定基準

具体的にはどのようにして機種選定を行っているか，その選定基準を以下に示す。

(a) 操作性　操作が簡単であることは，だれもが望んでいることであり，あえて操作を複雑に設計する人はいない。しかし，どうも操作性がよくないと感ずる機器も少なくない。その一つの原因として，機器の多機能化が挙げられる。多様なユーザの要求に応えるためには，やむをえないことであるとは思うが，このようにして開発された"いろいろできる玉虫色の機器"は，多くのユーザにとっては"いろいろ間違える扱いにくい機器"ということになりかねない。操作の簡素化と多機能化は，一見相矛盾することのように感ずるが，設計の工夫で両立させることは可能であり，実際そのような機種もある。特に，おもな操作者が専門の技術者でない場合（ナースが取り扱う機器の場合など）は，十分考慮しなくてはならない点である。

(b) 信頼性　ME機器の信頼性は，医療の安全性に直結するものであり重要である。しかし，このことは，機器の操作性のように，少し使ってみればわかるというものではない。長期にわたって実際に臨床使用してみて，この機器は故障が少なく安全性も高いということになる。したがって，過去の実績がものをいう。使用経験のない購入対象機器の場合は他病院での使用実績を参考にし，また，新製品の場合はそのメーカの過去の製品の信頼性がどうであったかが問題となる。

(c) 機種を統一する　機種を統一することには，つぎのようなプラス面がある。

① 操作方法が同一なので，操作者の混乱がない。
② 使用上必要なディスポーザブル製品が同じなので，使用者および管理者の混乱がない。
③ 備品類および補修部品が同じなので，保守管理の面で好都合である。

一方，機種選択の幅が狭くなり，最新の機種を購入できなくなるなどのマイナス

面も考えられるが，それでも，みだりに機種を増やすことは避けなくてはならない。

（d） 使用環境を考える　その機器がどのような環境で使用されるかを考慮することも重要である。例えば，心電図や血圧のモニタを有線式にするか無線式（テレメータ）にするかを選択する場合，一般病室などではテレメータのほうがよいが，手術室やICUでは必ずしもテレメータである必要はないなどの判断である。また，機器そのものには問題がなくても，使用環境が不適切なためにトラブルを生ずることがある。これには，設置場所の温度環境，水環境（防水，防滴でなくてもよいか），テレメータの混信の可能性，雑音障害の対策（シールドの必要性）などに関する問題があり，これらに対する事前のチェックも必要である。

3.4.3　医療機器の運用

機器の購入が決定したら，つぎはその運用である。臨床使用を開始する前に，以下のような点について準備する必要がある。

〔1〕　**機器ID番号と機器カルテの作成**

機器が実際に購入されたら，まず，その機器の履歴簿（管理簿）を作成する。これは，機器名，メーカ名，型名（モデル名），製造番号（serial No.），納入年月日，履歴（点検，故障，修理等の記録）などを記載するもので，最近はコンピュータによる機器管理データベースを利用することが一般的になりつつある。なお，一般的な機器IDである製造番号は目立たないところに小さい文字で表示されているので，実際に機器管理をしてゆくには不都合が多い。その病院独自の機器ID番号を作成し，機器の上面もしくは側面に大きく表示するとよい（図3.11）。

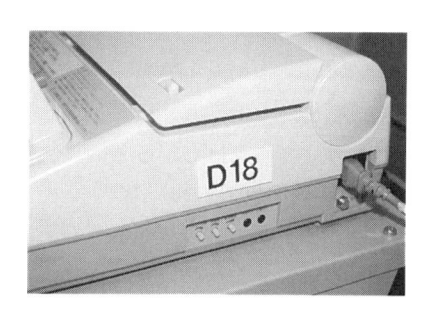

図3.11　病院独自の機器ID番号

〔2〕　**使用者・使用場所・保管場所の特定**

機器を使用するにあたって，使用者・使用場所・保管場所をきちんと決め，徹底させることは重要である。これには，使用および保管環境の問題，感染の問題などがその理由として挙げられるが，機器使用後に所定の保管場所にその機器を戻さないと，つぎに使うときに困るなどの現実的な問題もある。

使用場所が特定される代表的な機器に「小電力医用テレメータ」がある。これは院内の機器管理上でも特に重要な点であるが，3.7節で詳述する。

〔3〕 消耗品類の請求方法

医療機器には消耗品がつきものである．これには，心電図の電極や記録紙といったごく一般的なものから，人工肺やIABPカテーテルのような特殊なものまで，じつに多種多様である．こういった消耗品の請求方法は各病院で異なると思うが，通常は，低額で一般的なものは各病棟などで定期的にまとめて請求を出し，高額で特殊なものはその都度請求を出すことが多いようである．

また，心電図モニタの電極コードや輸液ポンプのフローセンサなど，機器の付属品で半消耗品的なものは，機器管理者が必要に応じて請求を出し，つねに予備品をもつことが望ましい．

〔4〕 集中管理機器の貸出・返却のルール

購入した機器は効率よく運用されなければならない．そのために，機器を1か所にまとめて集中的に運用管理するという考え方が広まりつつあり，実際，テレメータ，人工呼吸器，輸液ポンプなどを中心に実施している病院が増えつつある．しかし，これには以下のような問題点があることを認識しなくてはならない．

（a） 集中保管場所　集中的運用管理をするためには，機器の集中保管場所を確保する必要がある．しかし，その病院施設が建てられた時期が古ければ古いほど，現在のような機器の増加を予測することができず，保管場所となるスペースをなかなか確保できないのが現状であろう．比較的最近に建設された病院施設では，このような機器の保管場所のための十分なスペースを用意しているところもあるが，大多数の施設ではまだまだ不十分ではないかと思われる．

（b） 人員　保管場所だけでなく，機器の出し入れをチェックするための人員も確保しなくてはならない．この係員は，必ずしも機器の点検をする専門家である必要はなく，機器の出入りを確認できればよい．したがって，機器の保管場所に常時いることができれば，他の業務との兼任でもよいし，アルバイトでもよい．しかし，実際はこのような人員もなかなか確保できないのが現状ではなかろうか．

（c） 貸出・返却のルール　十分な集中保管場所が確保され，機器の出し入れをチェックする人員も確保されれば，貸出・返却のルールの徹底も容易かもしれないが，貸出用機器の保管場所に係員が常時いない場合は，そのルールの徹底が困難な場合もある．

通常は，機器ごとに使用申込書を作成し，機器借用時にこれに必要事項を記入してもらう．これには，少なくとも，使用場所（病棟名など）と機器ID番号（機器の上面もしくは側面の目立つところに大きく表示される）が記入されなくてはならない．つまりどの機器がどこにあるのかを把握する必要がある．

（d） 機器の台数　機器の集中的運用管理を実施すると，機器が効率よく使用されるので，総台数を少なくできるように感じられる．実際，比較的使用頻度の少ない機器の場合は当てはまると思うが，常時数多く使用されるような機器の場合，むしろその逆で，最大需要に応じるためには，現有の約1.5倍の台数が必要という

説もある．これは，集中的運用管理をすると，必要な場合は何台でも借りることができるということになり，潜在的な需要を顕在化させることになるからである．しかし，集中的運用管理は，当初の資本投入さえ覚悟すれば，エンドユーザが足らない機器を病院中探し回るというようなことがなくなり，機器自身の管理も十分に行き届くことになる．

（e）**テレメータの管理**　小電力医用テレメータでは，個々のテレメータ（送信機）の使用できる場所つまりゾーンが限定されているので，従来型のようにどこの場所でも自由に貸出しをするという体制がとれない．各ゾーンごとに保管場所を用意するか，使用可能な場所を各テレメータに明示することが考えられるが，いずれにせよ，テレメータの集中的運用管理をする上での大きな問題である．

〔5〕 **取扱説明書の準備**

機器を購入すると必ず取扱説明書が付いてくるが，これが使用者に必ず読まれているかというと，それははなはだ疑問である．あまり読まれていないのが現状ではなかろうか．その理由としては以下の2点が挙げられると思う．

（a）**取扱説明書の問題**　取扱説明書にも，機器の仕様から詳細な機能の説明まですべてを網羅したリファレンスマニュアルから，一般的な操作方法をわかりやすく示した簡易マニュアルまで，いろいろなグレードのものがある．さらに，機器自体に取扱説明が書かれていたり，必要に応じて取扱説明をディスプレイ画面に呼び出せたり，CD-ROMのような電子媒体を利用しているものもある．しかし，問題はすべての機器がそうではないということである．特に，外国製品の場合，英文の取扱説明書や表示しか用意されていなかったり，和訳した取扱説明書は用意されているが，翻訳がひどかったりといったことがある．

（b）**使用者側の問題**　患者の命にかかわる大切な機器を，取扱説明書も読まずに操作することは，本来あってはならないことである．しかし，実際の使用者が医師やナースの場合，主たる関心は患者にあり機器にはない．機器は一応使えればよいのであって，たまにわからないことがあったときに簡単に引くことができる簡易マニュアルがあれば十分なのである．

以上のような取扱説明書に関する現状を踏まえると，院内事情のわかった機器管理専門家（臨床工学技士など）が，実際の使用頻度や危険性を考慮した"わかりやすい簡易マニュアル"を準備すると同時に，使用者に対する機器教育も適宜実施して，使用者の機器に関する知識を補強することも必要であろう．

〔6〕 **使用者の教育**

機器のトラブルで最も多い操作ミスを減らし，安全を確保するためには，使用者の教育が必要である．院内における使用者教育のポイントとして以下のようなことが挙げられる．

① 新規に機器を導入した際は，必ず関係者全員に教育する．
② 新人教育を行う．

③ 使用頻度が少ない機器の場合は，その都度説明を繰り返す．
④ 説明は要点（使用頻度の高い操作や要注意な操作など）のみ簡潔に行う．
⑤ 説明は院内の機器管理専門家が行う．

教育の頻度は高ければ高いほどよいのはいうまでもないが，現実には時間的な制限もあるので，少なくとも①②③は実行する必要がある．また，最近の医療機器，特に患者モニタ装置などは，いろいろと設定が変えられる多機能なものになっているが，この操作をすべてマスターすることはたいへんである．その臨床現場にとって本当に必要な部分の理解にとどめるべきで，それ以外の説明はかえって混乱を招くだけである．このような説明はメーカ任せでは難しく，院内の状況を把握している院内の機器管理専門家が行うことが最適である．

3.4.4 医療機器の保守・点検

一般に，機器の故障率（トラブル発生頻度）は時間の経過とともに，図 3.12 のように変化する．まず，導入当初はいろいろな故障が発生しやすく，これを初期故障期間という．つぎに，この期間を乗り越えると，故障は減少し安定した時期がしばらく続くが，これを偶発故障期間という．そして，機器の経年劣化が進むと，また故障が発生しやすくなるが，これを摩耗故障期間という．こういった時間の経過とともに見られる故障率の変化がちょうどバスタブの形をしていることから，バスタブカーブと呼ばれる．ここで，規定の故障率を超えるようになると機器の廃棄を検討する必要があるが，この規定の故障率以下の期間を耐用寿命という．

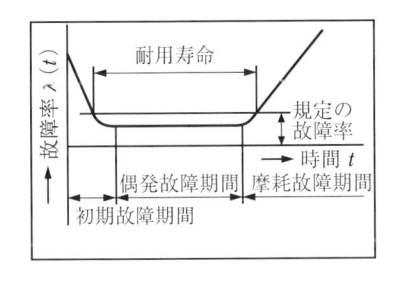

図 3.12 故障率曲線（バスタブカーブ）[4]

これらの故障に対して機器の性能水準を維持し，安全性を確保するためには，日常的もしくは定期的に点検し，異常が発見された場合は適切な処理を行うことが必要となる．

機器の点検は，日常点検，定期点検，故障点検の三つに大きく分かれる．それぞれの点検の際は専用のチェックリストを用意し必要事項を記入し保存する．点検の内容によっては専用のチェッカ（点検用機器）が必要な場合もある．

また，各点検の結果によっては，修理を必要とする場合も発生する．

〔1〕 日常点検

（a） 始業点検と終業点検　　始業点検は，機器の使用開始直前に行う点検で，簡単な目視点検と動作チェックが中心である．終業点検は，機器の使用後に，つぎ

の使用に備えて，備品類の整備および機器の清掃を行うものである。これら始業・終業点検は，使用者自身が行うのが原則である。この場合，人工呼吸器，人工心肺装置，人工透析装置などの生命維持管理装置をはじめとして臨床工学技士が操作する機器に関しては問題ないが，そうでない機器に関しては院内の機器管理専門家が，ナースをはじめとする各現場担当者に励行してもらうように適宜指導することが必要である。

（b）**使用中点検** 機器が正常に動作しているかどうかを使用中にときどき点検することも重要である。これも使用者自身が行うものであるが，やはり，院内の機器管理専門家が定期的に院内を巡回して機器の使用状況を点検することが必要である。これを巡回点検もしくは機器回診という。

〔2〕 **定 期 点 検**

機器は，特に異常がなくても定期点検をする必要がある。通常は年に1～4回程度行われるが，機器の故障が患者の危険に直結する治療器や長年使用して老朽化した機器は優先される傾向がある。

定期点検は，日常点検で行われる目視点検や簡単な動作チェックのほかに，機械的特性試験，電気的特性試験，電気的安全性試験などが加わる。したがって，機器ごとに用意されたチェックリストのほかに，専用のチェッカや一般計測器も必要となる。図3.13は，定期点検のチェックリストの一例で，デフィブリレータ（除細動器）用のものである。この際，電気的特性試験にあたる通電テストでは，専用のチェッカが使用され，出力エネルギーの測定が行われる（図3.14）。**表3.6**は現在市販されているおもな医療機器専用チェッカの一覧である。

〔3〕 **故 障 点 検**

故障点検（トラブル点検）はトラブル発生時に適切に対処することであり，実際の現場では最も重要なことである。そのトラブルの内容であるが，経験的につぎの三つに分類している。

① 取扱い上のミス：見かけ上は「故障」のようであるが，実際はそうではない「故障でない故障」のことで，トラブルの半分以上はこれである。現場の教育が鍵になる。
② 付属品などの簡単な故障：心電図モニタの電極コードなどコード類の断線や，血圧トランスデューサなどのセンサ類の不良などのことで，比較的頻繁にあるトラブルである。簡単な修理や予備品と交換することで対処できるものがほとんどである。
③ 内部故障：原則的にはメーカに依頼するが，責任がもてる範囲の小修理は院内で行うこともある。

これらのトラブルに際して重要なことは，トラブルに対する適切な診断である。これができれば，実際のトラブルの大半を占める上記の①と②に関するものは即座に解決する。また，③の内部故障に関しても，適切な診断内容をメーカの担当

デフィブリレータ・チェックシート

ME – No. : _____ 保管場所 : _____ 20___年___月___日 担当 : ____

(1) 外観（破損，紛失，清掃）及び機械的特性
 ・電極面の導電性ゼリーの付着：{ 有 / 無 }
 ・電極部の異常（傷，ゆるみ，破損）：{ 有 / 無 }
 ・電極ケーブル及びコネクタの破損：{ 有 / 無 }
 ・通電スイッチの異常（ゆるみ，紛失，作動性）：{ 有 / 無 }
 ・電源コード及びアース線の異常：{ 有 / 無 }
 ・キャスタの異常：{ 有 / 無 }
 ・備品類（誘導コード，特殊電極など）：{ 有 / 無 }
 ・消耗品（誘導性ゼリー，記録紙）：{ 有 / 無 }

(2) 充電（CHARGE）の作動性
 ・最高出力までの充電時間：_____秒 { 正常範囲 / 異常 }

(3) 通電テスト
 ・ネオンランプの点灯もしくは "TEST OK" の表示：{ 有 / 無 }
 ・DFテスタによる出力エネルギー測定

エネルギー設定値（J）	20	50	100	200	300	MAX___
出力エネルギー値（J）						

(4) バッテリの状態
 ・前回交換年月：20 年   月
 ・バッテリー駆動状態での異常：{ 有 / 無 }
 ・劣化の可能性：{ 有 / 無 }

(5) 漏れ電流
 ・出力パルス対地漏れ電流（peak値）：_____ mA（最高出力，1 kΩ負荷）
 ・商用交流漏れ電流 ⇒ （別紙）

(6) その他
 ・充電中ランプまたは表示の点灯：{ 有 / 無 }
 ・モニタ画面の輝度の低下：{ 有 / 無 }
 ・レコーダの動作異常：{ 有 / 無 }

(7) トラブルの場合
 ・サービスマンを呼ぶ必要があるか？：{ 有 / 無 }
 ・"有" の場合 連絡日：20___年___月___日 修理完了日：20___年___月___日

コメント欄：

図3.13 定期点検のチェックリストの一例

者に連絡することができるので，メーカの対応も早まる．実際，院内の機器管理専門家がトラブルを適切に診断・対処することで，メーカを呼ぶ頻度が減少し，結果として，機器のダウンタイムを大幅に減少させることができている．

また，院内で発生したトラブルの情報は，機器の安全性・信頼性の向上のため

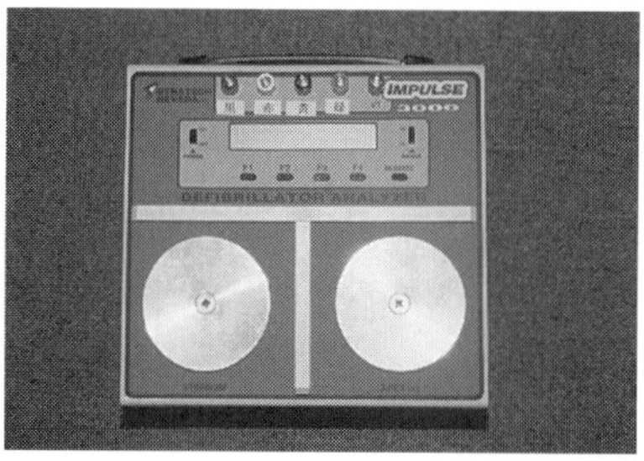

図 3.14 除細動器用のチェッカ

表 3.6 おもな医療機器専用チェッカの一覧[6]

チェッカ名	目的
電気安全解析装置	医療機器の各種漏れ電流測定，保護接地線抵抗測定，電源電圧測定，絶縁抵抗測定など，医療機器の電気的安全性に関する総合的なチェックを行う。
模擬波形発生器	心電図，血圧，呼吸，体温などの模擬波形（または値）を発生してモニタ装置のチェックや使用者教育を行う。
血圧モニタシステム解析装置	物理的な圧力を加えて血圧モニタのキャリブレーションを行う。物理的な動・静脈圧を発生したり，モニタラインの周波数特性を測定したりできる高機能なものもある。
除細動器解析装置	除細動器（デフィブリレータ）の出力エネルギーの測定のほかに，各種不整脈波形を発生して除細動のシミュレーションによる使用者教育を行う。
電気メス解析装置	電気メスの高周波出力電流の測定や高周波漏れ電流の測定を行う。
輸液ポンプ解析装置	輸液ポンプの流量測定，輸液総量測定および閉塞アラームの圧閾値の測定を行う。
人工呼吸器解析装置	モデル肺により患者のさまざまな状態を実現し，諸条件下での人工呼吸器の作動状態のチェックを行う。
IABP シミュレータ	電気的シミュレータと機械的シミュレータがある。前者は心電図とIABP 中の動脈圧波形を模擬し，後者は大動脈内のポンピングを物理的に模擬するもので，装置のチェックや使用者教育を行う。

に，随時メーカへフィードバックされる必要があるが，そのためにも，院内の機器管理専門家によるトラブルの内容の確認がぜひ必要である。

〔4〕修　　理

医療機器の修理は原則的にはメーカに依頼すべきと考えられるが，院内の機器管理専門家が，メーカ側で用意した研修会（セミナ）を受講し，メーカから修理を行ってもよいと認定されれば，院内修理は可能である。

しかし，米国の病院の BME（biomedical engineering）部門のように，点検・修理の専門家を多数擁して，積極的に多種類の機器の修理を行っている施設はほとんどなく，ごく限られた機器の修理を行っているのが現状であろう。

3.4.5　医療機器の廃棄基準

老朽化した機器は，適当な時期に廃棄し買い替えなければならない。一般的な廃棄基準を以下に示す。

① 故障修理の頻度の増加および修理費用が増大した。

② 経年変化による安全性・信頼性の低下が定期点検などの際に判明した。
③ 医療機器の耐用期間を過ぎている。

この中で③に関しては，耐用期間で廃棄することは少なく，10年近く使用するケースが多い。また，ある機器を廃棄するということは，その代わりに新たに機器を購入する，つまり，買い替えるということである。したがって，性能面で新機種に買い替える必要性が高い場合には，その理由で廃棄時期が早まる場合もありうる。

3.4.6 保守管理の今後の課題

医療機器の保守・点検を理想的な形で完全に行うことは，臨床工学技士などの病院内の機器管理スタッフだけでは不可能であり，メーカの協力なくして成立しえないことは確かである。しかし，院内の臨床工学技士が機器の保守にかかわることで，メーカ以上に迅速なトラブル処理ができ，また，病院全体を見渡した形の機器・設備管理ができるようになることも確かである。

したがって，臨床工学技士などの機器管理スタッフとメーカとの保守に関する協力体制が重要であり，どこまでをどちらがやるかの役割分担を個々の機器について取り決めることが必要である。

現在でも，一部の大型の医療機器に関しては，保守契約を結ぶことが一般化しているが，大半の中型もしくは小型の機器の保守契約は行われていないし，保守に関する役割分担も不明確であり，保守の状況も施設によってまちまちである。PL法が施行され，医療事故の発生などにより，機器の保守に対する関心が高まる中，従来あいまいであった保守に関する責任分担の明確化が求められてくると思われる。従来の保守契約の形態にこだわらずに，新しい形の保守に関するユーザ・メーカ間の契約をすべての機器に関して検討していくことが必要となるであろう。

3.5 病院電気設備の安全管理技術

現在，病院内では生命維持管理装置をはじめとして，患者の命を支える重要な機器が多数使用されているが，その大半は接地設備を含む商用交流電源設備を使用している。したがって，もし停電事故が発生すれば，当然のことながら，これらの機器の機能のすべてもしくは一部が損なわれ，重大な医療事故につながる可能性がある。また，接地設備に不備があれば，感電事故や雑音障害が発生する可能性がある。

3.5.1 電気設備のピットフォール

臨床工学技士は，機器の専門家であり，機器の安全に対して関心が高いのは当然である。では，病院の設備に対しての関心はどうかというと，機器に対する場合は

どではないように見える。これには，病院には電気設備の専門家が別にいるのだから，その人たちに任せておけばよいという気持ちが感じられる。しかし，実際には，機器は病院の電気設備から電源をもらっているのだから，給電停止をはじめとする電源のトラブルに必然的に巻き込まれるし，また一方，電気設備もそこに接続されている機器の絶縁不良による地絡や過負荷があれば影響を受け，停電による医療事故につながる可能性もある。まして，医師やナースはまったくといってよいほど電気設備に関心はないし，また逆に，電気設備担当者も医療機器への関心はほとんどない。つまり，病院の電気設備と機器の接点はピットフォール（pitfall；落とし穴）になっているわけで，この接点に立って双方の安全性を確保する役目は臨床工学技士をおいてほかにないのである。

3.5.2 停電の種類

停電には，電力供給のなんらかのトラブルで病院全体に電力が供給されない場合と，電源に接続されている機器の絶縁不良による地絡や電源の許容量をオーバして過負荷になる場合の二通りがある。前者は供給側の問題であり，後者は使用機器もしくは使用者の問題である。いずれの場合にもその対策は用意されているが，施設のさまざまな事情から十分な対策を取り入れられない場合も多い。

3.5.3 非常電源の現状と対策

地震や火災などによる電力供給のトラブルで病院全体に電力が供給されなくなったときに，病院内の電力供給を確保するのが非常電源である。すでに述べたように，これには，立上り時間と連続運転時間により，一般・特別・瞬時特別の3種類に分けて定められているが（JIS T 1022），ではいったい，「自分の病院の非常電源はどうなっているか知っていますか」と問われて，明快に答えられる人はどれく

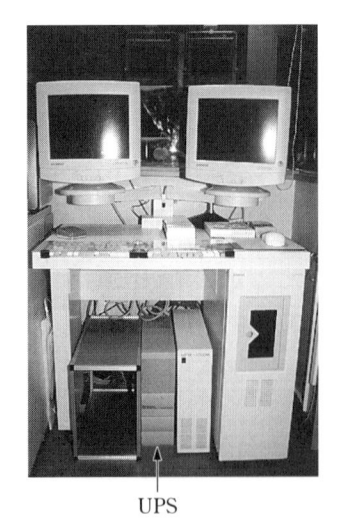

図3.15　無停電電源装置（UPS）の使用例：心臓カテーテル室のカテラボ装置の電源バックアップ

らいいるだろうか。例えば，瞬時特別非常電源は，バッテリのバックアップにより，電源の供給停止がないので，理想的な非常電源であるが，どこの病院にも設置されているかといえば，そうでもない。むしろ，一般非常電源のみのところのほうが多いのではないだろうか。そのような場合，後から電気設備を変えるのは困難な面も多いので，重要機器に関しては，バッテリ搭載形を選択するようにするか，または個別に無停電電源装置（UPS）でバックアップすることを考慮する必要がある。図 3.15 に UPS を示す。

3.5.4 過電流事故対策

いくら電力供給が正常に行われていても，電源供給回路の許容量をオーバしてしまえば，ブレーカが切れ停電してしまう。どこの施設でも過去に何回かは経験しているのではないだろうか。問題の回路の分電盤の位置さえわかれば復帰は容易であるが，それでも数十秒から数分の間，電源の供給が途絶えることになり，間が悪ければ危険な状態も起こりうる。したがって，以下のようなことを関連スタッフに覚えていてもらう必要がある。

〔1〕 **コンセント回路系統の確認**

一つのコンセントが一つの回路（許容量 20 A）に対応している場合はわかりやすいが，複数のコンセントで 1 回路の場合はそのことを表示しておかないと，許容量を超えて使用してしまうことになる。それぞれのコンセントに同じ回路であることを示す番号のラベルなどを貼るとよい。

〔2〕 **分電盤の位置**

過電流でブレーカが切れたときに，分電盤がどこにあるかわかりませんでは困る。電気設備担当者や臨床工学技士だけでなく医師やナースにもぜひ知っていてもらいたい。そして，もしブレーカが切れたら，すぐに所定の分電盤を開け，どの回路（またはメイン）のブレーカが切れているかを確認し，適切に対処する必要がある。そのとき，どのブレーカがどのコンセント回路のものかが一目でわかるように，それぞれに同じ番号のラベルを貼っておくとよい。

〔3〕 **その室全体の許容量の確認**

最近の手術室は非接地配線方式が導入されていることが多いので，一つの手術室に一つの分電盤が対応していてわかりやすい。ただ，その手術室全体の許容量は単純に 20 A（1 回路）×回路数ではなく，通常はそれ以下である。絶縁トランスごとについているメインブレーカ（1 室に二つの場合もある）の電流値の合計が，その室全体の許容量になる。また，ICU などに設置されているウォールユニットの電源の場合も，1 ベッドごとの許容量なのでわかりやすい。

しかし，慌ただしい臨床業務の中では，機器を動かすということについ気を取られて，電源の許容量のことを忘れてしまうことも十分ありうることである。そんなときに，電源供給回路の許容量をオーバしたことをいち早く知らせてくれる警報器

（過電流警報器）がある。これは，実際に許容量（定格電流）をオーバしてからブレーカが作動するまでに，数十秒から数分の時間遅れがあることを利用したもので，電源供給回路を遮断せずに警報を鳴らして使いすぎであることを知らせるものである（**図3.16**）。電気設備を新設する場合は，ぜひ設置したい。

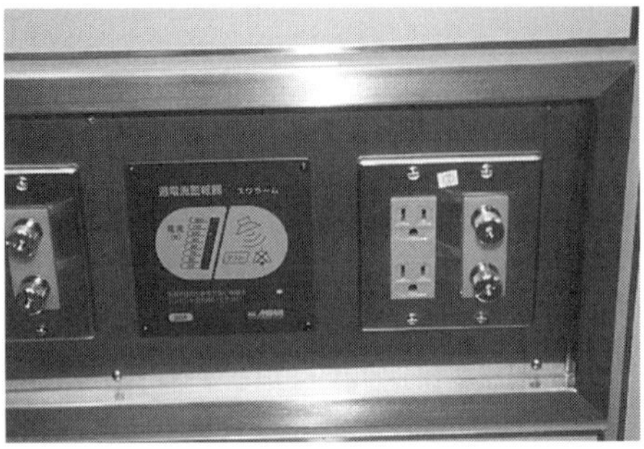

図3.16 過電流警報器

3.5.5 2Pコンセントの問題

医用室のコンセントはすべて3Pにしなくてはならない（JIS T 1022）が，このJISが制定される以前に建設した病院の場合では，2Pのコンセントの医用室がいまだに残っている。いうまでもなく，2Pコンセントの最大の問題は，医療機器の電源コードの3Pプラグが差し込めないということである。このことは，3P-2P変換アダプタを使用することを意味し，アースのとり忘れによる心電図の交流障害や最悪では感電事故にもつながりかねない。また，コンセントから抜けやすくなるので，機器へ電源が供給されなかったり，いつのまにかバッテリ駆動になっていたというようなことも起こりうる。

つねに患者がいる病室の3P化工事はたいへんなことであるが，安全のためにはぜがひでも推進しなくてはならないことである。

3.5.6 コンセントの劣化

コンセントは見かけ上破損などがなくても，長年使用しているとプラグを受ける部分のばねはだんだん緩くなっていく。緩くなると，単に抜けやすくなるだけでなく，接触抵抗が高くなることによる発熱やアース不良が起こる。

したがって，定期的にコンセントの保持力を調べる必要がある。正式な試験方法は，JIS C 8306-6「医用差込接続器の保持力試験」を参照されたいが，簡単には，医用3Pプラグとばねばかりを使って，以下のような要領で行えばよい。

① 試験用プラグを正しく差し込み，これを引き抜く方向にまっすぐに引張加重を徐々に加え，プラグが抜け出すときの値を測定する。
② 試験用プラグの刃についた油脂はベンジンで拭き取る。
③ 加重の加え方は一様な割合で行う。加重の測定にばねばかりを用いる場合は，一目の読みが1N以下または100g以下のものを用いる。

④ 保持力の測定は，同一試験品について引続き3回行い，その平均値を保持力とする。

保持力試験の結果，JIS T 1021「医用差込接続器」ならびに JIS C 8303「配線用差込接続器」において，測定値が 15～60 N（1.53～6.12 kgf）の範囲であることと規定されている。

図 3.17 はばねばかりで試験をしているところであるが，ばねばかりの代わりにプッシュプルスケールを使用すると，より容易かつ正確な測定が可能である（図3.18）。

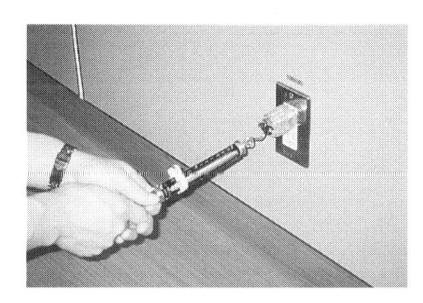

図 3.17 ばねばかりによる保持力試験

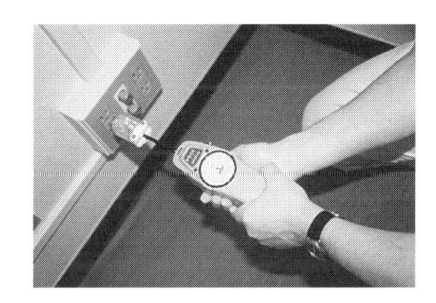

図 3.18 プッシュプルスケールによる保持力試験

また，医用 3P プラグをアースピンのみにして，同様な方法で保持力を測定すると，アースピン単独の評価ができる。

3.6 システム安全

現在の医療環境では，医療機器・設備を中心に，コンピュータおよび情報関連機器，通信機器・設備など，数多くの機器・設備が使用されている。これらの機器・設備が，特に患者にとって安全に使用されるためには，個々の機器・設備の安全を考えるだけでなく，相互に関連したシステムとしての安全を考える必要がある。この医療におけるシステム安全では，機器・システムを使用する人の問題，つまり，ヒューマンエラー（人的ミス）をいかに防ぐかといった人間工学的な問題も含まれてくる。

3.6.1 人間工学的安全対策

「人はミスを犯す」という人間の基本的な特性を前提に，機器・システムは設計・製造されなくてはならない。このヒューマンエラーの原因を除去する考え方を「人間工学的安全対策」と呼び，具体的には以下のような対策がある。

〔1〕 **フールプルーフ**（fool proof）

fool は「馬鹿」，proof は「耐える」，したがって，fool proof は「馬鹿に耐える」，つまり，「危険な行為をしようにもできない構造になっている」ということで

「予防安全」策である。医療ガスの誤接続を防止するために，ガスの種類によって，ガス配管のアウトレット（端末器）やガスホース（ホースアセンブリ）の接続部の物理的な構造（ピンの配置）が異なっているのが，その代表例である（図 3.19）。

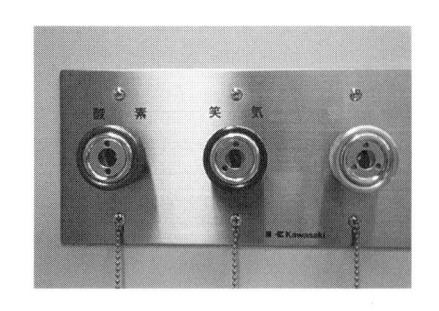

図 3.19　フールプルーフの代表例：医療ガスアウトレットのピン方式

〔2〕　**フェイルセーフ**（fail safe）

fail は「失敗」，safe は「安全」，したがって，fail safe は「もし失敗しても安全な設計になっている」ということで「危険回避」策である。電気メスの対極板コードが接続されていなかったり，対極板の接触が不十分のまま使用されると，出力電流の分流が起こり熱傷の危険性があるので，アラーム（警報）が発生して電気メスを出力させることができない設計になっているが，これはその代表例である。

また，医療機器・システムがなんらかの障害を受けても，人命にかかわるような危険な状態にはならない設計にすることも，フェイルセーフである。

〔3〕　**多重系（デュアルシステム）**

あるシステム（系）が破綻しても，別のシステムがバックアップして，同等の機能を保持できるシステムのことである。通常の商用交流電源駆動だけでなく，内蔵バッテリによる駆動も可能な医療機器（IABP，輸液ポンプ，除細動器など）や UPS（無停電電源装置）を使用している医療システム（ICU の患者データ管理システム，心臓カテーテル室のカテラボシステムなど）がその代表例である。

〔4〕　**警報システム**

医療機器が患者に使用されているとき，患者に発生した異常状態をいち早く知らせるのが，警報システムの最大の役目である。また同時に，医療機器自身に発生した異常も，警報システムによって迅速に知らせなくてはならない。患者モニタ装置は，心電図，血圧，呼吸，体温などの生体パラメータを連続的にモニタし，異常が発生すると，音と光で人に知らせる装置であるが，センサコードの断線やテレメータの電池消耗などの装置側の異常も警報システムで知らせる。通常はその緊急度や内容に応じて音（周波数，パターンなど）や表示（メッセージ，ランプ色など）を変化させている。

〔5〕　**人間工学的な配慮・設計**

人間の特性に合った設計は，操作者のストレスを少なくし，誤操作を防止する。具体的には，以下のようなものが挙げられる。

☕ コーヒーブレイク ☕

除細動器における二つのパワースイッチの危険性

　毎週行っている除細動器の巡回点検で，ICU に設置されている除細動器の通電テストをしようとして，エネルギー充電のスイッチを押したところ，充電の途中で除細動器の電源が切れてしまった。電源プラグはコンセントに確実に接続されているので，内蔵のバッテリやその充電不足があっても交流駆動はできるはずである。当初，除細動器本体の故障が疑われたが，再度詳細に点検すると，フロントパネルにある通常の電源スイッチのほかに，除細動器背面にあるもう一つの電源スイッチがオフになっていた。このスイッチがオフになっていると，コンセントを抜いた状態と同じことになる。つまり，バッテリ充電もできなければ，交流駆動もできなくなる。

　通常，このスイッチは除細動器背面の非常に目立たないところにあるので，使用者である医師やナースにはほとんど知られていない。また，充電状態で保管することになっている除細動器の場合，購入以来このスイッチをオフにする必要も一度もなかったのである。しかし，だれかがこのスイッチの存在に気づき，オフにしてしまったのである。この除細動器はそのまま臨床で何回か使用され，バッテリがほとんど空になってしまった時点で，巡回点検により発見されたのである。危うく，つぎに臨床使用されるところだった。

　早速，この無用な危険きわまりない背面スイッチをオフにできないように，プラスチック板でカバーをした。つまり，フールプルーフの工夫を行ったわけである（図）。

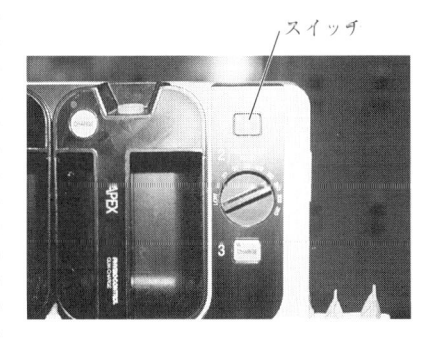

（a）フロントパネル上の電源スイッチ（このスイッチでバッテリの充電回路以外の電源オン/オフを行う。通常はこの電源スイッチだけを使用している）

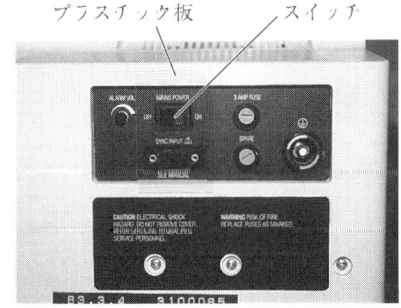

（b）背面の電源スイッチ（このスイッチでバッテリ充電回路を含む全回路のオン/オフができるが，実際上，このスイッチをオフにすることはない。オフにできないように，プラスチックの板でカバーしてある）

図　除細動器のパワースイッチに施したフールプルーフの工夫[7]

① 適切なマンマシンインタフェース（簡単なキー操作など）
② 適切な配置（操作部は右側など）
③ 操作方向と機能変化方向の一致（つまみは右に回すと増加など）
④ 重要度や使用頻度による差別化（つまみやキーの大きさを変えるなど）
⑤ 標準化（付属品や消耗品などの互換性）
⑥ コーディング（形や色などの統一）

〔6〕 **考えられうるリスクを考慮した設計**

機器の使用状況や使用環境において，考えられうるリスクを十分に考慮した設計は重要である．具体的には，以下のようなものが挙げられる．

① 耐水性（薬液や血液に対する，防滴，防沫，防浸）
② 耐熱性（オートクレーブ滅菌，EOG 滅菌など）
③ 耐薬品性（アルコール消毒，ホルマリン滅菌など）
④ 重心の安定性（輸液ポンプの転倒防止など）
⑤ 混信対策（テレメータのゾーン配置など）
⑥ 電磁障害対策（イミュニティの向上など）

3.6.2 システム安全の分析手法

事故の原因を分析するために，FTA や FMEA などの分析手法が利用される．

〔1〕 **FTA**（fault tree analysis；故障の樹分析）

発生する可能性のある事故・故障の原因を究明するために，それぞれの事象を論理積や論理和で記述し，最終的な原因までを分析する手法である（**図 3.20**）．

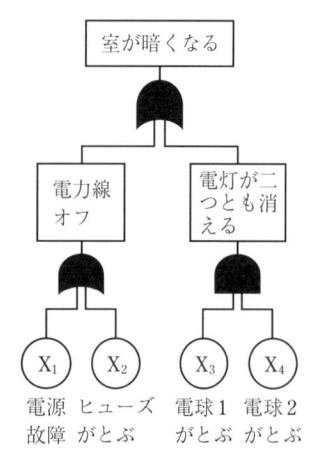

図 3.20 FTA の事例[4]

部屋に電灯が二つある．電源線からはヒューズを介して配線してある．「部屋がまったく暗くなる」事象を故障の樹で示したもの．一番下の○印は，これ以上細分化されない原因を示すが，これがチェックポイントになる．

〔2〕 **FMEA**（failure mode effect analysis；故障モード効果分析）

発生した事故・故障をつぎの手順で分析する．

① 事故・故障を定義する．

② システムの構成図を書き，各要素の機能，相互関係を明確にする。
③ 事故・故障の発生部分を表にリストアップする。
④ 事故・故障の重要度を区分する。
⑤ 事故・故障のシステムに与える影響（効果）を分析する。
⑥ 事故・故障の頻度を調べる。
⑦ 問題点を検討して，適切な対策を検討する。

3.6.3 信頼性の確率としての評価法

機器・システムの信頼性は，信頼度，保全度，アベイラビリティなどで表す。

〔1〕 **信頼度**（reliability, R）

システム，機器，部品などが，規定の条件のもとで，意図する期間中，規定の機能を果たす確率のことである。直列系と並列系に分かれる（**図 3.21**）。

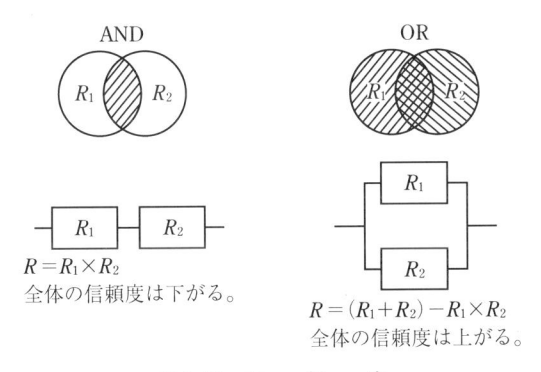

AND
$R = R_1 \times R_2$
全体の信頼度は下がる。

OR
$R = (R_1 + R_2) - R_1 \times R_2$
全体の信頼度は上がる。

図 3.21 信 頼 度

（**a**）**直列系** その系を構成するシステム，機器，部品などのすべてが，規定の機能を果たす確率で，構成するシステム，機器，部品などの個々の信頼度の積となる。つまり，論理積（AND）となる。系全体の信頼度は低くなる。

（**b**）**並列系** その系を構成するシステム，機器，部品などのいずれか一つが，規定の機能を果たす確率で，個々の信頼度の和から個々の信頼度の積を差し引いたものとなる。つまり，論理和（OR）となる。系全体の信頼度は高くなる。

〔2〕 **保全度**（maintenance, M）

修理可能なシステム，機器，部品などが，規定の条件において修理（保全）が行われるとき，規定の時間内に修理を終了する確率のことである。

〔3〕 **アベイラビリティ**（availability, A）

修理可能なシステム，機器，部品などが，必要とされるときに，その機能を維持している確率のことである。

3.6.4 信頼性の時間関数としての評価法

信頼性を時間の関数としてとらえるときには，つぎのような指標が使われる。

〔1〕 **MTBF**（mean time between failures；平均故障間隔）

故障と故障の間の無故障期間の平均値のことで，これが長ければ長いほど，アベイラビリティが高いといえる。

〔2〕 **MTTR**（mean time to repair；平均修理時間）

修理に要した時間の平均値のことで，これが短ければ短いほど，アベイラビリティが高いといえる。

〔3〕 **定常アベイラビリティ**

MTBF と MTTR から，導き出されるアベイラビリティの指標で，次式から得られる。

$$A = \frac{\text{MTBF}}{\text{MTBF} + \text{MTTR}}$$

これが高いと信頼性も高いということになる。

3.7 電磁環境と安全管理

医療現場で使用されている機器には，直接患者の治療や検査を行ういわゆる医療機器のほか，コンピュータおよびその周辺機器，携帯電話をはじめとする無線通信機器，テレビジョン，VTR，電気毛布，冷蔵庫といった一般の家電製品など，非医療機器も含まれ，医療機器と接続したり患者環境内で使用されることも多い。その結果，病院内で使用されるこういった機器どうしが相互に電磁障害を受けたり与えたりというケースが多くなってきている。

3.7.1 電磁障害と EMC

電磁障害とは，電磁波を発生する機器が他の電子機器に誤作動などの障害を及ぼすことである。「電磁障害」，「電磁波障害」，「電磁妨害」，「電磁干渉」，「雑音障害」など似たような言葉が使われるが，ほぼ同じ意味と考えてよい。英語では EMI（electro-magnetic interference）という。

ME 機器に限らず電子機器は，外部からの電磁波によって，さまざまな障害を受ける（被害者になる）ことがあるが，一方では，自分自身から発生する同様の電磁波によって，逆に，他の機器に影響を与える（加害者になる）こともある。こういった電磁的な環境で使用される電子機器に要求される条件というのは，外に対して放出する電磁波を問題がないレベル以下に抑えると同時に，ある程度の強さの電磁波を外から受けてもそれに耐えうる能力つまりイミュニティ（immunity；妨害排除能力）をもつということが必要になる。

このように複数の電子機器が使用される環境において，機器どうしが電磁的に仲良く共存することを EMC（electro-magnetic compatibility；電磁両立性）という（図 3.22）。

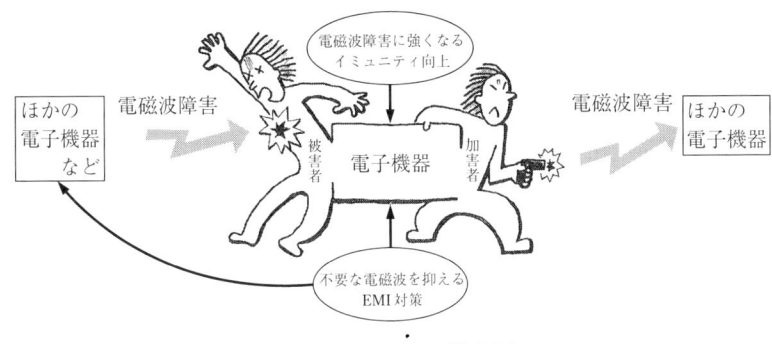

図 3.22　EMC の 世 界[11]

　医療機器がその性能を発揮するためには，EMCを向上維持し，これが損なわれることがないようにしなくてはならない。

3.7.2　医療電磁環境の特徴と現状

　電磁障害は，広く一般社会において問題になっていることであるが，特に医療においては，以下のような理由で電磁障害が発生しやすい状況がある。
① 生体信号は微小である。
② 精密機器と高エネルギー機器が同一の患者に使用されることがある。
③ 一人の患者の回りに多くの機器が同時に使用されることが多い。

表 3.7　病院内における電磁障害

原　因	妨害波の種類	ME機器に与える障害
商用交流	低周波	モニタ障害
電気毛布	低周波 パルス雑音	モニタ障害 電子機器の誤作動
除細動器	直流パルス 放電雑音	機器入力回路の破壊 電子機器の誤作動
パソコン 電子機器	パルス雑音 高周波	モニタ障害 テレメータの受信障害
静電気放電	放電雑音	電子機器の誤作動
MRI	高周波 静磁界	モニタ障害 ペースメーカの誤作動 心内電極誘導電圧
高周波治療器 ハイパサーミア	高周波	モニタ障害 ペースメーカ誤作動 心内電極誘導電圧
電気メス	低周波 高周波 直流パルス	モニタ障害 テレメータの受信障害 ペースメーカの誤作動 電子機器の誤作動
携帯電話	高周波	電子機器の誤作動 ペースメーカの誤作動
電源	瞬停 電圧変動 インパルス	電子機器の誤作動
テレメータ	高周波	混信

④ 一つの病院内で多数のテレメータが使用されている。

表 3.7 は，病院内で考えられる電磁障害にはどのようなものがあるかについての一覧表である。最も身近な電磁障害である商用交流障害（ハム）をはじめとして，いろいろと原因となるものがあることがわかる。この中で，除細動器，MRI，電気メス，高周波治療器，ハイパサーミア，携帯電話，テレメータといったものは，ある程度の出力を出さないと本来の機能を果たせないので，やむをえない面があるが，その他のものは妨害波となる不要な雑音であり，なるべく抑制する努力をする必要がある。また，影響を受ける機器に関しても，どういうものに対してどういう影響が出るかを十分に認識して，対処しておくことが重要である。

ここでは，商用交流障害，電気メス，携帯電話，テレメータの場合について言及する。

3.7.3 商用交流障害

心電図，筋電図，脳波などの生体電気信号を計測する際，患者の体や入力コードに商用交流（50 または 60 Hz）が誘導され，雑音となって生体電気信号に重畳されてくることはしばしば経験することである（**図 3.23**）。この商用交流雑音（ハム）混入の原因としては，一般的には以下ようなことが挙げられる。

① 心電計・心電図モニタなどのアースがされていない。

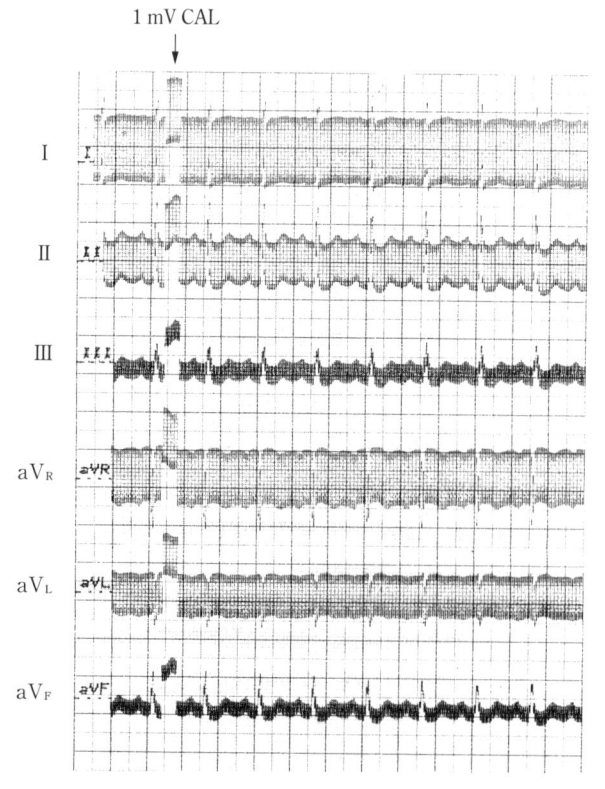

図 3.23　心電図へのハム混入

② その他の ME 機器（輸液ポンプなど）のアースがされていない。
③ ベッドをアースしていない。
④ 一般の電気機器を使用している。
⑤ 電源コードが患者の体の近くにある。
⑥ 電極の接触状態が悪い。
⑦ 電極と誘導コードの接続状態がよくない。
⑧ 電極の誘導位置が適切でない。
⑨ 誘導コードが断線している。
⑩ 病院の設備や環境が原因（天井裏や壁面内の電源線の配線など）となっている。

3.7.4 電気メスによる電磁障害

電気メスは強力な高周波（500 kHz～数 MHz）エネルギーによって，生体を切開したり血液を凝固させたりする手術器で，現代外科手術にはなくてはならない機器である。しかし，微小な生体電位の計測器である心電図モニタ，精密な治療器であるペースメーカなどと同時に使用する場合，これらに障害を与えることがある。

〔1〕 モニタ装置への障害

心電図や血圧などの生体信号のモニタリング中に電気メスを使用すると，モニタ波形に雑音が混入し観察不可能になることがある（図 3.24）。特に生体電気信号である心電図の場合には顕著である。しかし，このことがあまり重大な問題にならな

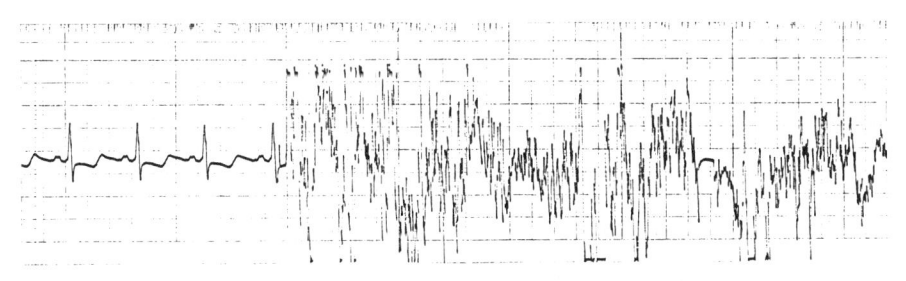

（a）非接地（フローティング）型電気メス使用時

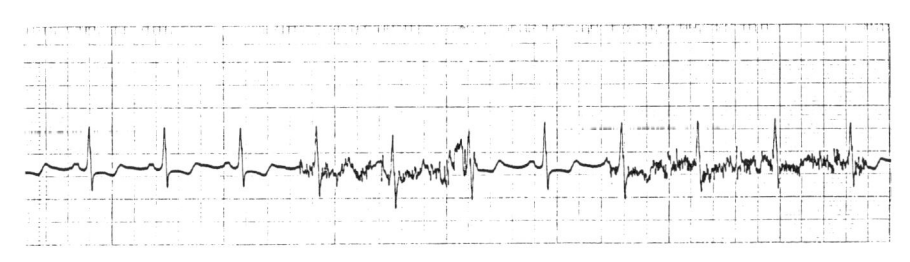

（b）接地型電気メス使用時

フローティング型電気メスの方が障害が大きい

図 3.24 電気メスによる心電図モニタ障害

いのは，障害が間欠的かつ可逆的であり，また，動脈圧を同時にモニタリングする場合は，これがバイタルサインとしての役目を補完するからである。

〔2〕 ペースメーカへの障害

心臓ペースメーカにはデマンド機構といって，自発（自然心による）の心電図が出ると，ペーシングを一時止める機構がある。ペースメーカを使用している患者に電気メスを使用すると，パルス状の電圧変化が生じるが，それを自発の心電図と誤認識して，ペーシングが停止してしまうことがある（**図 3.25**）。これは治療器の機

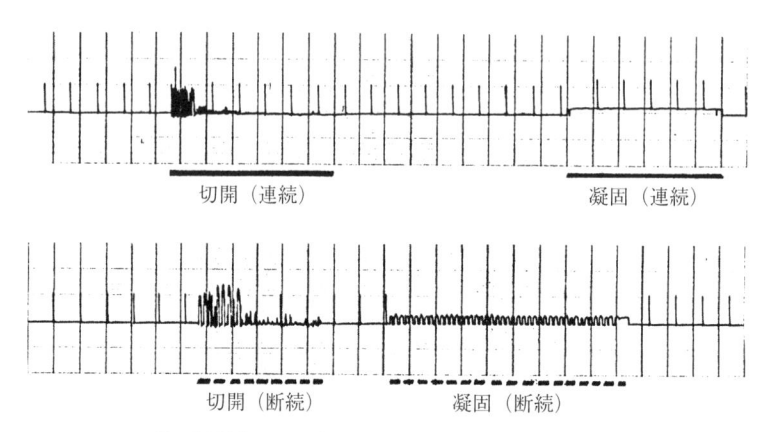

切開（連続）　　凝固（連続）

切開（断続）　　凝固（断続）

特に断続使用の場合にペーシングが抑制されやすい

図 3.25 電気メスによるペースメーカ障害（デマンド機構への影響）

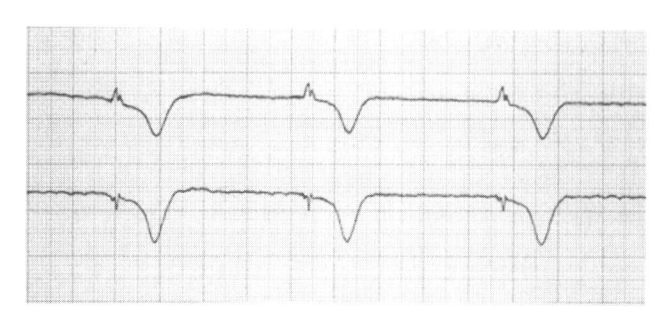

（a） EMI前，HR：34（自己脈），バックアップレート 30

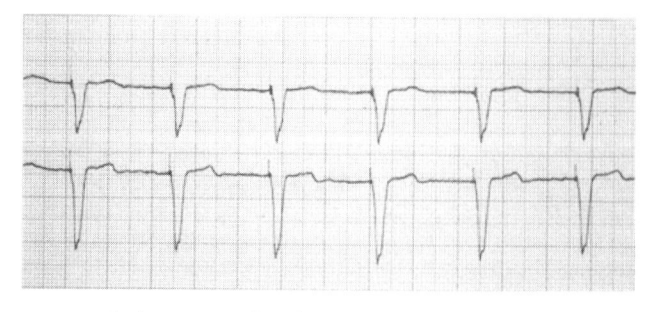

（b） EMIにより設定レートが 30→65 へ誤変更

図 3.26 電気メスによるペースメーカ障害（プログラム機構への影響：ジェネレータ交換時に見られた設定レートの誤変更）

能そのものに影響があるという意味では問題であるが，間欠的かつ可逆的な障害であるためにそれほど深刻な問題とはなっていない。しかし，電気メスによって設定モードが変更されるようなこともまれにはあるので（図3.26），ペースメーカ患者に電気メスを使用しなくてはならない場合は，十分な使用中の注意と使用後の確認が必要である。

〔3〕 シリンジポンプの誤作動

電気メスを使用したら，シリンジポンプが誤作動して，降圧剤が急速注入されてしまったという事故報告がある。原因は，電気メスのメス先電極コードがシリンジポンプの上に乗っていたために，ここから内部の電子回路にノイズが誘導され誤作動したものと考えられた。シリンジポンプに限らず，電気メスによる電子回路（特にコンピュータなどのディジタル回路）の誤作動はありうることなので，十分な注意ならびに対策が必要である。

3.7.5 携帯電話による電磁波障害

電気メスのように治療の目的で高周波電磁界を使用し，これが妨害波となって他の医療機器に影響を及ぼすことがあることは前述したとおりであるが，この場合，使用者はそのことを十分に考慮して機器を使用しており，もしトラブルが発生しても適切に対処できるような体制ができているのが普通である。ところが，最近，医療機器への影響で問題になっている携帯電話の場合は，医療スタッフの目の届かない病室などへ一般人が容易に持ち込みうるし，もしそこで医療機器が使用されていると誤作動などの影響を及ぼす可能性があり，大きな問題となっている。

〔1〕 国 の 指 針

平成9年3月に，「医用電気機器への電波の影響を防止するための携帯電話端末等の使用に関する指針」（以後は単に「指針」）が，不要電波問題対策協議会（不要協）から発表された（巻末の参考資料を参照）[9]。このとき発表された指針は不要協が平成7年度から8年度にかけて，現在運用されている延べ727機種の医用電気機器について実施した実験データに基づき作成されたものである。また最近では，「電波の医用機器等への影響に関する調査報告書」が平成14年3月に社団法人電波産業会（総務省委託）より発表され，不要協調査以降使用されることになった第3世代携帯電話ならびに無線LANなどによる医用機器への影響についての評価が行われたが，現行指針の変更はなかった。

その指針には，携帯電話（端末）のほかに，PHS（端末），PHS基地局，コードレス電話，アマチュア無線機，無線LAN，構内ポケベル基地局，テレメータなど，医療環境で使用される可能性のある無線通信機器を病院内で運用する際の注意点が書かれている。

携帯電話に関しては，手術室，ICU，CCUなどでは「持ち込まない」が原則，やむをえず持ち込む場合は「電源を切る」である。検査室，診察室，病室および処

置室などでも，原則として「電源を切る」であるが，注意書きには「各医療機関が独自に使用者や使用区域を限定して携帯電話を使用できる区域を設定できる」とあり，医療機器を使用していない病室などでの使用は可能である。また，ロビーつまり待合室など，通常は医療機器が存在しない場所でも，携帯電話の使用は可能となっている。

〔2〕 各医療機関における携帯電話対策

指針では携帯電話が使用可能な場所を提示しているわけであるが，多くの医療機関では一律全面使用禁止にしているのが現状である。しかし，患者のQOLに配慮すれば，問題のない範囲内で携帯電話との共存を図る姿勢も望まれる。ただその場合，臨床工学技士などの専門家が実際に携帯電話による生命維持管理装置などへの影響を調べ，適切な評価を行うことが必要であろう。

3.7.6 医用テレメータの混信

病院内における電磁環境の管理を考える場合，最も重要と思われるのが，テレメータの混信などのトラブルを未然に防ぐために必要な適切な無線チャネル管理である。

〔1〕 「小電力医用テレメータ」とは

平成元年4月に新電波法が施行され，これに伴って，医用テレメータも「小電力医用テレメータ」と呼ばれる新しい型のテレメータに替わった。旧電波法に基づくテレメータは，新電波法に合致しないため現在は使用できない。

小電力医用テレメータでは，各メーカ共通の限られた範囲の周波数（医用テレメータ用の専用バンド）を利用するので，一つの病院で使用できるチャネルの数も限られる。また，テレメータどうしの混信を防ぐために，同一病院内での使用場所を限定するゾーン配置など，従来にはなかった注意が必要である。

〔2〕 ゾーン配置

同一病院内で，同じチャネルのテレメータを使用してはいけないことは当然であるが，チャネルは違っていてもテレメータどうしの相性が悪いと干渉し合って受信障害を起こすことがある（近接チャネル，相互変調など）。

小電力医用テレメータではこれを防ぐために，相性のよいチャネルを同じグループに，相性の悪いチャネルを別々のグループに振り分けた。このグループのことをゾーンと呼んで，10のゾーンを10色に色分けしている。送信機には，一目でどのゾーンに属しているかがわかるように，その色のラベルが貼られている。

〔3〕 無線チャネル管理者

小電力医用テレメータの詳細に関しては，1989年日本電子機械工業会発行の「小電力医用テレメータ運用の手引き」に記載されているが，これには，病院に設置されるすべての送信機のタイプ，無線チャネルをつねに把握管理する無線チャネル管理者を置く必要性と，医用テレメータの納入業者に対する無線チャネル管理者

への届出義務がうたわれている。

また，2002年には医用電子機器標準化委員会により「小電力医用テレメータの運用規定」ならびに「小電力医用テレメータ運用の手引き」が改定され，その手引きの中に，「無線チャネル管理者：病院内で使用されるテレメータシステムについて，その無線チャネル管理，ゾーン配置，受信アンテナシステム敷設，設置環境調査，電波障害調査と対策などを統括し，電波環境の安全性，信頼性を確保する立場の人です。医用テレメータを使用する病院は，必ず置いて頂くことが必要です。無線チャネル管理者の資質としては，工学知識をもつ臨床工学技士が最適任です。」（原文のまま）というように，無線チャネル管理者の役割の拡大とその役割を担う臨床工学技士が明記されたことに注目されたい。

3.7.7 EMC 管理者

携帯電話に関する具体的な対策を提案したり，「無線チャネル管理者」として医用テレメータの無線チャネルを適切に管理したり，またその他病院内で発生するEMC全般の問題に専門的に対処するためには，EMCの専門家である「EMC管理者」が各病院内に配置されていることが必要である（表3.8）。この「EMC管理者」には現在の医療職の中では臨床工学技士が適任と思われるが，さらに，日本生体医工学会および日本医科器械学会によって合同認定される「臨床ME専門認定士」など，より専門性の高い資格が望まれるかもしれない。

表3.8 「EMC管理者」とは

- 病院内で使用される機器どうしのEMCを確保する。
- 小電力医用テレメータの『無線チャネル管理者』を兼任する。
- 携帯電話の院内規制を適切に行う。
- 病院内で使用される通信システムを見直す。
- 外来電波障害を防ぐための病院施設のシールドを検討する。

3.7.8 EMCに関する法的な規制

医用電気機器に対するEMC規格は，1993年にIEC（International Electrotechnical Commission；国際電気標準会議）の60601-1-2として発行された。これには，電磁妨害波の抑制（emission）および電磁妨害波の排除（immunity）に対する要求事項が含まれている。

〔1〕 電磁妨害波の抑制

電磁妨害波の抑制に対する要求項目には，① 低周波妨害と ② 無線周波妨害があるが，前者は適用から除外され，後者のみについて基本的にはCISPR-11の要求事項に従うことを規定している。

CISPR（Comite International Special des Perturbations Radioelectriques，フランス語）は「シスプル」と読み，国際無線障害特別委員会のことである。そのPub.11で，ISM高周波利用設備（ISM装置）に関する妨害波の許容値および測

このISM装置というのは，その装置内で高周波エネルギーを発生し，そのエネルギーを装置内あるいはその周辺の限られた範囲内で，工業・科学・医療用の目的のために利用する装置（ただし，無線設備，通信設備，情報技術装置は含まれない）で，ISMはindustrial, scientific and medicalの略である。これには，2 450 MHzなどの特定の周波数帯を利用するものとそうでないものがある。前者には，無線通信の保護の観点からの出力の制限はない（人体に対する健康安全の観点からの制限がある）。後者には，医療用の場合，装置から30 m離れた場所，あるいは装置が設置されている敷地の境界線で，電界強度は100 mV/m以下とわが国の電波法で定められている。医療用の装置としては，高周波治療器，電気メス，ハイパサーミア装置，MRI装置などがある。表3.9は，高周波エネルギーを利用するISM装置の例を挙げたものである。

表3.9 高周波エネルギーを利用するISM装置[10]

工業用装置	ビニル溶着用の高周波ウェルダ，木材乾燥用の誘電加熱装置，金属焼き入れ用の誘導加熱装置，食品加工用の電子レンジなどの各種《高周波加熱装置》，アーク溶接機，超音波加工機，超音波洗浄機，レーザ加工機，単体のスイッチング電源など
科学用装置	スペクトラムアナライザ，周波数カウンタ，高周波信号発生器など
医療用装置	電気メス，高周波治療器，MRI装置，癌治療のハイパサーミア装置など
家庭用装置	電子レンジ，電磁調理器，超音波洗浄機など

〔2〕 電磁妨害波の排除（イミュニティ）

IECのイミュニティ規格では，静電気放電，放射無線周波電磁界，過渡現象（バースト，電源サージ）に関する要求事項がある。

IEC 60601-1-2：1993（第1版）とその翻訳規格であるJIS T 0601-1-2：2002では，放射無線周波電磁界（周波数26 MHz～1 GHz）に対するイミュニティ（妨害排除能力）について，一般の医用電気機器の場合，3 V/mの電界強度に耐えることが要求されている。さらに，IEC 60601-1-2：2001（第2版）では，輸液ポンプなどを含む生命維持装置に関しては，10 V/mの電界強度に耐えることが要求されている。

☕ コーヒーブレイク ☕

携帯電話の場合はどうなの？

3 V/mの電界強度は出力0.8 Wの携帯電話端末から約1.7 m離れたときに得られる値であり，10 V/mの電界強度は約50 cm離れたときの値である。したがって，IECやJISの規格をクリアしていても安心できないかもしれない。ユーザとしてはその医療機器が携帯電話からどれくらいの距離で影響が現れるかを知りたいはずである。

〔3〕 人体に関する電磁界防護

人体に関する安全確保のためには，電磁界防護の指針が必要とされるが，これについては，1990年6月に郵政省から「電波防護指針」が公表されている。そこでは，電磁界による非熱作用が現状では十分に明らかになっていないことから，熱作用を中心としたものとなっている。

内容は，体重1 kg当りの吸収電力であるSAR（specific absorption rate；比吸収率）を考え，全身平均SARが0.4 W/kg以下であることを基準にして，各周波数帯における電界強度および磁界強度に関する防護指針値が与えられている。

3.8 医療機器関連情報の管理

病院内の臨床工学部門の仕事の一つとして，医療機器管理が今後ますます重要になってくると思われる。現在でも，市販もしくは自作の機器管理データベースソフトを使って，機器管理の電子化を進めることが定着しつつあるが，今後は医療機器から出力されるさまざまな情報の管理も重要になってくると思われる。これらの情報には，生体パラメータや機器操作管理履歴をはじめとして，関連のアラーム情報なども含まれる。臨床工学技士は機器管理の専門家として，このようなさまざまな医療機器関連情報の総合的な管理業務にも積極的にかかわる必要があると思われる。

また最近では，パソコンのみならずバーコードやICタグを用いた医療機器管理システムの開発も行われているが，臨床工学技士はこうしたシステムを利用するのみならず，システム開発にも積極的に参加して，よりよい管理システムの構築に携わることが要請される。

本章を終わるにあたり，日本より一歩進んだME機器管理を行っている米国の状況について述べる。

米国では病院内の機器管理をBME（biomedical engineering）部門という機器管理専門の部門が一手に引き受けている。部門の責任者であるCE（clinical engineer）は，AAMI（Association for Advancement of Medical Instrumentation）という医療機器に関する最も権威ある組織から，病院における医療機器・設備の総合管理者としての資質を認定された者で，メンテナンスの実戦部隊であるBMET（biomedical equipment technician）を指導する立場にもある。米国の規模の大きい病院のBME部門では数人のCEと数十人のBMETという構成が一般的である。CEはBME部門が行うメンテナンス業務を計画立案したり，FDAや病院評価機構に必要な書類を提出したりといったことを行っている。アメリカの病院評価機構による査定は即病院経営に大きな影響を及ぼすことになる（査定によりランクが下がると病院の死活問題になる）。またアメリカのBME部門ではいわゆるME

機器のほかに放射線機器，検査機器さらに病院設備までを総合的に管理（購入から廃棄まで）しているので，必然的にCEの存在は大きくなる。

　米国と日本では国や医療体制が大きく異なるので単純に比較はできないが，現在日本でこのCEに最も近いのが，臨床ME専門認定士であろう。その大半は第1種ME技術実力検定試験に合格した臨床工学技士であり，今後は日本でもぜひ必要となる医療機器の総合的管理の核になっていくことが期待される。

4 医療ガスの安全管理

　医療ガスとは診療の用に供する酸素，各種の麻酔ガス，医療用圧縮空気，窒素などをいう。この医療ガスは，現代医療を遂行するためには欠くべからざる要素の一つでもある。しかしながら，その使用方法や保守点検が適切に行われない場合には，患者に低酸素症などの重篤な障害を与えることになる。本章では，医療ガスに関する理解を深めるために，医療ガスの種類と性質および用途，その供給方法，医療ガスを使用する際に起こりうる異常，それを防止するための安全基準について解説する。

4.1　医療ガスの種類と性質および用途

　各種の医療ガスの用途は，直接治療に使用されるもの，治療効果を向上するために使用されるもの，検査機器の校正用として使用されるものなどその用途は多い。これらの医療ガスの種類と性質を**表4.1**に示す。

表4.1　医療ガスの種類と性質

	酸素 (O_2)	亜酸化窒素 (N_2O)	窒素 (N_2)	炭酸ガス (CO_2)	空気	ヘリウム (He)	酸化エチレン
分子量	32	44	28	44	29	4	44
密度 　気体〔g/l〕, 室温	1.33	1.85	1.17	1.85	1.2	0.18	1.79
液体〔g/ml〕	(沸点)1.14	(室温)0.79	(沸点)0.81	(室温)0.77	(沸点)0.52	(沸点)0.13	
沸点	-183	-88.6	-196	-78	-194	-268	10
水への溶解度〔ml/(dl・mmHg)〕	0.0031 (37℃)	0.062 (37℃)	0.0022 (室温)	0.075 (37℃)	0.0025 (室温)		
臭気	無臭	甘臭	無臭	無臭	無臭	無臭	快臭 (エーテル臭)
色	無色	無色 (液化酸素：淡青色)	無色	無色	無色	無色	無色
比重（対空気）	1.105	1.53	0.967	1.529	1	0.138	1.5
燃焼爆発性	支燃性	支燃性	なし	なし	支燃性	なし	あり，毒性

4.1.1　酸素，液化酸素

① 化学名　　酸素（oxygen）は局方収載医薬品

② 分子式　　O_2

③ 分子量　　32（局方純度99.5％以上）

　医療ガスのうち酸素は最も重要なガスである。酸素は気体の状態では無色，液体の状態では淡青色であり，無臭である。化学的にきわめて活発な元素であり，希ガス類元素，金，白金以外の元素を直接酸化して酸化物を形成する。このときの酸化の際には熱を発生し酸化が促進される。強い支燃性ガスであって物質の燃焼には欠くことができない。これらの性質のために酸素濃度が増加し，あるいは酸素分圧が上昇した場合には，その周りに存在する物質の燃焼性を著しく増強する。また酸素には，水と共存下では溶解酸素の増加によって金属の酸素化を増強させ，金属の腐食を促進するなどの性質がある。通常使用しているボンベ（高圧ガス容器）は気体の状態で充填されており，圧力（ゲージ圧）により酸素の残量を把握することができる。酸素は生命維持上不可欠なものであり，大気圧（760 mmHg）下の空気には乾燥した状態では約20.9％（酸素分圧159 mmHg）の酸素が存在し，外呼吸によって取り込まれた酸素は，ヘモグロビンに化学的に結合する酸素（結合酸素）と血漿中に溶解した酸素（溶解酸素；ヘンリーの法則による）として血液中に存在するが，そのほとんどは結合酸素が占めている。

　吸入気の酸素濃度または酸素分圧が低下した場合や呼吸器系になんらかの異常が起こった場合には酸素欠乏症（低酸素症）が発生する。このとき治療方法として酸素を吸入することで血液中の酸素分圧を上昇させることができる。しかしながら一定水準以上の異常な高濃度の酸素を長時間吸入させた場合には，酸素の毒性によって呼吸器系や中枢神経系への異常を来す酸素中毒や水晶体後部線維増殖症（未熟児網膜症）が発生する危険性が非常に高くなるため，高濃度の酸素を投与する場合には十分注意する必要がある。

4.1.2　亜酸化窒素（笑気）

① 化学名　　亜酸化窒素（nitrous oxide）は局方収載医薬品
② 分子式　　N_2O
③ 分子量　　44.01（局方純度97.0％以上）

　1772年に発見され，その27年後に麻酔作用が確認されたガスである。無臭あるいはごくわずかな甘い臭いと味のする無色の気体で無刺激性であり，支燃性はあるが引火性はない。また化学的には不活発で腐食性はない。ボンベ内には液体の状態で充填されており，ガス残量はボンベの重量から把握することが可能である。ボンベ内の液体がなくなると圧力が急激に低下するために注意が必要である。生体に対する影響として，吸入した笑気は血漿中にすみやか（血漿への溶解度は窒素の約43倍，酸素の約40倍）に吸収され，また吸入を停止した場合にはその排泄は速い。このため鎮痛効果に優れ調節性があるために併用吸入麻酔に広く使われている。笑気ガスのみでは麻酔作用が弱いため通常は揮発性吸入麻酔薬や静脈麻酔と併用される。低濃度の笑気を長時間曝露すると，動物実験では流産や奇形発生のおそれがあ

るために，使用した笑気を室内に放出しないような余剰ガス排除システムを設けることが必要である。また笑気は吸入麻酔薬以外に液体から気化する際の熱の移動を利用した冷凍手術用冷媒として用いられることがある。

4.1.3 窒素，液体窒素

① 化学名　　窒素（nitrogen）は局方収載医薬品
② 分子式　　N_2
③ 分子量　　28.01（局方純度 95.5 ％ 以上）

無色，無臭のガスであって，地上 0 ℃ の空気中に 78.09 ％ 存在し，きわめて不活発で支燃性も可燃性もない。このため手術や麻酔に関連する医療機器よりの引火，発火に対し安全性が高く，湿度を含まず純度が高いことから手術機器（エアドリルなど）の動力源として利用される。また液体窒素はジュール-トムソン効果が大きく，気化熱を奪い低温度になることや，非燃性であることから冷凍手術（cryosurgery）の触媒として使用される。最近では酸素と窒素を混合して供給する合成（人工）空気の生成にも使用される。

4.1.4 二酸化炭素（炭酸ガス）

① 化学名　　二酸化炭素（carbon dioxide）は局方収載医薬品
② 分子式　　CO_2
③ 分子量　　44.01（局方純度 95.5 ％ 以上）

無色，無臭で不燃性の気体で，大気中には 0.029 ％ 存在している。毒性はないが空気中の濃度が高くなると酸欠による窒息のおそれがある（**表 4.2**）。

表 4.2　炭酸ガス濃度による危害状態

空気中の濃度〔％〕	危害状態
3〜4	頭痛から脳貧血を起こす
15 以上	致命的仮死を起こす
30 以上	致死量

炭酸ガスは乾燥状態では鉄材に影響はないが，水分を含むと炭酸水（飽和するとpH 4.5）となり鉄材を腐蝕する。一般に使用量が限られているので，ボンベによる供給が主である。ボンベ内では大半が液体として存在しているが，大気中に放出されると断熱膨張と気化熱で冷却するために，液体窒素同様に冷凍手術の触媒として使用される。また最近では腹腔鏡手術の気腹用ガスとして使用されている。

4.1.5 圧縮空気，合成空気

一般に自然に存在する空気（**表 4.3**）を圧縮装置で圧縮して除塵，除油，除菌，除湿を行い各病室に圧送される。最近では酸素と窒素を混合器でブレンドした合成空気（酸素 22 ％，窒素 78 ％）を用いる施設が増加している。また，酸素と同様に

表4.3 空気の組成（1気圧，0℃，乾燥状態）

構成ガス	容積比率〔%〕	分圧〔mmHg〕
酸　素	20.94	159.2
窒　素	78.09	593.4
炭酸ガス	0.03	0.2
その他	0.94	7.2

ボンベに充填したのもある。

4.1.6 酸化エチレン（滅菌ガス）

① 化学名　　酸化エチレン（ethylene oxide）は局方外医薬品

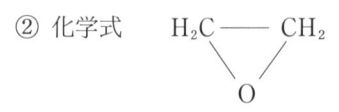

② 化学式　　$\begin{array}{c} H_2C \!\!-\!\! CH_2 \\ \diagdown \;\; \diagup \\ O \end{array}$

③ 分子量　　44.05

無色のエーテル臭の毒性の気体で，ボンベに充填されているときは液体で，水，アセトン，アルコール，エーテルによく溶ける。また非常に反応性に富み，激しい可燃性を有する。空気または酸素と混合して爆発を起こすほか，空気がなくても分解して爆発を起こす。このように不安定な性質であるため，市販品は炭酸ガスなどで希釈されている。酸化エチレンは，人体に限らずすべての生物の細胞を構成する蛋白質に作用し，生体の活性部位を破壊するほどに急性の毒性をもつため，滅菌ガスとして用いられる。また急性のみならず慢性的な曝露によって死亡や健康上の障害の報告があり，労働環境下の許容濃度として国の基準（1 ppm）が定められている。耐熱性のない医療材料の滅菌によいが，滅菌対象物は事前に乾燥しておくこと，滅菌終了時には必ずエアレーションを行うことが必要である。また滅菌済みの医療材料の保管場所の換気をよくすることが必要である。

4.1.7 吸引（陰圧のガス）

吸引は手術および呼吸管理を行う上では必要欠くべからざるものである。この吸引は吸引ポンプによって吸引用陰圧（$-40 \sim -80$ kPa の範囲に調節された陰圧）が作られ，院内各所に供給される。

4.2 医療ガスの供給

医療施設での医療ガスの供給方法（供給源）にはつぎの二通りの方法がある。

4.2.1 中央配管方式

医療施設内の決められた場所に医療ガスの供給装置を設置し，そこから医療ガス配管設備（配管）を介して院内の各部署に医療ガスを供給する方法をいい，つぎの

ような施設から構成されている。

〔1〕 定量式超低温液化ガス貯槽による供給装置（cold evaporator, CE）

液化した医療ガスを低温の状態で大量かつ安全に貯蔵できるタンク（貯槽），供給の際にそれを気化させる送気用蒸発器，圧力調整器および制御装置から構成される（図4.1）。通常この供給装置では液化酸素および液化窒素を気化させ，これらを常温の医療ガスとして各病室などに供給することができる。また送気用蒸発器で気化された医療ガスの圧力は通常686〜784 kPaであるため，圧力調整器で400±40 kPaに調整され病室などに供給される。

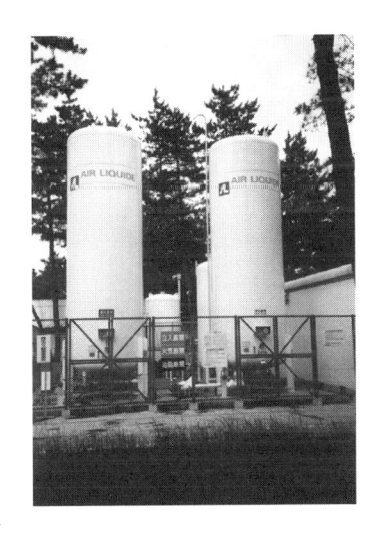

図4.1 CEシステム

〔2〕 可搬式高圧ガス容器による供給装置（マニフォールド）（図4.2）

酸素，亜酸化窒素，窒素の高圧ガスボンベや可搬式超低温液化ガス容器（liquid gas container, LCD）の集合装置のことで，それぞれ複数の容器を左右のバンク（第一供給と第二供給）に分けて設置し，その中央部にバンク切替え装置を設け，使用しているバンクが空になるともう片方のバンクから自動または手動で切り替え，医療ガスを供給する仕組みになっている。高圧容器内の圧力は非常に高いため

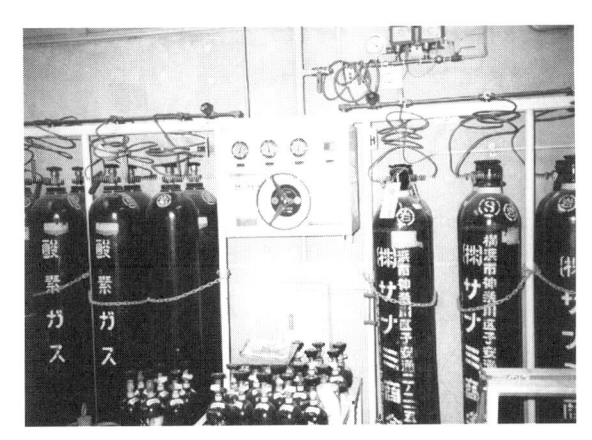

図4.2 高圧ガスボンベによるマニフォールド

圧力調整器で二段減圧して 400±40 kPa に調整され病室などに供給される。なお，医療用に使用する高圧ガスボンベとの接続部は誤接続による事故を防止するために，高圧ガスボンベのバルブ（充填口の部分）はガス別特定になっている。また二酸化炭素のバルブも同様にガス別特定になっている（4.2.2〔1〕項参照）。

〔3〕 圧縮空気供給装置

装置の構成を図 4.3 に示す。

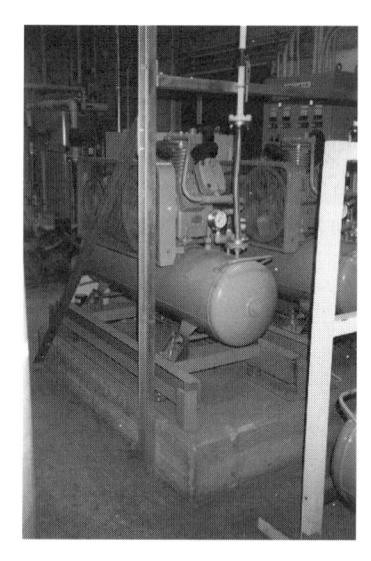

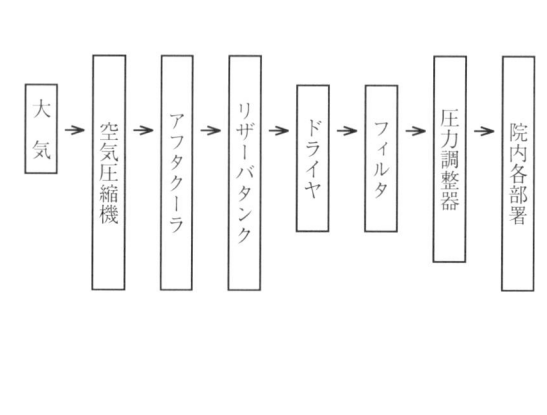

図 4.3 圧縮空気供給装置の構成

大気 → 空気圧縮機 → アフタクーラ → リザーバタンク → ドライヤ → フィルタ → 圧力調整器 → 院内各部署

（a） 空気圧縮機　空気圧縮機（エアコンプレッサ）により空気を圧縮し清浄化したものが通常使用される。しかし圧縮機周囲の空気を利用するために大気中の水分，細菌，臭い，有害ガス（SO_x，NO_x，CO など）や圧縮機自体から発生する油，カーボンなどの粒子が含まれる可能性がある。これらの問題は除湿装置やフィルタを取り付けることで，ある程度解決できるが完全なものではない。

（b） 混合ガス供給装置による方式（合成空気）　液化酸素と液化窒素の定量式超低温液化ガス貯槽による供給装置にてそれぞれを気化した後に，空気とほぼ同じ組成（酸素 22 %，窒素 78 %））に混合し，バッファタンクに貯留し，供給ユニットで圧力を調整した後に各病室などに供給される。空気圧縮機に見られるような問題はなく，臨床で必要な清浄な空気を供給することができるため，近年この方式を導入する施設が増加している。

〔4〕 吸引供給装置（図 4.4）

複数の吸引ポンプ，リザーバタンク，制御盤などから構成され，吸引圧（陰圧）を各病室などに供給する装置である。一般に水封式吸引ポンプが低騒音，保守が容易であるために多用されているが，高真空を得るためには油回転式の吸引ポンプもある。

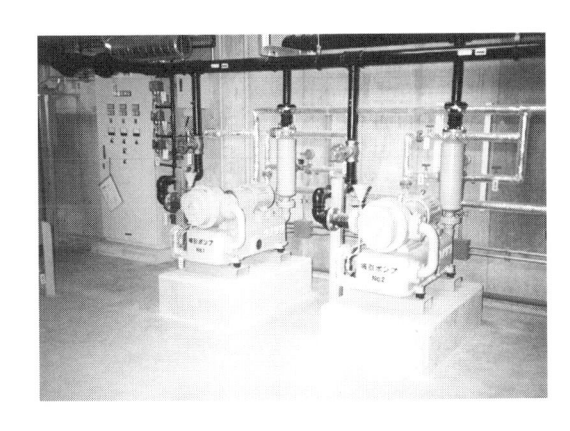

図 4.4 吸引供給装置

〔5〕 配管器具，設備

(a) 配管（送気配管）　医療ガスの配管は各医療ガスの供給源から末端にある配管端末器（アウトレット）まで医療ガスを供給するものである．この配管は配管端末器での医療ガス別または用途別に必要とする最大流量，および流量における最低供給圧を確保できる必要がある．また医療ガス配管には，医療ガス設備設置または増設の際に配管系統の確認を容易にして配管の誤接続を防止するために，ガス名および識別色で表示されている（**表 4.4**）．

表 4.4　ガス別表示[2]

ガスの種類	識別色	ガス名	記号
酸素	緑	酸素	O_2
亜酸化窒素	青	笑気	N_2O
治療用空気	黄色	空気	AIR
吸引	黒	吸引	VAC
二酸化炭素	だいだい色	炭酸ガス	CO_2
窒素	灰色	窒素	N_2
駆動用空気	褐色	駆動空気	STA
非治療用空気	うす黄色	非治療用空気	LA
麻酔ガス排除	マゼンタ	排ガス	AGS

(b) 遮断弁（シャットオフバルブ）　各医療ガスの供給設備から配管端末器までの医療ガス配管の途中に設けられるもので，手動で開閉でき，閉まっているときにはどの方向にも医療ガスを流さないバルブをいう．この遮断弁には大別して送気操作用（主バルブ）と区域分離用（ゾーンバルブ）がある．送気操作用遮断弁は医療ガスの供給源に近いところに設けられ，設備の保守点検または送気制御のために専任職員だけが操作するものである．また区域分離用遮断弁（**図 4.5**）は各病棟または診療科ごとに設けるもので，当該部門の災害時や医療ガス設備の保守時に医療ガスの供給の中断を最小限にするために用いられる．

(c) 配管端末器（アウトレット）　医療ガス供給源から配管を通して供給される医療ガスの取出し口（**図 4.6**）をいい，保守点検バルブ，ベースブロック，ソケットアセンブリから構成されている（**図 4.7**）．ソケットアセンブリには配管端

130   4. 医療ガスの安全管理

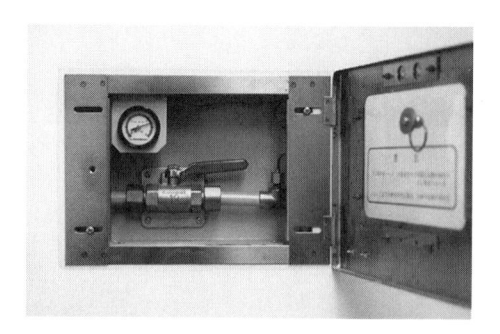

図 4.5　遮断弁（区域分離用遮断弁）

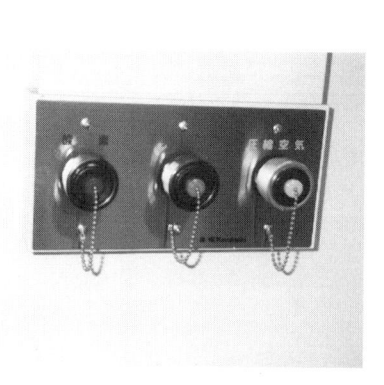

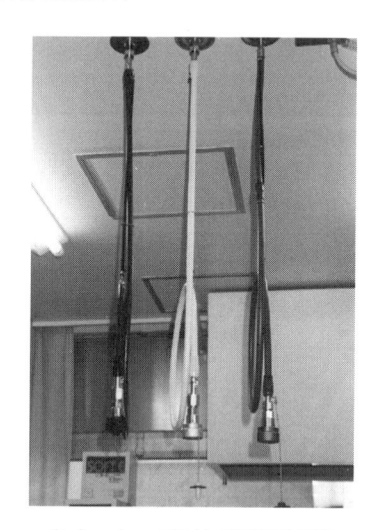

（a）壁取付式配管端末器　　　（b）ホース取付式配管端末器

図 4.6　各種配管端末器

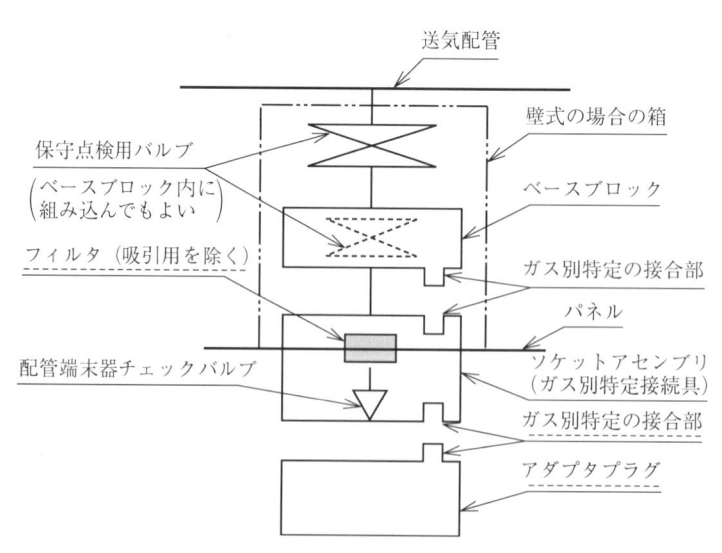

図 4.7　壁取付式配管端末器の構成模式図[2]

末器チェックバルブを内蔵し，アダプタプラグが接続されると医療ガスが流れるようになる。またアダプタプラグとソケットアセンブリの間，ソケットアセンブリとベースブロックとの間はガス別特定になっている。

〔6〕 ホースアセンブリ

配管端末器や高圧ガスボンベから人工呼吸器や麻酔器へ医療ガスを供給するのに用いるフレキシブルで耐圧性のホースのことで，ホースの両端は各種医療ガスごとにガス別特定になっており，誤接続を防止している。

〔7〕 安全機構

上記の配管端末器およびホースアセンブリには，それぞれを接続する際に誤接続を防止するためにつぎのような安全機構が施されている。

（a） ピン方式　図4.8に示すように医療ガスは配管端末器の中央の口から供

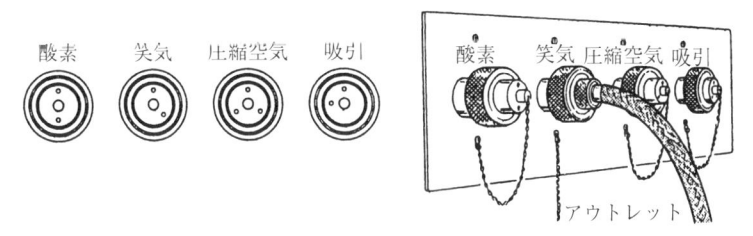

（a） 壁取付式配管端末器

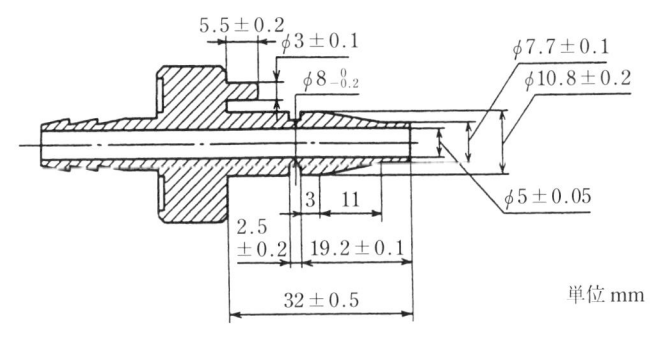

（b-1） ピン方式アダプタプラグ

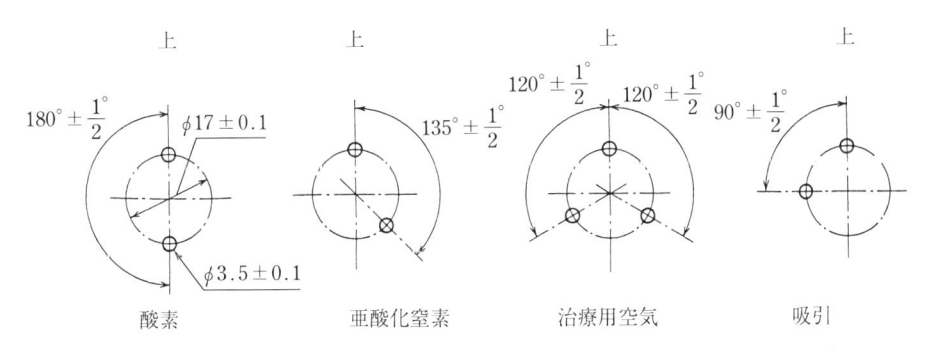

（b-2） ピン方式配管端末器のピン穴設置方向（アダプタプラグ装着方向から見た場合）

図4.8 ピン方式のアダプタプラグと配管端末器[2]

給されるが，その周りに2ないしは3の小さな孔があいている。この孔の数と配列角度の組合せにより医療ガスの種類を定め，おのおのの非互換性を保つ方式である。

（b） シュレーダー方式 図4.9に示すように配管端末器にあるリング溝およびアダプタプラグのリング部の外形，内径が医療ガスの種類によって異なり，おのおのの非互換性を保つ方式である。

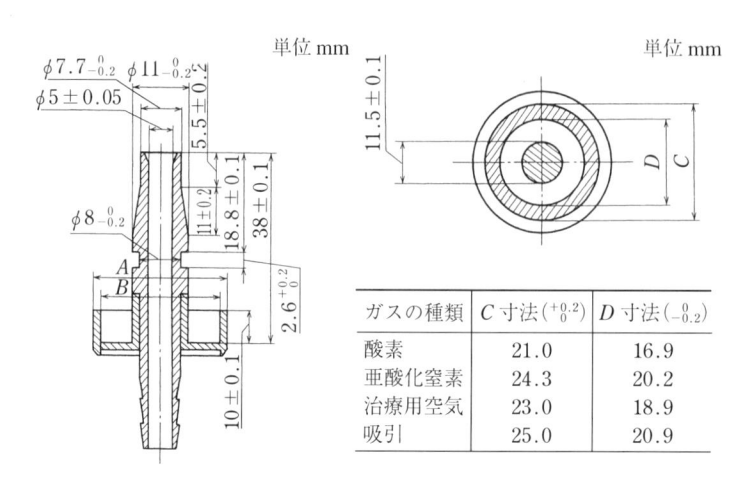

ガスの種類	C 寸法 $(^{+0.2}_{0})$	D 寸法 $(^{0}_{-0.2})$
酸素	21.0	16.9
亜酸化窒素	24.3	20.2
治療用空気	23.0	18.9
吸引	25.0	20.9

ガスの種類	A 寸法 $(^{0}_{-0.2})$	B 寸法 $(^{+0.2}_{0})$
酸素	20.6	17.4
亜酸化窒素	23.9	20.7
治療用空気	22.6	19.4
吸引	24.6	21.4

図4.9 シュレーダー方式のアダプタプラグと配管端末器[2]

4.2.2 個別方式

〔1〕 高圧ガスボンベ

高圧ガスボンベ（容器）には医療ガスが気体または液体の状態で，高い圧力で充填されている。ガスは圧力調整器（減圧弁）を用いて0.35〜0.5 MPaに減圧して使用する。ガスの種類によって高圧ガス保安法では**表4.5**に示すような塗色区分がなされている。また容器の大きさも**表4.6**に示すように分かれている。

なお，医療用に使用する高圧ガスボンベは誤使用や誤接続による事故を防止する

表4.5 医療ガスの種類と高圧ガス容器の塗色区分[3]

ガスの種類	色分け
酸　素	黒　色
亜酸化窒素	ねずみ色
圧縮空気	ねずみ色
窒　素	ねずみ色
炭酸ガス	緑　色
酸化エチレン	ねずみ色

表4.6 容器の種類

容器内のガス容量〔l〕	外径〔m〕	長さ〔mm〕	重量〔kg〕
500	102	575	6
1 500	140	850	15
6 000	232	1 200	50
7 000	232	1 380	57

ために，高圧ガスボンベのバルブ（充塡口の部分）について表 4.7 に示すように JIS B 8246 にてガス別特定化している。また二酸化炭素（炭酸ガス）のバルブは図 4.10 に示すように，内容量 40 l 未満（中・小型）のボンベにはヨーク弁を，内容量 40 l（大型）のボンベには表 4.7 に示したガス別特定バルブ（A_2 弁：W 27 P 2）になっている。なお，亜酸化窒素は 1996 年に，二酸化炭素は 2002 年にガス別特定化が行われた。

表 4.7　ボンベの充てん口の寸法[4]

単位 mm

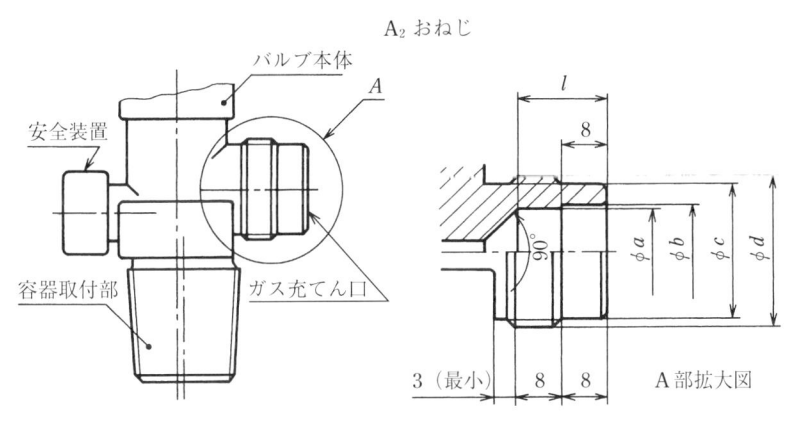

バルブの種類記号	充てんガス	ガス充てん口						
		ねじ部						
		左右の別	d	ピッチ	a	b	c	l
A_2	窒素	右	W 24	2	13.3	14.7	21	16.6
	酸素	右	W 24	2	14	14	21	16.3
	酸素/亜酸化窒素混合	右	W 27	2	13.2	18.8	24	16.7
	空気	右	W 27	2	13.9	18.1	24	16.3
	亜酸化窒素	右	W 27	2	15.3	16.7	24	15.6
	二酸化炭素	右	W 27	2	16	16	24	15.3

備考 1. 酸素/亜酸化窒素混合の混合比は，亜酸化窒素の混合率が 30 ％ 又は 50 ％ とする。
2. 充てんガス及びガス充てん口寸法は，ISO 5145 に基づいている。
3. a 及び b の寸法許容差は，JIS B 0401 の H 10 とする。
4. c の寸法許容差は，ISO 286-2 の h 11 とする。
5. 袋ナットの寸法は規定しないが，容器キャップとの関係を考慮すること。

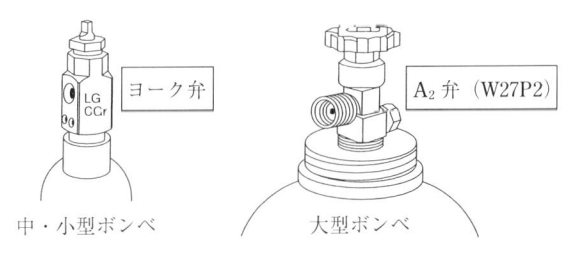

図 4.10　二酸化炭素（炭酸ガス）ボンベのガス別特定

〔2〕 移動用エアコンプレッサ

圧縮空気の配管設備がない部署において，人工呼吸器などの使用の際に圧縮空気が必要なときに使用する。

〔3〕 電気吸引器

吸引の配管設備がない部署において，気道内などの吸引の際に，電気吸引器を用いて陰圧を作り，吸引を行うことができる。

4.3 医療ガスにかかわる異常

医療ガスおよび医療ガス設備で見られる異常の中で特に注意をしなければならないものは，酸素ガスの供給停止または酸素濃度低下，および吸引設備の機能低下または停止である。酸素ガスの供給停止または酸素濃度低下が起こると，酸素療法中の患者は低酸素状態に陥り，致命的な障害を受けることになる（表4.8）。

表4.8 酸素濃度低下における症状

段階	空気酸素濃度〔％〕	動脈血酸素飽和度〔％〕	症状
1	16〜12	89〜85	脈拍・呼吸数の増加，精神集中力の低下，頭痛，耳鳴り，吐き気など
2	14〜9	89〜74	判断力の低下，不安定な精神状態，酩酊状態，頭痛，耳鳴り，吐き気，嘔吐，チアノーゼ
3	10〜6	74〜33	意識消失，昏倒，中枢神経障害，チェインストーク型呼吸出現，チアノーゼ，全身の痙攣
4	6以下	33以下	一瞬のうちに失神，昏睡，呼吸緩徐→呼吸停止→心停止

また，吸引設備の機能の低下または停止では，気管内の吸引が行えなくなり，分泌物などによる気道閉塞などの重篤な障害を引き起こす危険性がある。表4.9は日本麻酔学会がわが国における医療ガス配管設備の事故の発生（特に麻酔に関連した事故発生）について，会員の勤務する359施設（回答施設）に対して行ったアンケート調査の結果で，供給ガスの異常な消耗，ボンベの切替えミスなどの供給源の設備における異常が179件，送気配管の閉塞などの送気配管系では89件というように，多くの医療施設で経験していることがわかる。

4.3.1 供給源での異常

1）供給の中断，供給圧力の低下によるガス切れ

【事例1】 ICUで酸素を使用していたところ，急に酸素の供給圧が低下した。

《原因》 マニフォールド室でのバンクの切替えが正常に働かず，酸素の供給が停止したことによる。

【事例2】 落雷があり電気は自家発電設備から供給されていたが，そのうち人工呼吸器の圧縮空気の供給圧低下警報が作動した。

表 4.9 医療ガス設備に関する異常（日本麻酔学会）

異常項目	異常発生件数
【医療ガス供給設備】	
安全弁の異常作動	15
警報装置異常	39
供給ガスの異常消耗	58
酸素元栓の誤操作	11
ボンベ室での切替えミス	22
業者のガス供給ミス	5
供給ガス圧力異常	19
引火爆発	2
その他	8
小計	179
【送気配管】	
誤配管	3
工事等による破損	9
自然腐蝕	10
ホースアセンブリの破損	26
ラインの閉塞	16
供給量の不足	7
シャットオフバルブの誤操作	10
その他	8
小計	89
【手術室】	
引火爆発	5
耐圧管の誤接続	3
ボンベの誤接続	2
プラグピンの異常	104
耐圧管の閉塞	11
ボンベの Run away（ガス噴出）	3
補助ボンベの（緊急）使用	36
供給酸素濃度の低下	7
供給酸素圧の低下	28
急激なガスの途絶	12
小計	210
合計	478 件

《原因》　自家発電設備から圧縮空気供給装置への電源供給がされていなかったために，圧縮空気供給装置が作動しなかった。

2）　異種ガスの混入

【事例 1, 2】　手術室で麻酔を開始しようとしたところ，麻酔器に装着されている酸素濃度計の警報が鳴った。

《原因 1》　定置式超低温液化ガス貯槽に間違えて液化窒素を注入したために起こった（人為的ミス）。

《原因 2》　他の部署で使用していた酸素ブレンダの故障で，その酸素ブレンダを介して圧縮空気の配管から圧縮空気が酸素配管側に流れ込み，酸素配管中の酸素濃度が低下したために起こった。

3) 圧縮空気に関する異常

【事例】 使用中の人工呼吸器のホースアセンブリに装着されているエアドライナ（水抜き）に水分が貯留していた。

《原因》 圧縮空気供給装置での除湿機能が低下し，圧縮空気の配管を介して配管端末器から人工呼吸器に流れ込んだために起こった。

4.3.2 配管および配管端末器での異常

1) 配管の誤接続（交差接続）

【事例】 手術室の医療ガス配管の移設工事終了後の翌日，酸素マスクにより酸素を患者に投与したところ患者が苦しさを訴えた。

《原因》 移設工事の際に酸素と亜酸化窒素（笑気）の配管が交差接続されていたために起こったもので，工事後の試験や検査が確実に行われていなかった（人為的ミス）。

2) 配管端末器での異常

【事例】 人工呼吸器を使用しているときに，人工呼吸器に装着されている圧縮空気供給圧低下警報が作動した。

《原因》 圧縮空気の配管端末器にあるフィルタが配管内の汚れやごみなどで目詰まりを来したためにガス流量が低下した。

3) バルブ操作のミス

【事例】 病棟で酸素供給圧低下警報が鳴り，その後酸素の供給が停止した。

《原因》 工事の際に，酸素の使用の有無について確認せずに，区域別遮断弁を閉じたことによって起こった（人為的ミス）。

4.3.3 酸素ボンベでの異常

高圧エネルギーによる危険性（物理的性質によるもの）

【事例1】 酸素吸入療法を目的に酸素ボンベに酸素流量計を接続した後，バルブを開いたところ，接続部から発火した。

《原因》 接続部からの高圧ガスの漏れがあり，それを防止するためにグリースを使用した。このため高圧エネルギーにより発火しやすくなった（人為的ミス）。

【事例2】 酸素ボンベのバルブを開けた瞬間に圧力計が破裂した。

《原因》 圧力計の経年劣化に加え，急激なバルブの開放のために起こった。

4.3.4 高気圧酸素療法装置に関する異常

【事例】 酸素加圧を行っている高気圧酸素療法装置内で突然発火が起こった。

《原因》 患者が装置内に懐炉を持ち込んだために，発火した（人為的ミス）。

4.4 医療ガスの安全に関係する基準

医療ガスは現代医療を遂行するためにはなくてはならないものであるが，この医療ガスに関連した事故は患者の生命に対する影響が大きいことから，各法律などで厳しく規定されている。

4.4.1 法律，規定
〔1〕 薬事法による規定

薬事法とは医薬品，医薬部外品，化粧品および医療用具に関する事項を規制することにより，これらの品質や有効性および安全性を確保することを目的としており，医療ガスについては医薬品として以下のガスが規定されている。

① 酸素（局方収載，液化酸素は局方外医薬品）
② 窒素（局方収載，液化酸素は局方外医薬品）
③ 亜酸化窒素（笑気）（局方収載）
④ 二酸化炭素（局方収載）
⑤ 上記の混合ガス
⑥ 酸化エチレン（局方外医薬品）

〔2〕 高圧ガス保安法による規定

高圧ガス保安法は高圧ガスによる災害を防止するために，高圧ガスの製造，販売，貯蔵，移動およびその取扱いや消費，ならびに高圧容器の製造および取扱いを規制するとともに，民間業者および高圧ガス保安協会による高圧ガスの保安に関する自主的な活動を促進し，もって公共の安全を確保することを目的としており，規制するガスには以下のようなものがある。

① 酸 素
② 窒 素
③ 亜酸化窒素（笑気）
④ 二酸化炭素
⑤ 空 気
⑥ 酸化エチレン

＊**高圧ガスの定義**（高圧ガス保安法第2条）

① 常用の温度において圧力ゲージが1メガパスカル（$10\,\mathrm{kg/cm^3}$）以上となる圧縮ガスであって，現にその圧力が1メガパスカル以上であるものまたは温度35℃において圧力が1メガパスカルとなる圧縮ガス（圧縮アセチレンガスを除く）
② 常用の温度において圧力が0.2メガパスカル（$2\,\mathrm{kg/cm^3}$）以上となる圧縮アセチレンガスであって，現にその圧力が0.2メガパスカル以上であるものまたは温度15℃において圧力が0.2メガパスカルとなる圧縮アセチレンガス

③ 常用の温度において圧力が0.2メガパスカル以上となる液化ガスであって，現にその圧力が0.2メガパスカル以上であるものまたは圧力が0.2メガパスカル以上となる場合の温度が35℃以下である液化ガス
④ 前号に掲げるものを除くほか，温度35℃において圧力0パスカルを超える液化ガスのうち，液化シアン化水素，液化ブロムメチルまたはその他の液化ガスであって，政令に定めるもの。

〔3〕 JIS T 7101「医療ガス配管設備」

医療ガスとは，医療施設で使用される診断，治療に用いられるガスを配管により各部署に供給する設備をいう。この規格では医療ガス配管の構造機能，配置の設計，使用部材の材質，設置施工，試験検査，完成図など必要な書類などの最低基準を規定している。この規格は患者の診断，治療，予防，特に麻酔・蘇生または手術用器械に用いられる不燃性ガス用の施設に適用し，非臨床目的の配管設備には適用していない。

また，この規格に包含する機器，装置，設備などは，以下の医療ガス用のものとする。
① 酸　素
② 亜酸化窒素（笑気）
③ 空気（治療用，手術器械駆動用）
④ 窒　素
⑤ 混合ガス（上記の各種ガスを特定に混合したもの）
⑥ 吸　引

4.4.2　JIS T 7101「医療ガス配管設備」

麻酔器，人工呼吸器，酸素療法機器などのように医療ガスを駆動源として用いる際に，使用する医療機器が効果的に，また安全に機能を発揮するためには，その医療ガス配管設備の安全性が確保されている必要がある。ここでは医療機器の安全管理を行う上で，医療ガス配管設備（medical gas pipeline system）について必要と思われる事項を挙げ解説する。図4.11に医療ガス設備全体図を示す。

医療ガス配管設備は図4.12に示すように，供給装置，制御機器，監視警報設備，送気配管，配管端末器およびホースアセンブリからなる設備であり，医療施設において医療ガスを貯蔵，分布，調整して，医療ガスを用いる医療用具と連結して適切な使用に供するための配管，機械装置からなる系統的設備をいう。

〔1〕 供　給　装　置

医療ガス供給源設備で主要な部分であり，可搬式高圧ガス容器（図4.2）または可搬式超低温液化ガス容器による供給装置，定置式超低温液化ガス貯槽（図4.1）による供給装置，圧縮空気供給装置（図4.3），吸引供給装置（図4.4），また混合ガス供給装置などがあり，それらの多くは第一供給源と第一供給源からの供給を消

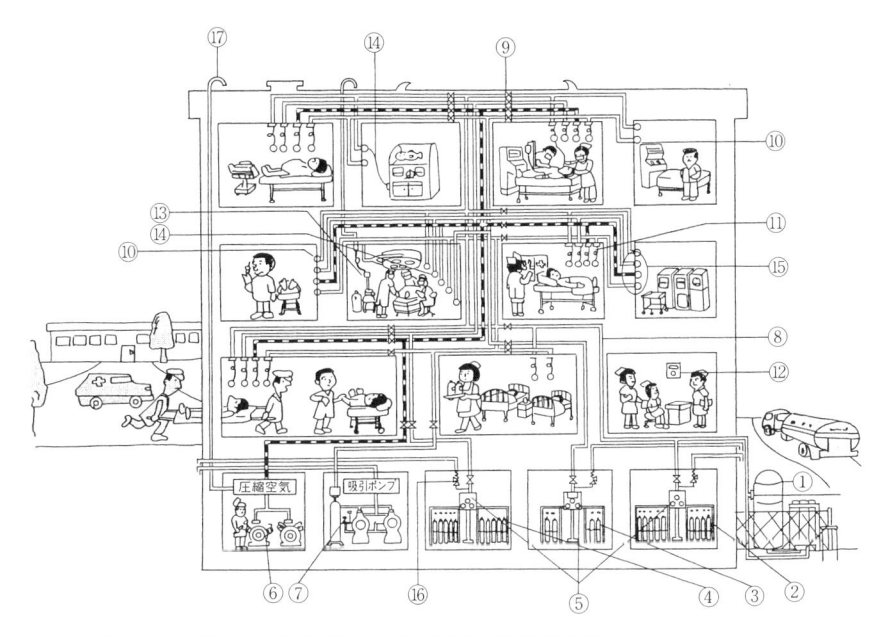

4.4 医療ガスの安全に関係する基準　139

① 定置式液化酸素貯槽による供給装置
② マニフォールドによる酸素供給源装置
③ マニフォールドによる窒素供給源装置
④ マニフォールドによる笑気供給源装置
⑤ 自動（手動）切替器
⑥ 空気圧縮機による圧縮空気供給装置
⑦ 吸引ポンプによる吸引装置
⑧ 酸素配管
⑨ シャットオフバルブ
⑩ 壁取付式配管端末器
⑪ 天井吊下げ型配管端末器
⑫ 医療ガス警報表示盤
⑬ 非常供給用酸素ボンベ
⑭ ホースアセンブリ（セカンドアウトレットなど）
⑮ 臨床用途以外のところに配管端末器は設置しない例
⑯ 安全弁（リリーフバルブ）
⑰ 空気取入口

図 4.11　医療ガス設備全体図[1]

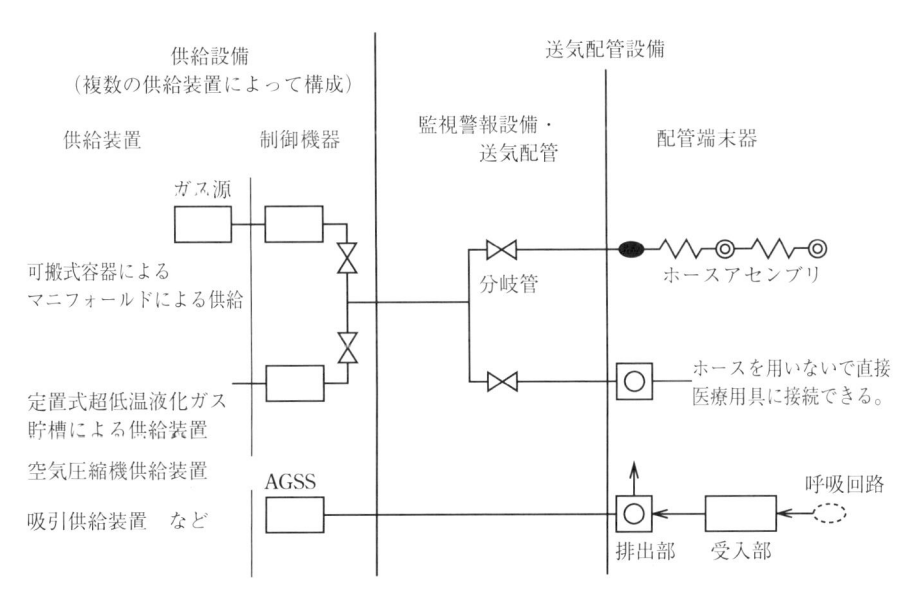

図 4.12　医療ガス配管設備の全体図[2]

費し尽くすか，故障失調のときに供給を開始する第二供給源の方式をもつ。特に定置式超低温液化ガス供給装置では多くは液化酸素であり，それには左右の定置式超低温液化ガス供給装置を交互に使用する方式と，一つだけを連続的に使用し，別に緊急用予備タンクをもつ方式がある。また，可搬式高圧ガスまたは超低温液化ガス容器による供給は，複数の高圧容器からのガスを集めて1本にまとめて供給する装置で，マニフォールドという。

これらの医療ガス設備は，医療ガスの供給の安全性を確保するためにつぎのように設備や能力などが規定されている。

（a） **標準圧力，標準流量** 各種医療ガスの標準圧力，配管端末器での最大流量などについて**表4.10**のように規定されている。手術器械駆動用の窒素と圧縮空気以外の医療ガスの標準圧力はすべて400 ± 40 kPaで，酸素は静止圧状態において，治療用空気，亜酸化窒素または二酸化炭素よりも30 kPa高くして，医療機器を介しての酸素配管への異種ガスの逆流混入による低酸素の危険性を防止している。

表4.10 医療ガス配管設備諸元表[2]

単位 kPa，吸引は$-$kPa（NL/min は1気圧0℃でのガス流量）

| | 酸素 | 亜酸化窒素 | 治療用空気 | 吸引 | | 二酸化炭素 | 手術機器駆動用 | 圧縮空気 | | 非治療用空気 |
				水封式	油回転式			治療用[1]	手術機器駆動用[2]	
標準送気圧力[3]	400 ± 40	400 ± 40	400 ± 40	40〜70	50〜80	400 ± 40	600〜900[4]	400 ± 40	600〜900[4]	300 ± 30
配管端末器最大流量[5] (NL/min)	≥60[6]	≥40	≥60[6]	≥40	≥40	≥40	≥300	≥60[6]	≥300	—

注[1] 手術機器駆動用圧縮空気と同一の供給源から，治療用空気を得る場合の数値を示す。
[2] 手術機器駆動用圧縮空気の品質についても，治療用空気と同等とする。
[3] 静止圧状態において，酸素は治療用空気，亜酸化窒素または二酸化炭素よりも30 kPa程度高くする。
[4] 配管端末器（アウトレット）に内蔵する圧力調整器を用いて標準送気圧力を使用者が現場で調整できる機構とする。
[5] 当該配管端末器だけを使用した場合に標準圧力範囲内で得られる流量。ただし，吸引の場合は開放状態で得られる流量。
[6] 同一配管区域内の一つの配管端末器において，流量が120 NL/minの場合，その圧力が300 kPaまで低下することが許される。

（b） **医療ガスの貯蔵量** マニフォールドによる供給装置では，予想使用量の7日分以上を，第一および第二供給にそれぞれ貯蔵できるようにすること。また定置式超低温液化ガス貯層による供給装置では，その満量の2/3が使用量の10日分以上に貯蔵できるように設計することが規定されている。また緊急用の予備酸素貯蔵量は当該施設の使用量の1日分以上を確保することになっている。

（c） **供給能力** 定置式超低温液化ガス貯層による供給装置およびマニフォールドでは，標準最大流量を送気中に送気圧力を標準圧力に維持できる能力がなければならない。ボンベによる供給設備には，第一，第二，予備の三つの供給装置を設置しなければならない。圧縮機を使用する治療用空気供給設備では，一つの供給装置で設備の設計流量を供給できなければならない。また，吸引供給設備では，一つの吸引ポンプで設計流量の供給ができなければならない。これらの供給装置は三基以上の供給装置を設置することが望ましい。

〔2〕 制御機器

圧力調整器，安全弁，警報用圧力検出器および手動・自動の切換器または電気開閉器などを備え，標準圧力の範囲内で標準最大流量を配管端末器まで供給するように送気配管内圧力を維持制御する機器のことである。安全弁については設定圧力を超えたときに作動して制御機器や送気配管を過剰圧から防護するための弁のことで，一次圧力調整器の下流配管内の圧力を制限する一次圧安全弁と送気（二次）配管圧力調整器の下流配管内の圧力を制限する二次圧安全弁がある。またボンベやLCG，CEなどに直接装備してある高圧ガス保安法などに基づく安全弁は除外して考えなければならない。

〔3〕 送気配管

医療ガス配管の一部であって，分岐弁，遮断弁などを含めて供給源設備と配管端末器との間を連結する配管装置のことである。

（a） **配管の表示**　送気配管の誤接続を防止するためにガス名または記号および識別色によって明確にガスの種類が同定できなければならないようになっている（表4.4）。

（b） **遮断弁**　遮断弁（シャットオフバルブ）には，送気配管設備の保守点検，または送気制御のために専任職員のみが操作する送気操作用遮断弁と，配管端末器の管理を各病棟または診療部門などのように区域化することによって保守点検または火災などの非常時に下流へのガスの供給を止めるために設ける区域別遮断器（図4.5）がある。

〔4〕 配管端末器

配管端末器（アウトレット）は，医療ガス配管設備における各ガスの取出し接続口のことをいい，壁取付式とホース取付式（図4.6）の2種類がある。

（a） **ホースアセンブリ**　医療ガス配管設備の配管端末器と人工呼吸器や麻酔器などの医療機器を接続するためのホースで，ホースの両端はアダプタプラグとソケットアセンブリなどガス別特定になっている。

（b） **ガス別特定方式**　それぞれの配管端末器では異なる種類のガスの間で誤接続ができないように，その接続はガス別特定の構造でなければならない。配管端末器におけるガス別コネクタについては，以前の規格（JIS T 7101-1997）に規定されている方式に，麻酔ガス排除設備（AGSS：anesthetic gas scavenging system）のコネクタの規格が追加された（**表4.11**）。

① ピン方式：配管端末器に用いられるクイックコネクタの一つで，ガスの供給口を中央にもち，その周りに2～3個の小さな穴をもち，この穴の個数と配列角度の組合せにより，医療ガスの種類を決め，おのおののガスの非互換性を保つ方式をいう（図4.8）。

② シュレーダー方式：配管端末器に用いられるクイックコネクタの一つで，配管端末器のソケットアセンブリのリング溝とアダプタプラグのリングの直径で医療

表 4.11 ガス別特定コネクタの方式一覧[2]

利用目的	治療用ガスおよび吸引					駆動用ガス		AGSS 用	
形式＼ガス名	酸素	亜酸化窒素	空気	吸引	二酸化炭素	空気	窒素	Ⅰ型[1]	Ⅱ型[2]
ピン方式	○	○	○	○					
シュレーダー方式	○	○	○	○					
DISS コネクタ					○		○		
NIST コネクタ						○			
AGSS カプラ K 方式								○	○
AGSS カプラ C 方式								○	○

備考
[1] AGSS Ⅰ型：排気ガス入口コネクタをもち，動力装置を下流に配置する，または内蔵する AGSS
[2] AGSS Ⅱ型：排気ガス入口コネクタをもち，動力装置を上流に配置する AGSS

ガスの種類を決め，おのおのの非互換性を保つ方式をいう（図 4.9）。

③ NIST（non-interchangeable screw-threaded）コネクタ：医療ガスの種類ごとに異なる直径のはめ合いを用い，かつ異なる右ねじ，または左ねじの結合によって，ガス別特定を確保することを目的とした雄，雌一対のねじ式接続用具をいう。

④ DISS（diameter indexed safty system）コネクタ：医療ガスの種類ごとに異なる直径のはめ合いを用いて，ガス別特定を確保することを目的とした雄，雌一対のねじ式接続用具をいう。

⑤ AGSS（anesthetic gas scavenging system）コネクタ：麻酔ガス排除装置の配管端末器との接続に用いるコネクタで，カプラ K 方式とカプラ C 方式がある。

4.4.3 医療ガス安全・管理委員会

医療ガス設備の安全管理（体制）については，厚生省健康政策局長通知「医療の用に供するガス設備の保安管理について」により，各医療施設内での医療ガスの保安管理を義務づけている。

〔1〕 目　　的

医療ガス安全・管理委員会（以下「委員会」という）は，医療ガス（診療の用に供する酸素，各種麻酔ガス，吸引，医用圧縮空気，窒素等をいう）設備の安全を図り，患者の安全を確保することを目的とする。

〔2〕 構　　成

1) 委員会は以下の委員によって構成するものとする。
① 医療施設の長またはその命を受けた者
② 医師または歯科医師
③ 薬剤師
④ 看護婦
⑤ 事務職員

⑥ その他（臨床工学技士等）

委員会の規模，及び委員の数は医療施設の規模によって決定してよい。麻酔科，ICU，CCU，手術部等を担当する麻酔科医がいる医療施設にあっては，原則として麻酔科医は委員会に参加するものとする。

2） 委員会の総括責任者たる委員長を置く。委員長は医療施設の長又はその命を受けた者とする。

〔3〕 業　務　等

1） 監督責任者および実施責任者の選任

委員会は，医療ガスの安全点検に係わる業務の責任者および実施責任者を定めること。監督責任者は当該医療施設における委員会の委員で，医療ガスに関する知識と技術を有する者の中から選任する。実施責任者は，医療ガスに関する専門的知識と技術を持つ者（高圧ガス保安法による主任者等）を任ずること。

2） 名簿の設置

医療ガス安全・管理委員会は，医療ガスの安全点検に係わる業務の監督責任者及び実施責任者を明らかにした名簿を備えておくこと。

3） 委員会の開催

委員長は委員会を主催し，年1回定期的に開催すること。また，必要に応じて開催すること。

4） 委員会の業務

ア） 委員会は，医療ガス設備について，保守点検指針に基づいて，実施責任者に保守点検業務を行わせること。なお，配管設備等の部分については，医療法施行規則第9条の13に規定する基準に適合する者に委託して行ってもよい。監督責任者は，実施責任者による業務を指導，監督すること。

イ） 委員会は，帳簿を備え，行った保守点検業務について記録を作成し，保存すること。保存期間は2年間とする。

ウ） 委員会は，医療ガス設備に係わる新設および増設工事，部分改造，修理等に当たっては，臨床各部門にその旨周知徹底を図り，使用に先立って厳正な試験，検査を行い安全を確認すること。

エ） 委員会は，医療施設内の各部門に，医療ガスに関する知識を普及し，啓発に努めること。

オ） その他医療ガスに関する事項

などが業務であり，医療ガス設備の安全確保について，周知徹底を図り，危害防止について指導している。

おもな ME 機器の保守・点検

医療現場で医療機器（ME 機器）を安全に管理運用するには，下記に挙げる問題点を総合的に検討していかなければならない。

① 使用目的に適合した安全な機器の選択
② 使用環境の整備
③ 適切な使用方法
④ 機器の保守管理
⑤ 医療機器に関する情報管理

これらを総合的に実施できる部門が必要であるが，安全管理について現場の認識は広まってきたものの部門として取り組まれているところは少ない。いずれにせよ機器を安全に運用する上では機器の保守管理は重要である。この保守管理の定義は大きく保守点検と修理に分類される（**図 5.1**）。

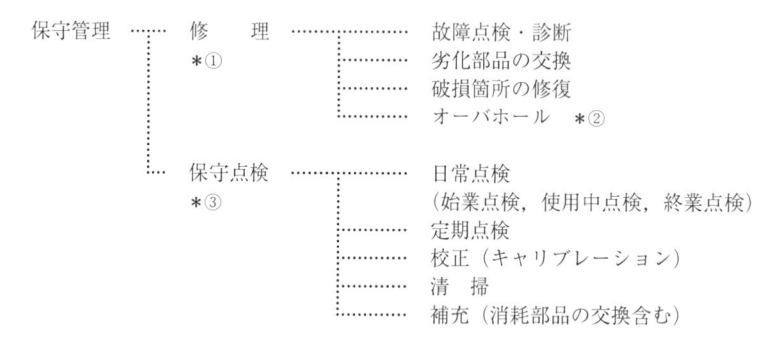

```
保守管理 ┬─ 修　　理 ─┬─ 故障点検・診断
        │    *①      ├─ 劣化部品の交換
        │             ├─ 破損箇所の修復
        │             └─ オーバホール  *②
        │
        └─ 保守点検 ──┬─ 日常点検
             *③       │  （始業点検，使用中点検，終業点検）
                      ├─ 定期点検
                      ├─ 校正（キャリブレーション）
                      ├─ 清　掃
                      └─ 補充（消耗部品の交換含む）
```

① 修　　理：医療用具の修理とは，故障，破損，劣化等の箇所を本来の機能状態に復帰させる作業（当該箇所の交換を含む），医師等の指示の有無を問わない
② オーバホール：故障時の有無にかかわらず，解体の上点検し，必要に応じて劣化部品を交換して，機能，性能，信頼性，安全性を回復させるために行う作業であり修理に属する。
③ 保守点検：清掃，校正（キャリブレーション），消耗部品の交換等を通じて，使用時の不具合を予防することを目的とし計画的に行う作業

図 5.1　保守管理の内容

通常，医療現場で行われる保守管理といわれるものの内容はつぎのようなものであろう。

① 医療機器トラブル発生時の緊急的な対処

② 故障の内容の確認とメーカとの連絡
③ 日常点検の実施
④ 定期点検の実施（マニュアルに従う）
⑤ 院内修理可能なものは実施（マニュアルに従う）
⑥ 院外修理をする場合のメーカ（修理業者）への連絡

医療機器の安全管理では保守点検業務が主であり，技術的な力量，設備環境が整えば修理可能なものは院内修理を行うようになるが，基本的には保守点検が重要である。この保守点検は日常点検と定期点検に分けられる。

まず，保守点検における日常点検については，始業点検，使用中点検，終業点検に分けられる。一般に始業点検は機器の校正やプライミングなどのセットアップ作業，使用中点検は機器が安全に使用されているか否かのチェック，終業点検は機器の清掃，消耗品の補充を中心としたチェックとなる。特に始業点検などはセットアップ作業を行った場合の確認が主となるので，定量的な点検ではなく定性的な点検であり，最低限重要な項目を✓点チェックで行えばよい。これに対して機器の使用中の点検は動作状態のチェックとなるので定量的な記録も必要である。

一方，定期点検では性能，安全点検がおもなものであるのでマニュアルに従うこととなる。ここでいうマニュアルはメーカ側が医療機器ごとに作成しているもので，点検間隔，劣化部品の交換，性能点検，校正，安全性点検などであり，点検時の記録もマニュアルに従う。定期点検は日常点検の延長線上にあり，その点検内容についてもおのおのの機種に依存しているところが多く，機種ごとに対応していかねばならない。

本章では，医療現場でおもに使用される医療機器（診断監視装置類，治療用装置類）の保守点検の基本について解説する。したがって，各機器の使用目的，基本的な動作原理とともに，最も基本となる日常点検について取り上げた。なお，診断監視装置類として，心電計・心電図モニタ，血圧計，パルスオキシメータ，カプノメータ，体温計，超音波診断装置について解説し，治療用装置として，心臓ペースメーカ，除細動器，大動脈内バルーンパンピング装置，電気メス，個人用透析装置，人工呼吸器，レーザ手術装置，保育器，麻酔器，吸引装置，輸液ポンプについて解説した。

5.1 診断監視装置の保守・点検

5.1.1 心電計・心電図モニタ[1〜4]

〔1〕 使用目的

心電計・心電図モニタは検査室，病室，手術室，ICU，CCUなどあらゆる場所に設置され，心臓の拍動に伴う電気信号を身体から導出・増幅し，この電気信号を波形として記録もしくは表示する機器である（図5.2）。

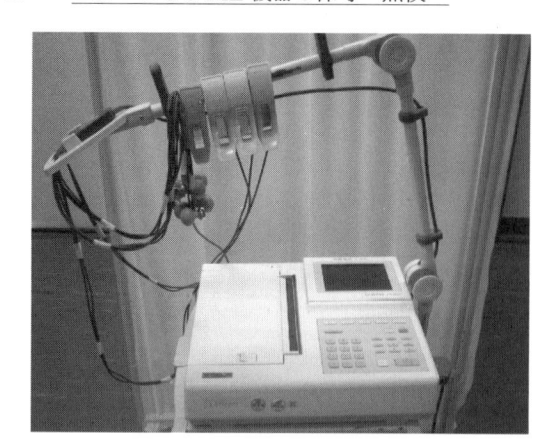

図5.2 心 電 計

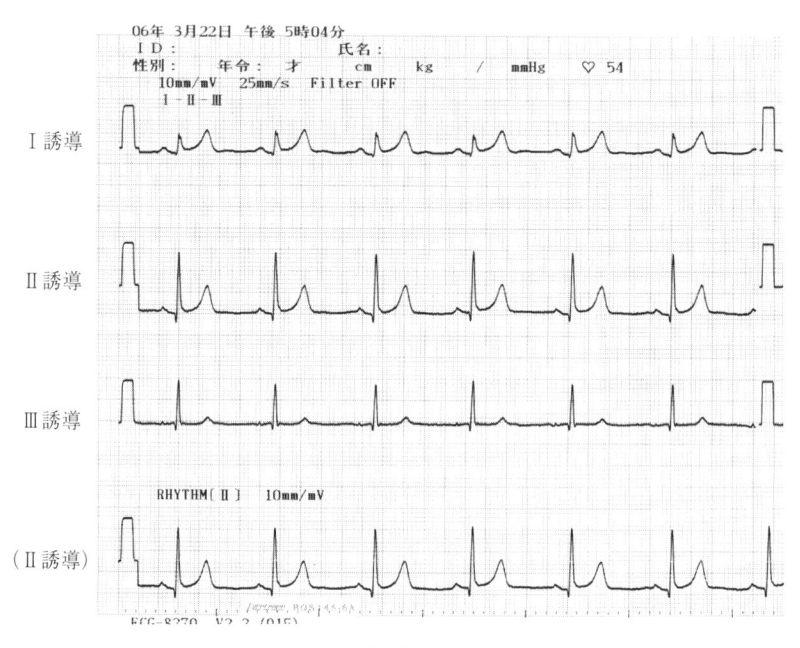

図5.3 心電図の記録例

心電計・心電図モニタにより得られる波形は心電図と称される（**図5.3**）。近年，波形解析機能が搭載された心電計・心電図モニタが一般的となりつつあるが，心電図の波形を正しく読み取り，その波形から心臓の拍動状態を理解し，患者の状態が把握できなければならない。以下に正常心電図波形の各部の名称とその意義を示す（**図5.4**）。

- P波：心電図の最初に見られる小さい波で心房筋の興奮の過程を表す。
- QRS波：P波に続いて見られる鋭く高い波形をR波と呼び，R波の直前に下向きの波が認められればこれをQ波，R波の直後に下向きの波が認められればS波と呼び，これらQRS波は心室筋の興奮の過程を表す。
- T波：QRS波に引き続き認められるなだらかな波をT波と呼び，心室の再分極（心室筋の興奮がさめていく過程）の後期を表す。

図 5.4 正常心電図と各部の名称

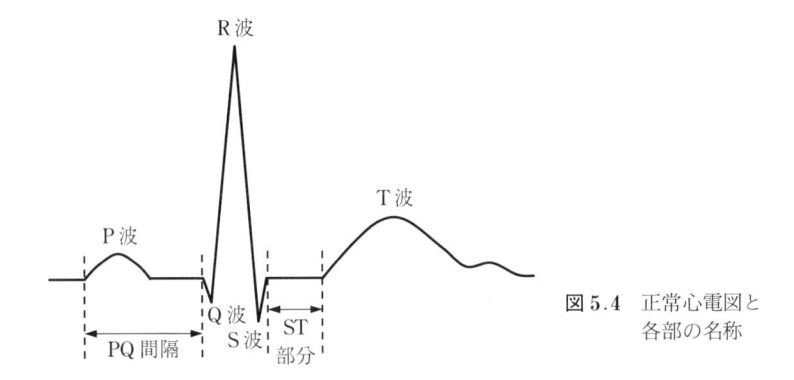

- PQ（PR）間隔：P波の始まりから，QRS波の始まり（R波の頂点）までの時間をPQ（PR）間隔と呼び，心房の興奮の開始から心室の興奮の始まりまでの時間（房室伝導時間）を表す。
- ST部分：QRS波の終わりからT波の終わりまでの時間で，心室の再分極の初期にあたる。

〔2〕 動作原理

心電計・心電図モニタの基本構成は入力部，増幅部，表示部，記録部に大別される。（図5.5）

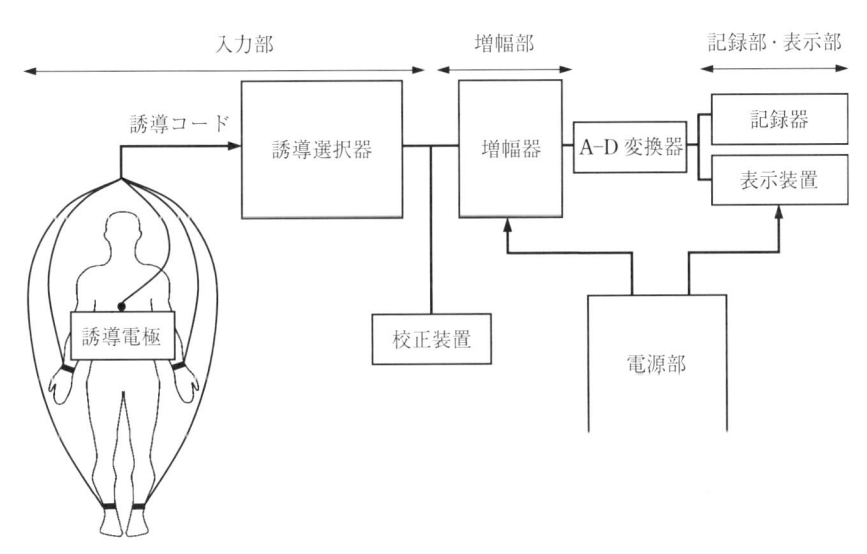

図5.5 心電計の構成図

(a) 入力部　誘導電極と誘導コード，誘導選択器および抵抗網，1 mV の校正電圧回路，入力バッファ増幅器などによって構成されている。

(b) 増幅部　一般に時定数回路を含む部分で，差動増幅器により商用交流雑音が除去される。心電計と心電図モニタの増幅部はほぼ同じで，基線の動揺や不必要な周波数領域の雑音が除去される。心電計は時定数が長いため，基線のドリフトが大きく，体動の激しい患者などの連続的なモニタリングが難しい。そのため，心

電図モニタでは時定数を短くし，基線の安定技術が施されている。

（c） 表示部　心電図モニタでは心電図表示と心拍数表示に分けられ，A-D変換された後，コンピュータ制御によって，波形表示されている。

（d） 記録部　心電計でサーマルアレー記録器を用いたものではA-D変換された後，心電図振幅に応じて発熱抵抗体（サーマルヘッド）を順次加熱させ感熱紙上に波形を記録している。

〔3〕 **保守点検**（表5.1）

付属品や消耗品（電源コード，アース線，誘導コード，電極，ペースト，記録紙，取扱い説明書など）の有無の確認が，始業・終業点検時には特に必要である。以下に心電計・心電図モニタにおける保守点検項目例を挙げる。

表5.1　心電計・心電図モニタ点検表

始業点検		良	否
外観点検	①本体の確認		
	②付属品・消耗品の確認		
	③電源プラグの確認		
	④誘導電極の確認		
	⑤誘導コードの確認		
動作点検	①電源スイッチの確認		
	②各スイッチの動作確認		
	③各種ランプの点灯確認		
	④画面表示の確認		

使用中点検		良	否
外観点検	①本体の確認		
	②電源プラグの確認		
	③誘導電極の確認（患者装着状態を含む）		
	④誘導コードの確認		
動作点検	①各スイッチの動作確認		
	②各種ランプの点灯確認		
	③画面表示の確認		
	④記録状態の確認		
	⑤校正波形の確認 　（感度：　　校正波形振幅：　　　mm）		

終業点検		良	否
清掃	①本体の清掃		
	②誘導電極の清掃		
外観点検	①本体の確認		
	②付属品・消耗品の確認		
	③電源プラグの確認		
	④誘導電極の確認		
	⑤誘導コードの確認		

(a) 始業点検

① 付属品や消耗品の有無：誘導コードなどの付属品やペースト，記録紙，および電極類の有無を確認する。
② 誘導電極の状態：吸着電極のゴム部のひび割れや新旧，異種の電極を混用していないか，またファクトクリップのばねの強さを確認する。
③ 電源コード，アース線および誘導コードなどの接続状態を確認する。
④ 記録紙の装着状態および残量を確認する。
⑤ 装置外観の確認（外観点検）：電極や操作パネル，スイッチ・つまみ類など各部に破損や汚れなどがないか，電源コードや誘導コードの破損や断線がないかなど装置の外観を目視により確認する。
⑥ 内部バッテリを使用する場合にはバッテリが消耗していないかを確認する。

(b) 使用中点検

① 電源表示ランプなどのランプ類が正常に点灯していることを確認する。
② 操作パネル上の各種ボタンが正常に操作できることを確認する。
③ 使用中の発火，発煙や異臭について確認する。
④ 装置に触れたときの感電や異常な発熱などの有無を確認する。
⑤ エラー表示の出現や異常動作の有無を確認する。
⑥ 画面上の時刻表示が正常であることを確認する。
⑦ 周囲で使用している機器や外部接続機器への影響ならびに異常動作の有無を確認する。
⑧ 画面表示について確認する（輝度，歪みや色の異常）。
⑨ 各種設定内容を確認する。
⑩ 校正波形（1 mV）を入力した場合に校正波形の振幅は正常であることを確認する。
⑪ 記録の状態（ノイズ混入の有無など）が正常であることを確認する。
⑫ 記録紙の搬送状態や搬送速度を確認する。

(c) 終業点検

① 使用中に異常が生じなかったかを確認する。
② 外観上の汚れ，傷や破損を確認する。
③ 装置本体や電極類の清掃を行う。
④ 付属品などの整理を行う。
⑤ 記録紙など消耗品の残量を確認する。
⑥ バッテリを充電状態にしておく。
⑦ 装置の電源スイッチがオフであることを確認する。
⑧ 装置の保管状態を確認する（周囲に薬品や水などが放置されていないか）。

5.1.2 血　圧　計[1),5)~9)]

〔1〕 使 用 目 的

　血圧測定はさまざまな医療現場で実施され，ICU や CCU，手術室などでは特に患者循環動態を監視するため，血圧の連続測定が行われる。血圧とは血管内の圧力のことで，血圧には動脈圧，静脈圧，その他の圧がある。一般に血圧という場合には，おもに体循環系の動脈圧を指し，通常は最高血圧（収縮期血圧）と最低血圧（拡張期血圧）が測定される。血圧は心収縮力や循環血液量，血管抵抗など体内の種々の要因によって変動する。

　血圧の測定法を大別すると，直接法（観血式）と間接法（非観血式）に分けられる（図5.6）。一般に診療において最も広く行われている聴診法は，間接法の代表

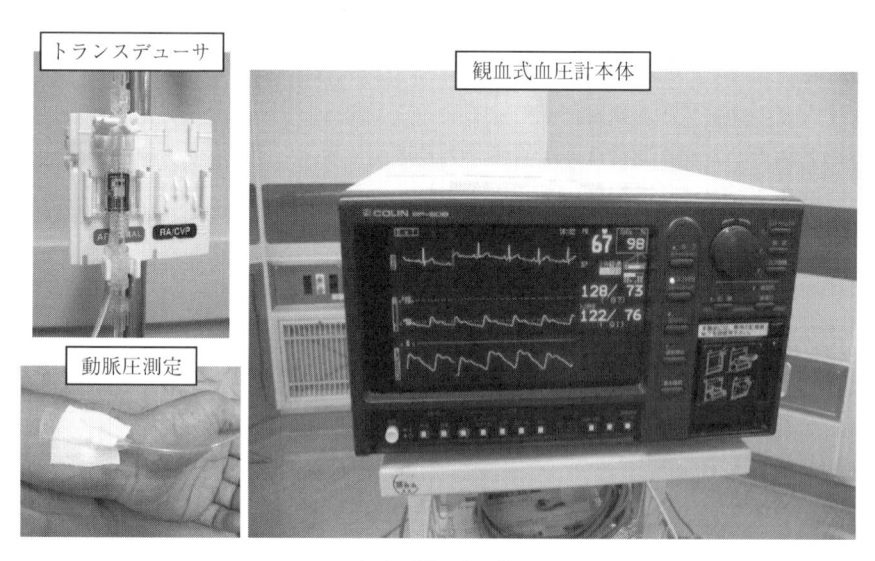

（a）観　血　的

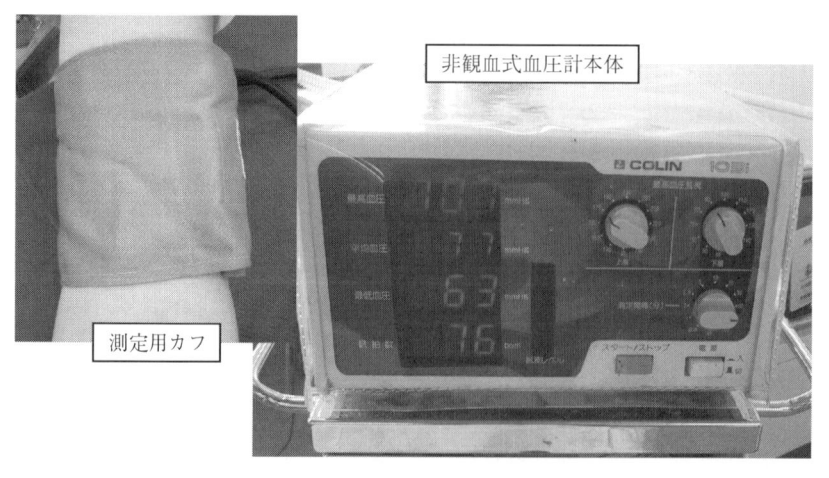

（b）非 観 血 的

図5.6　血　圧　計

的な測定法であり，本法は無侵襲で取扱いが簡単な優れた測定法である．

直接法は血管内にカテーテルを挿入し，これを介して血圧を測定する方法で，連続的に血圧情報が必要な場合に行われる．本法はカテーテルの挿入箇所を変えることで動脈圧だけでなく，心内圧や肺動脈圧などの測定が可能となる．

〔2〕 動 作 原 理

(a) **観血式血圧計** 観血式血圧計は心臓または血管の内腔に挿入したカテーテルや動脈留置針などと，体外の圧力トランスデューサ（圧力変換器）を接続し，その部位の内圧を伝達させ計測する血圧測定装置である．基本的な構成は，導管系，圧力トランスデューサ，血圧計本体，記録部および表示部などから構成される（図5.7）．

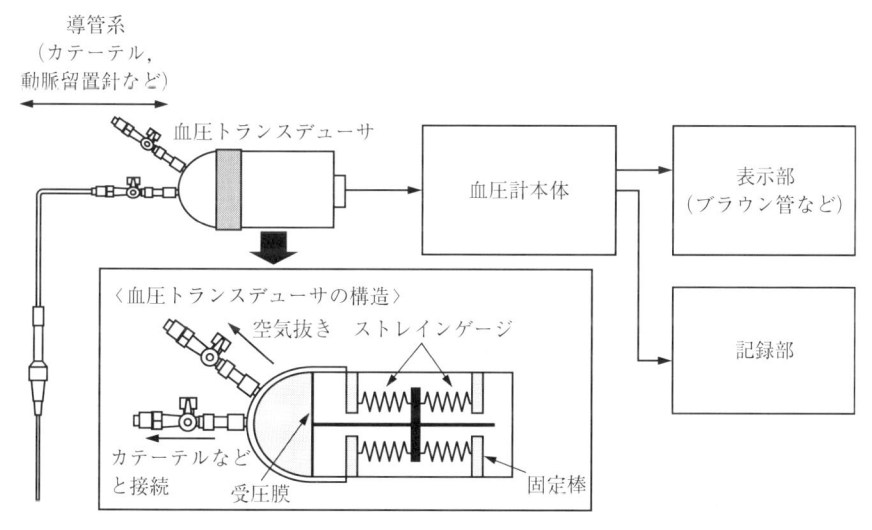

図5.7 観血式血圧計の構成図と血圧トランスデューサの構造

ⅰ) **導管系** 血圧を測定するため内腔に充填液（生理食塩液やリンゲル液を使用，必要に応じヘパリンナトリウムなどの抗凝固剤を添加）を満たし，血圧を体外の圧力トランスデューサへと導くもので心臓カテーテルや動脈留置針などが使用される．

ⅱ) **圧力トランスデューサ** 導管系を介して伝達した圧力をそれに比例した電気信号に変換する．代表的な圧力トランスデューサとしてストレインゲージ方式が挙げられる．初期の段階ではワイヤストレインゲージのものが多用されていた．これは細い金属線である4個のストレインゲージによりブリッジ回路を構成したものに電圧を印加してブリッジを平衡させておく．導管系により伝えられた血圧に比例して受圧膜に圧力が与えられ，ストレインゲージが伸縮する．ストレインゲージの変形の度合いに比例して電気抵抗が変化するため，ブリッジ回路を構成することによって圧力変化に対応した電圧変化が得られ，これにより血圧が測定される．近年の圧力トランスデューサは半導体ストレインゲージでディスポーザブルタイプが

主流である。

iii) 血圧計本体　トランスデューサが動作するのに必要なエネルギーの供給およびトランスデューサから変換された電気信号を増幅し，記録部や表示部へと出力する。

iv) 記録部および表示部　血圧波形の記録・表示を行い，記録部は熱ペン式レコーダなどが，表示部にはブラウン管，液晶などが用いられる。

（b）非観血式血圧計　非観血式血圧計のうち手動操作を行うものは，マンシェット（カフ）とマンシェットに対し空気を送・排気するゴム球，および圧力計（水銀柱圧力計，アネロイド圧力計など）から構成される（図5.8左）。手動式での血圧の判定法には，マンシェットを減圧してゆき，脈が触れ始める時点を検査者の手により認識し，これを最高血圧とする触診法と，上腕動脈で発生するコロトコフ音を聴診器で聴取し，最高・最低血圧を判定する聴診法がある。このうち聴診法を自動化した方法にマイクロホン法がある（同図右上）。この原理は前述の手動式とほぼ同じで，マンシェットの加減圧は自動的に行われ，マンシェットの圧力は圧力トランスデューサにより計測し，コロトコフ音はマイクロホンにより検出している。そのほか自動血圧計にはオシロメトリック法（振動法）を用いたものがあり（同図右下），これは動脈の拍動に伴いマンシェット内圧に振動変化が見られることを応用し血圧を測定するもので，多くは上腕部に巻いたマンシェットを十分に加圧し血流を止めた後，徐々に減圧してゆき，動脈の振動に伴う振幅変化をとらえ，最高・最低血圧値を決定している。

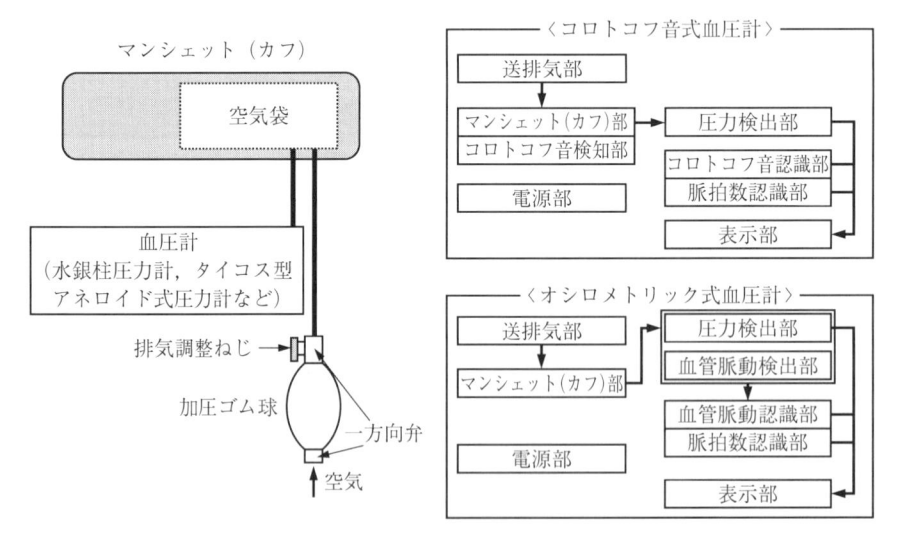

図5.8　非観血式血圧計の構成図

非観血式血圧計により血圧を正しく測定するためには，被検者に対し適切な大きさのマンシェットを選択することと，マンシェットを適切に巻くことが重要である。

〔3〕 保守点検（表5.2）

最近では血圧計・血圧モニタが単独である場合より，マルチチャネル方式のモニタの一部として組み込まれている場合が多い。

表5.2 観血式血圧モニタ点検表

始業点検		良	否
外観点検	①本体の確認		
	②付属品・消耗品の確認		
	③血圧トランスデューサと導管系の確認		
	④電源プラグの確認		
動作点検	①電源スイッチの確認		
	②各スイッチの動作確認		
	③画面表示の確認		

使用中点検		良	否
外観点検	①本体の確認		
	②血圧トランスデューサと導管系の確認		
	③電源プラグの確認		
動作点検	①各スイッチの動作確認		
	②画面表示の確認		
	③記録状態の確認		
	④校正波形の確認 （感度：　校正波形振幅：　　mmHg）		

終業点検		良	否
清掃	①本体の清掃		
	②血圧トランスデューサの洗浄・滅菌 （再使用するタイプのみ）		
外観点検	①本体の確認		
	②付属品・消耗品の確認		
	③血圧トランスデューサの確認 （再使用するタイプのみ）		
	④電源プラグの確認		

（a）始業点検

ⅰ）観血式血圧計

① 血圧トランスデューサや延長管，生理食塩液などの充填液，動脈留置針，ヘパリンナトリウム液などの付属品や消耗品の有無ならびに記録紙の残量を確認する。
② バッテリを搭載している装置であれば内部バッテリの確認を行う。
③ 外装やコード類，スイッチ類やトランスデューサなどの破損や傷，血圧計本体に対する汚れの有無を確認する（汚れがある場合にはこれを除去する）。
④ カテーテルなどの導管系およびトランスデューサドーム内に残留気泡がないか確認する。
⑤ 血圧トランスデューサを大気開放状態とした上でのゼロ調整（ゼロバランス）

を実施する。
⑥ 血圧トランスデューサの位置が右心房の高さ（胸厚の 1/2 の高さ）にあるかを確認する。

ⅱ） 非観血式血圧計　　外装部の破損や汚れ，マンシェットおよびマンシェットへ空気を送るチューブや電源コードなどに亀裂などが生じていないかを確認する。

（b） 使用中点検
ⅰ） 観血式血圧計
① スイッチやつまみ類がスムーズに動くことを確認する。
② 電源プラグのコンセントへの保持力および本体とトランスデューサの接続状態を確認する（抜けやすくないか）。
③ 表示部や記録部に血圧波形が出ることを確認する。
④ 校正波形を入力した場合に，表示部や記録部に正しい振幅として表示されることを確認する。
⑤ 記録器や表示部の送り速度が規定どおりとなっていることを確認する。

ⅱ） 非観血式血圧計
① 測定値の表示部が正しく表示されていることを確認する。
② マンシェット（カフ）圧の設定が適正であることを確認する。
③ 血圧の測定回数および測定間隔が設定どおり行われていることを確認する。
④ 記録が正しく行われることを確認する。

（c） 終　業　点　検
① 外装やコード類，スイッチ類などについて劣化，破損などがないかを確認する。
② 装置本体，患者ケーブル類の清掃を行う。再利用するタイプのトランスデューサを使用した場合は，トランスデューサの洗浄・滅菌を行う。
③ 付属品や消耗品ならびに記録紙の残量を確認した上で，不足しているものは補充する。

5.1.3　パルスオキシメータ[10),11)]

〔1〕　使　用　目　的
　パルスオキシメータは，光を利用した低侵襲の動脈血酸素飽和度モニタであり，低酸素血症，末梢循環低下，不整脈などの早期発見，それに対する治療・処置による状態変化の確認などに使用される。

〔2〕　動　作　原　理
　パルスオキシメータの基本構成は本体およびプローブである（図 5.9）。
　測定原理は，酸化ヘモグロビンの測定，動脈成分の測定の組合せであり双方に光を使用する。酸化ヘモグロビンおよび還元ヘモグロビンは光に対する吸光特性を有

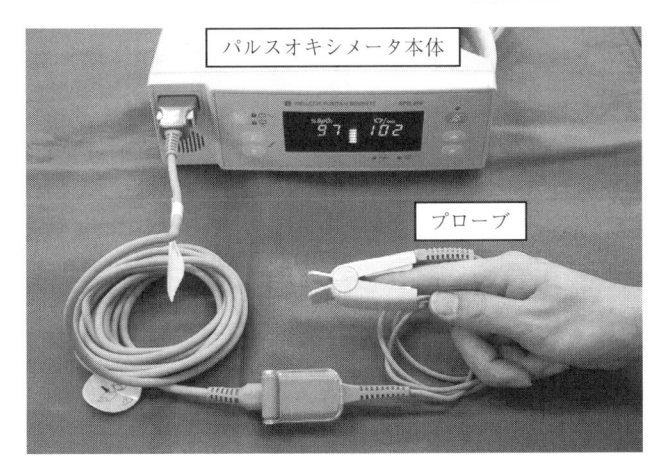

図 5.9 パルスオキシメータ

している．波長 660 nm 付近（赤色光）では，酸化ヘモグロビンが還元ヘモグロビンより吸光度が低く，900～940 nm 付近（赤外光）では，酸化ヘモグロビンが還元ヘモグロビンより吸光度が高く，この両者の吸光度の差違が大きいことを利用している．

酸化ヘモグロビンは赤色光の吸収が少なく，赤外光をよく吸収する．一方，還元ヘモグロビンは赤色光をよく吸収し，赤外光の吸収が少ない．したがって，プローブより発光される光（赤色光，赤外光）のうち，赤色光は酸化ヘモグロビンで吸収されにくいので受光部で大きく，還元ヘモグロビンではよく吸収されるので受光部では小さい．赤外光の場合はまったく反対の現象となる．この透過後の赤色光と赤外光の比が酸化ヘモグロビンと還元ヘモグロビンの比となる．

一方，動脈成分の測定は容積脈波を測定することにより行う．測定部位（プローブ装着部位）は大きく，動脈，静脈，組織に分けられる．このうち，心臓の拍動により静脈と組織は変化（拍動）しないと仮定すると，拍動するのは動脈のみである．したがって，赤色光と赤外光は，静脈と組織に対する透過度は一定であり，動脈に対しては，拍動の変化分が吸光度の変化となるので，赤色光と赤外光の変化分を取り出せば動脈成分の測定ができる（**図 5.10**）．

この二つの原理を組み合わせると，酸素ヘモグロビンが多いときには，赤色光の吸光度は低下（透過光は増加）し，赤外光の吸光度は増加する．一方，酸化ヘモグロビンが少ないときには，赤色光の吸光度は増加（透過光は減少）し，赤外光の吸光度は低下する．このときの赤色光と赤外光の透過光の強度比（赤色光/赤外光）を求めれば酸素飽和度を測定できる．実際の装置では，この比と，発光波長などのばらつきなどを補正して表示している．パルスオキシメータの測定上の基本は，拍動するのは動脈成分のみであり，容積脈波が正確に計測できることが前提条件である．したがって，体動があると測定部位に装着したプローブが動くことによって，動脈以外の部分の変動部分を測定することになり，動脈の容積脈波を正確にとらえ

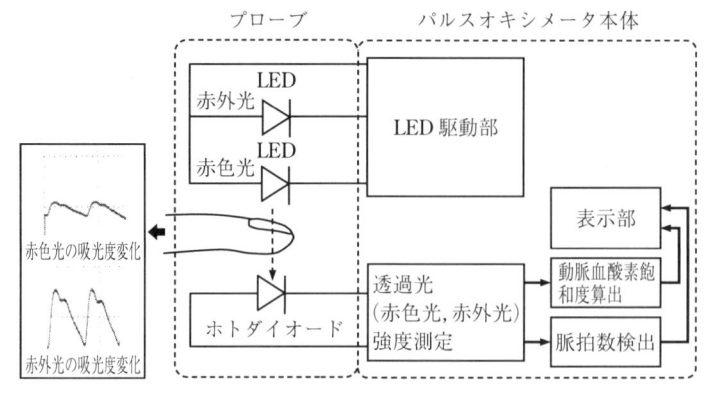

図5.10 パルスオキシメータの構成図

ることができない。

また，血管の収縮，低体温，末梢血管疾患，ショックなどによる低灌流状態では，容積脈波の信号が小さく測定できない。色素の影響として，パテントブルーを使用した場合などは，赤色光/赤外光の比率が大きくなり，酸素飽和度が実際の値より低値を示す。

〔3〕 保 守 点 検（表5.3）

(a) 始 業 点 検

① 本体，電源ケーブル，中継ケーブル，プローブを確認する。現在多種のパルスオキシメータが市販されており，同一メーカの製品でない限り，基本的に本体，接続ケーブル，プローブは接続できないようになっている。しかし，すべてが他社製品であるにもかかわらず接続できるものがある。誤接続により計測ができないばかりか，プローブ受光部のホトダイオードに過大な電流が流れ熱傷を発生させた報告例がある。

② AC電源動作の確認およびバッテリ駆動を確認する。

③ アラームの設定・音量を確認する。

(b) 使用中点検

① プローブの装着状況を確認する。プローブで装着部位を圧迫してしまうと，血管の容積変化が測定できないため値を表示しない。また，圧迫により静脈拍動を起こし，本来は動脈の変化分のみを測定しなければならないところを静脈の変化も測定するため，測定値が低めにでることがある。プローブによる測定部位の圧迫は厳禁である。プローブ装着部位での圧迫による障害は，プローブを強く巻きつけ循環障害を起こしたための壊死，水疱の形成などである。

② 測定値が不安定でないか確認する（電磁障害の確認）。交流障害（50，60 Hz）および手術室での高周波障害が挙げられる。交流障害の対策として，信号の入力部分（特に受光部のホトダイオードから本体）のシールドが重要で

表5.3 パルスオキシメータ点検表

始業点検		良	否
外観点検	①本体の確認		
	②中継ケーブルの確認		
	③電源プラグの確認		
	④プローブの確認		
動作点検	①電源スイッチの確認		
	②バッテリ動作の確認		
	③アラーム設定の確認		
	④アラーム音量の確認		

使用中点検		良	否
外観点検	①本体の確認		
	②中継ケーブルの確認		
	③電源プラグの確認		
動作点検	①電源の確認		
	②プローブ装着状態の確認		
	③測定値の確認		
	④プローブへの外光影響の確認		

終業点検		良	否
清掃	①本体の清掃		
	②中継ケーブルの清掃		
	②プローブの清掃		
外観点検	①本体の確認		
	②中継ケーブルの確認		
	③電源プラグの確認		
	④プローブの確認		
動作点検	①電源スイッチの確認		
	②バッテリ動作の確認		
	③アラーム設定の確認		
	④アラーム音量の確認		

あり，プローブによっては二重シールドを行っているものもある。シールド線が断線するとハムが混入する。一方，手術室では電気メス使用時に問題となることがある。電気メス使用中にプローブ装着部位へ高周波電流が流れる高周波分流によって起こることがある。対策としては，装置をバッテリ駆動し，絶縁された台などに置くことである。

③ プローブに外光（無影灯などの光）が直接当たっていないことを確認する。パルスオキシメータは測定に光を用いているため，プローブに対して外部から光（太陽光線，赤外線の保温装置，蛍光灯，無影灯など）が混入すると，脈波成分を正確にとらえきれず酸素飽和度を測定できないことがある。

(c) 終業点検

① ケーブル，プローブ（再使用形の場合）を消毒用エタノールで清拭する。

② プローブの発光部・受光部の傷の有無を確認する。
③ 電源コード，ケーブル類の確認をする（断線などの確認）。
④ バッテリの残量を確認する。

5.1.4 カプノメータ[12]
〔1〕 使用目的

カプノメータは，呼気として体外に排出される二酸化炭素濃度（呼気終末二酸化炭素濃度）を測定し換気状態を見るための装置であり，以下のような特性を有する。

① パラメータ名：E_tCO_2
② 単位：mmHg もしくは ％
③ 正常値：35～45 mmHg（正常状態では血液ガスの P_aCO_2 に近い）
④ リアルタイムで連続的に低侵襲で測定できる装置

カプノメータと血液ガス分析装置による血液ガス測定との違いは，

① 採血が不要である（侵襲が少ない）
② 連続測定できる（異常の早期発見に活躍）
③ 低換気や肺内のシャントがあると P_aCO_2 より値が低くでる（肺胞低換気や肺塞栓のモニタとして活躍）
④ 呼吸回数のモニタリングもできる

などである

カプノメータによる測定では，その値の表示形態として，呼気中の二酸化炭素濃度を数値表示のみでモニタリングしたものと，濃度変化をグラフ表示（カプノグラム）でモニタリングできるものがある。

〔2〕 動作原理

本来，呼気ガス中の二酸化炭素濃度または分圧を測定する装置の総称をカプノメータというが，一般的には二酸化炭素の赤外線吸収特性を利用した装置のみを指すことが多い（**図 5.11**）。

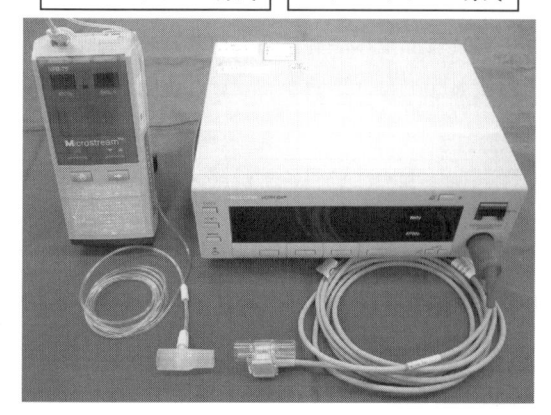

図 5.11 カプノメータ

測定原理は，二酸化炭素や亜酸化窒素（笑気）などの多原子分子が特定の周波数の赤外線を強く吸収する性質をもっていることを利用している。二酸化炭素の場合は，波長 4.3 μm 付近の赤外線を高率に吸収し，吸収される光量は存在する二酸化炭素の分子数に比例する。呼気ガスを小さなチャンバに取り込み，これに赤外線を当てると，赤外線（4.3 μm 付近）の吸収が起きる。このときに二酸化炭素の分子数が多ければ吸収量も多くなる。その結果，チャンバを透過してくる光量は小さくなる。この変化をとらえて波形表示させる（赤外線吸光法）（図 5.12）。また，チャンバ内で吸収された赤外線は，二酸化炭素にエネルギーを与えたことになり，チャンバ内の二酸化炭素の分子運動（振動）が活発になる。その結果，二酸化炭素分子がチャンバ壁に衝突し，音の変化としてとらえることができる。音の強さは分子数に比例するので，濃度を測定することができる（光音響光学法）。

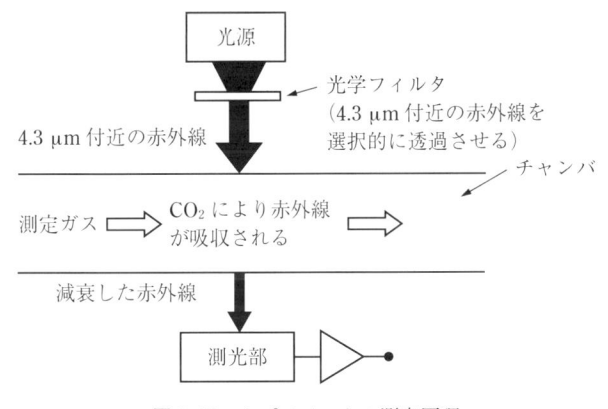

図 5.12 カプノメータの測定原理

ここでは，赤外線吸光法のカプノメータについて述べる。装置は内部に二酸化炭素濃度の基準となるセルをもっており，これと大気圧（ゼロ点）で自動的に校正して，チャンバ内のガス濃度変化を測定する。このチャンバに相当する部分の位置により，測定方式として，メインストリーム方式とサイドストリーム方式に分けられる（図 5.13）。

メインストリーム方式は，呼吸ガスを吸引することなく測定チャンバを患者の口元に装着して，チャンバ内を通過するガス濃度の変化を測定する。したがって，応答速度が速く，ガスを吸引しないので換気条件に影響を及ぼすことがない。しかし，湿度の影響をなくすためチャンバ部分（トランスデューサ）を 40 ℃ 程度に加温しておく必要がある。

サイドストリーム方式は，呼吸ガスを気道からサンプルチューブを介して装置本体のチャンバ内まで吸引し測定する。サンプル量は 1 分間当り，50〜250 ml と機種により差があり，新生児，小児に使用する場合はこの点に留意する必要がある。また，サンプルガスを吸引してから測定するまでの遅延時間がある。

両方式ともに，赤外線の吸収特性を利用しているので，二酸化炭素に吸収特性が

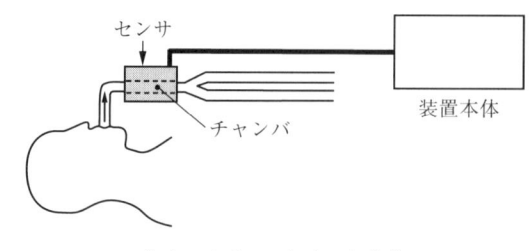

(a) メインストリーム方式

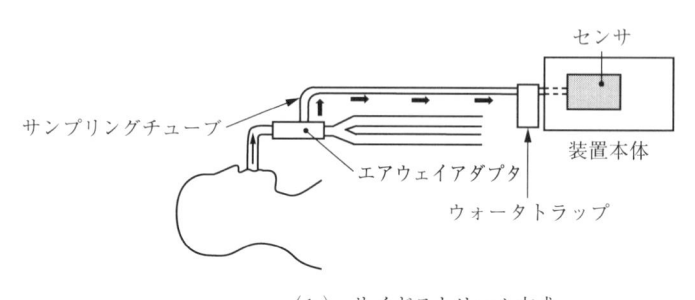

(b) サイドストリーム方式

図5.13 カプノメータの測定方式

近いガス（亜酸化窒素の吸収スペクトル 3.9 μm など）が同時に測定される場合は補正をする必要がある。

〔3〕 保守点検（表5.4）

(a) 始業点検

① 本体，電源コード，吸引チューブ，エアウェイアダプタを確認する。メインストリーム方式では，トランスデューサのウォームアップを確認する。
② 本体と吸引チューブ，エアウェイアダプタの接続を確認する。メインストリーム方式ではトランスデューサを確認する。
③ ウォーミングアップ終了後，表示が，基線とともにゼロを示すことを確認する。標準ガスによる校正を毎回行うことは理想であるが，月に1回程度の校正でも問題なく使用できる。
④ アラームの設定を確認する
⑤ 手術室内での使用では亜酸化窒素使用に対する補正スイッチを確認する。

(b) 使用中点検

① カプノグラムが表示されていることを確認する。
② サイドストリーム方式では，吸引チューブ内の分泌物による閉塞，ウォータトラップ内の水分の確認を行う。分泌物により吸引チューブを詰まらせることが多い。気管チューブなどに接続したサンプルポートの吸引部分を上向きにして分泌部を吸引しにくくするように使用するが，2〜3日間の連続使用では，吸引するチューブを交換する必要がある。
③ メインストリーム方式では，トランスデューサ部分に他の光が当たっていな

表5.4 カプノメータ点検表

始業点検		良	否
外観点検	①本体の確認		
	②吸引チューブの確認（サイドストリーム）		
	③トランスデューサの確認（メインストリーム）		
	④エアウェイアダプタの確認		
	⑤電源プラグの確認		
動作点検	①電源スイッチの確認		
	②表示，基線の確認（ゼロ表示）		
	③アラーム設定の確認		
	④アラーム音量の確認		

使用中点検		良	否
外観点検	①本体の確認		
	②吸引チューブの確認（サイドストリーム）		
	③トランスデューサの確認（メインストリーム）		
	④エアウェイアダプタの確認		
	⑤電源プラグの確認		
動作点検	①電源の確認		
	②患者接続部の確認		
	③測定値（カプノグラフ表示）の確認		

終業点検		良	否
清掃	①本体の清掃		
	②トランスデューサの清掃（メインストリーム）		
	③エアウェイアダプタ（再使用形）の清掃，消毒		
	④ウォータトラップの水抜き（サイドストリーム）		
外観点検	①本体の確認		
	②吸引チューブの確認（サイドストリーム）		
	③トランスデューサの確認（メインストリーム）		
	④エアウェイアダプタの確認		
	⑤電源プラグの確認		
動作点検	①電源スイッチの確認		
	②表示，基線の確認（ゼロ表示）		
	③アラーム設定の確認		
	④アラーム音量の確認		

いことを確認する．特に赤外線を発する機器の近くにトランスデューサを近づけると測定誤差が発生する．また，トランスデューサを不用意に取り扱い床に落下させて破損させることが多いので留意する．
④ 測定波形や測定値に問題があると思われるときは，エアウェイアダプタを外して標準ガスにて校正を行う．

(c) 終業点検
① 本体，電源ケーブル，トランスデューサケーブル，エアウェイアダプタ（再使用形）などの破損の有無を確認する．

② ウォータトラップに貯留した水分を廃棄する。
③ 消毒用アルコールで清拭する。
④ サンプリングチューブは新しいものと交換する。
⑤ 充電状態で保管する。

5.1.5 体温計[13]

〔1〕 使用目的

全身管理を行う上で，食道温，直腸温，膀胱温，鼓膜温，鼻腔温など身体各部分の温度も呼吸，循環のパラメータと同様に計測される。体温の変化は身体の代謝機能に著しい変化を与えてしまうので，体温管理は重要である。この体温管理を行うためには，まず体温を測定する温度計が必要であり，温度測定装置として水銀温度計をはじめ電子体温計，深部温度計，赤外線放射温度計などが臨床の場では使用されている。ここでは電子体温計の中で，手術室，集中治療室などで最も多く使用されるサーミスタ温度計と熱電対温度計について述べる（**図 5.14**）。

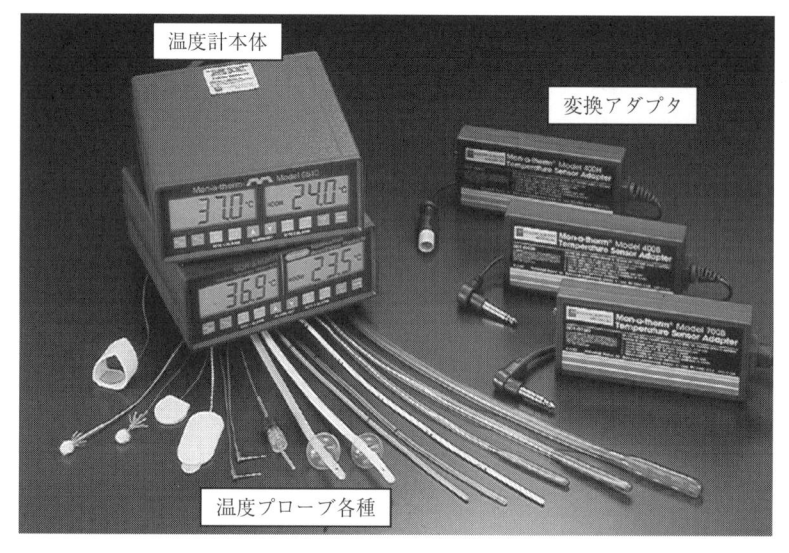

図 5.14 体温計（変換アダプタは他メーカの機器に接続する際に使用されるもの）

〔2〕 動作原理

(a) **サーミスタ温度計** サーミスタ (thermistor) とは，thermally sensitive resistor を短縮した言葉であり Mn，Ni，Co，Fe，Cu，Al_2O_3 などの酸化物を成形して焼き固められた半導体の一種である。この素子は温度の変化に対して抵抗値が変化する特性があるので，この特性を温度測定に利用しようというものである。このサーミスタは，温度が上昇すると抵抗値が小さくなる負の温度係数をもつタイプと，温度が上昇すると抵抗値が大きくなる正の温度係数をもつタイプに大別される。このサーミスタを使用した温度計の基本原理は，サーミスタをブリッジ回

路の一片に挿入しブリッジの平衡がとられた状態から，温度変化に対してサーミスタの抵抗が変化することによりブリッジの不平衡電圧が発生することを利用している（図5.15）。

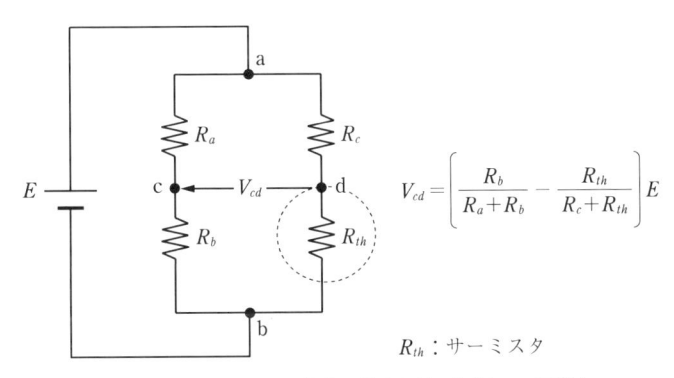

$$V_{cd} = \left[\frac{R_b}{R_a + R_b} - \frac{R_{th}}{R_c + R_{th}} \right] E$$

R_{th}：サーミスタ

図5.15 サーミスタ温度計の基本原理（ブリッジ回路）

サーミスタは非直線性素子であるので直線化回路を用いて補正する。臨床では，再使用型とディスポーザブル型のサーミスタ温度プローブが使用される。

（b） 熱電対温度計　　熱電対は，熱起電力を発生させる目的で2種類の導体の一端を電気的に接続したものである。接続点の温度変化により熱起電力が発生する。これを温度計として利用するには，熱電対の一方を基準点（基準接点），他方を測定点（測温接点）として温度差を与えるとゼーベック効果により熱起電力が発生し，その電位差を測定することにより温度が測定できる（図5.16）。

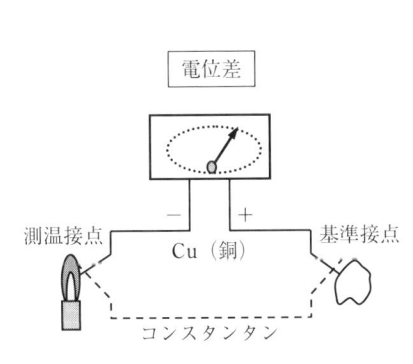

記号	構　成　材　料	
	＋脚	−脚
B	ロジウム30％を含む白金ロジウム合金	ロジウム6％を含む白金ロジウム合金
R	ロジウム13％を含む白金ロジウム合金	白金
S	ロジウム10％を含む白金ロジウム合金	白金
K	ニッケルおよびクロムを主とした合金（クロメル）	ニッケルを主とした合金（アルメル）
E	ニッケルおよびクロムを主とした合金（クロメル）	銅およびニッケルを主とした合金（コンスタンタン）
J	鉄	銅およびニッケルを主とした合金（コンスタンタン）
T	銅	銅およびニッケルを主とした合金（コンスタンタン）

〔JIS C 1602：1981による〕

図5.16 熱電対温度計の原理

熱電対はJISの分類によると構成材料により7種類が規格化されている。このうち体温測定にはT型が使用されている。T型は＋脚に純銅（Cu）と−脚にCu-Ni合金（コンスタンタン）が使用されている。これを，温度プローブとして使用する。温度変化に対する出力電圧は約40 μV/℃と低出力電圧であり，これを増幅して温度表示を行う。臨床で使用される熱電対温度計には，温度プローブと本体を

接続するケーブルがある。これは補償導線といわれ，プローブに使用されている熱電対と同等の特性をもつ導線が使用される。このケーブルが断線した場合などは，違う線で代用できない。また，安易な"はんだづけ"などの修理を行っても，その部分で熱起電力を発生させる原因となるので避けるべきである。

〔3〕 保守点検（表5.5）

（a） 始業点検

① 本体と温度プローブ，潤滑剤を準備し，異常がないことを確認する。
② 本体のバッテリ容量を確認する。不足時にはバッテリを交換する。
③ 温度表示部分を確認する。

（b） 使用中点検

① プローブが固定されていることを確認する。
② プローブ，ケーブル，本体の接続を確認する。
③ 温度表示に異常がないことを確認する。
④ 手術室における使用では，電気メスのケーブル類から温度計本体，ケーブルが離れていることを確認する（接近していると誘導を起こし温度計測ができない）。

表5.5 体温計点検表

始業点検			良	否
外観点検	①本体の確認			
	②温度プローブの確認			
	③中継ケーブルの確認			
	④潤滑剤（表面麻酔薬）の確認			
動作点検	①電源スイッチの確認			
	②バッテリ残量の確認			
	③表示部の確認			
使用中点検			良	否
外観点検	①本体の確認			
	②温度プローブの確認			
	③中継ケーブルの確認			
	④温度プローブ固定の確認			
	⑤各接続部の確認			
動作点検	①温度表示の確認			
終業点検			良	否
清掃	①本体の清掃			
	②中継ケーブルの清掃			
	③温度プローブの清掃・消毒・滅菌			
外観点検	①本体の確認			
	②バッテリ残量の確認			
	③中継ケーブルの確認			
	④温度プローブの確認			

（ c ） 終業点検
① 本体，温度プローブ類に異常がないことを確認する。
② 本体，温度プローブ（再使用型），ケーブル類を清拭する。
③ 再使用型の温度プローブは消毒する。

5.1.6　超音波診断装置[1),14)〜18)]

〔1〕　使用目的

　超音波診断装置は，主として各臓器の状態や腫瘍の有無，腫瘍組織の位置関係やその性状の診断，産科領域における胎児の観察，循環器領域では特に心疾患の診断に用いられている。超音波診断は無侵襲性であり，反復検査が可能である。超音波診断技術の進歩は目覚ましく，高周波信号処理における周辺技術の向上に伴う高性能・高速化や，振動子の改良による探触子（プローブ）の性能向上および細径化が図られた。そのため，現在ではほぼすべての臓器が検査対象となり，その応用分野はますます拡大しつつある。リアルタイム三次元超音波診断により，産科領域での胎児の三次元観察が可能となった。またマイクロバブルやマイクロカプセルなどの造影剤，および生体組織から散乱するハーモニックス（照射された超音波の周波数特性とは大きく異なる高調波）のうち，基本周波数の倍程度を示すセカンドハーモニックス（第二高調波）を利用する方法の併用により，腫瘍の良性・悪性がより明確に判断できる。パワードップラー法では，血流（血球）の運動エネルギーに比例し，輝度（もしくは色指標）が大きくなるように処理を行うため，遅い血流や細い血管が鮮明に描出され，腫瘍内血流や循環器領域での血行動態の詳細な観察が可能となっている（図 5.17）。

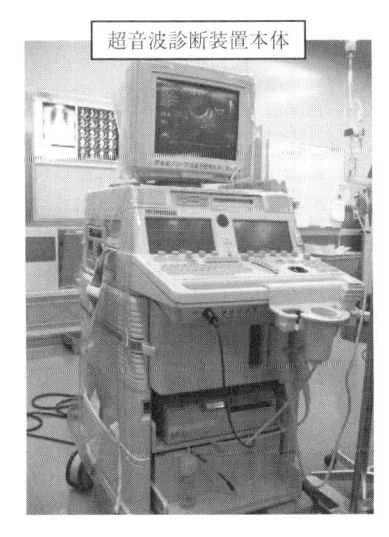

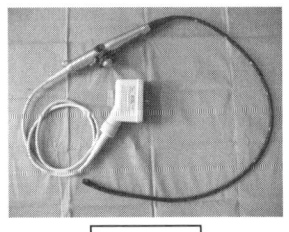

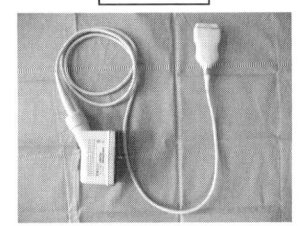

図 5.17　超音波診断装置

166　5.　おもな ME 機器の保守・点検

〔2〕**動 作 原 理**

臨床診断を目的として使用される超音波診断装置ではおもに 1〜10 MHz の周波数の超音波が用いられている。

超音波診断装置は，
① 探触子へ送信する電気的振動を発生させる送信回路などからなる送信部
② 超音波を送受信する探触子部
③ 受信した超音波信号を増幅する増幅回路と，受信した超音波信号の大きさに対応する信号検出を行う検波回路などからなる受信部
④ 超音波信号から画像としてブラウン管へ表示させるための信号を作成するスキャンコンバータや，画像を表示するブラウン管などからなる表示部
⑤ 各部に電源を供給する電源部
⑥ その他これらに付随する部分

により構成される（**図 5.18**）。

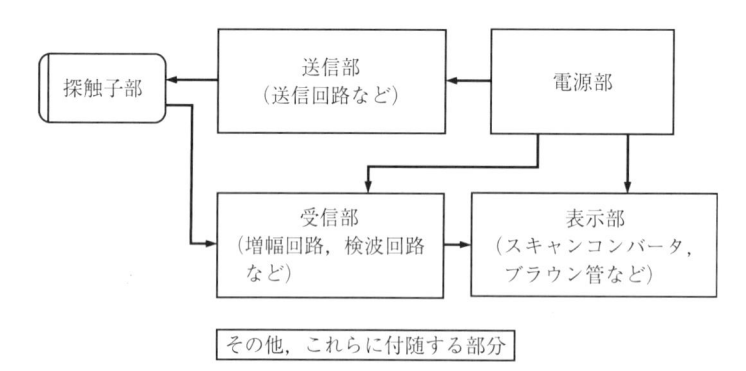

図 5.18　超音波診断装置の構成図

　超音波診断装置の原理は，超音波を含む音波は音響インピーダンス（媒質の密度と音速の積で表される媒質固有の定数）の異なる媒質が存在すると，その境界で一部が反射を受け，残りが透過してゆく。よって生体へパルス状の超音波を入射させると，臓器ごとの音響インピーダンスが異なるため，その境界より超音波が反射（反射された超音波を反射波もしくはエコーと呼ぶ）される。これにより臓器の境界面がわかり，かつエコーが戻ってくるまでの時間やエコー間の時間差から距離が求められる。これが超音波診断装置の基本原理となるパルスエコー（パルス反射）法である。超音波診断装置の構成のうち，探触子には電気音響変換素子である振動子が埋め込まれており，これにより超音波が送受信されている。振動子はジルコン酸チタン酸鉛（PZT）などの圧電セラミックスからなり，この振動子に対し送信回路で発生させた電気的パルスを与えると振動子が伸縮し超音波が発生して，生体へ超音波が照射される。また組織の境界などで反射され返ってきた超音波は，振動子に対し振動を与えることで電圧が発生，超音波が受信される。

〔3〕 保守点検（表5.6）

付属品や消耗品の有無の確認が始業・終業点検時に必要で，機器の外観点検は始業点検時に行う。

表5.6 超音波診断装置点検表

始業点検			良	否
外観点検		①本体の確認		
		②キャスタおよびストッパの確認		
		③付属品・消耗品の確認		
		④電源プラグの確認		
		⑤探触子の確認		
動作点検		①電源スイッチの確認		
		②各種ボタン，トラックボールの動作確認		
		③画面表示の確認		

使用中点検			良	否
外観点検		①本体の確認		
		②電源プラグの確認		
		③探触子の確認		
動作点検		①各種ボタン，トラックボールの動作確認		
		②画面表示の確認		
		③各記録装置による記録状態の確認		

終業点検			良	否
清掃		①本体の清掃		
		②探触子の清掃		
外観点検		①本体の確認		
		②キャスタおよびストッパの確認		
		③付属品・消耗品の確認		
		④電源プラグの確認		
		⑤探触子の確認		

（a） 始業点検

① 探触子を含む付属品の有無，消耗品（エコーゼリー，記録に用いるプリンタ用紙やインスタント写真用フィルム，ビデオテープなど）の残量を確認する。

② 外装および操作パネル，電源ケーブルやプラグ，探触子の接触部位などに傷やへこみ，亀裂がないことを確認する。また，探触子についても同様に，傷や亀裂の有無を目視により点検する。

③ 外装部やプローブホルダなどに汚れがないかを確認し，汚れがある場合にはこれを除去する。

④ モニタ，モニタアームが緩んでいないか，キャスタの固定状況が良好であるかを確認する。

(b) 使用中点検

① 操作パネル上の各種ボタン，トラックボールなどが正常に操作できるか，各種機能が正常に動作するかを確認する。
② 画面上に表示される時刻および日付が正しく表示されているかを確認する。
③ モニタの超音波画像におけるプローブ表面のエコー抜け，プリントした写真での白い抜けの有無を確認する。
④ 各種設定内容を確認する。

(c) 終業点検

① 外観上で汚れ，傷や破損がないことを確認する。
② 装置本体や探触子の清掃をする。
③ 付属品などの整理を行う。
④ 消耗品の残量確認をする。
⑤ 装置の電源スイッチがオフであることを確認する。
⑥ 装置の保管状態を確認する。

5.2 治療用装置の保守・点検

5.2.1 心臓ペースメーカ[19]

〔1〕 使 用 目 的

心臓は，右心房上部にある洞結節から発せられる周期的な電気刺激が心房筋を収縮させつつ，房室結節とヒス束を介して左脚，右脚，プルキンエ線維に至り心室の脱分極を起こす（この経路を刺激伝導系という）。

この刺激伝導系において洞結節での刺激生成が不規則になったり，刺激が少なくなったり（洞不全症候群），また刺激伝導の経路が異常により刺激が伝わらなくなる（AVブロックなど）と極端な不整脈や徐脈になる。これらの疾患に対して，心臓を電気パルスで刺激（ペーシング）し，正常なリズムで心臓を拍動させるためペースメーカが使用される。

〔2〕 動 作 原 理

(a) 体内式ペースメーカと体外式ペースメーカ　ペースメーカは体外式と体内式に分けられる（図 5.19）。

体外式は，本体を体外に置き皮膚を介して電極リード線を体外に引き出し，本体に接続する。体外式では電極リード線の引出し部位を清潔に保たないと感染を生じる危険があるが，刺激条件の設定変更，保守点検，電池交換などが容易であるという利点がある。おもに心臓手術後の一時的な不整脈対策，ペースメーカ植込み手術までの応急的処置などに用いられる。

体内式は，IC化した電子回路と小型大容量のリチウム電池を，生体との反応が低いチタンなどの金属容器に密封し，胸壁皮下などに埋没される。このような植込

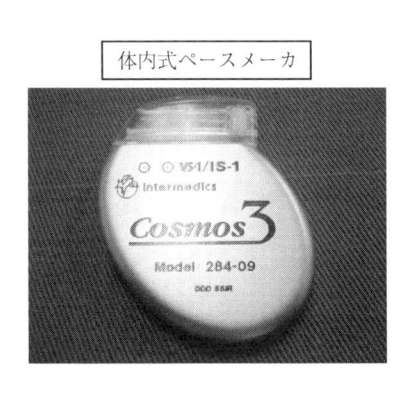

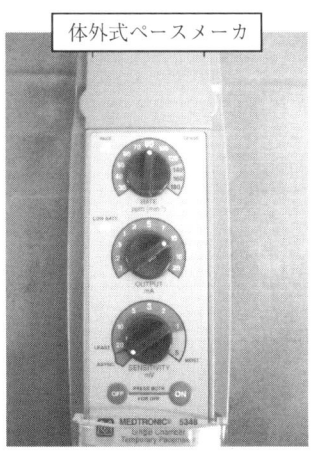

図 5.19 心臓ペースメーカ

み型では，治療に必要な装置全体が体内にあるため，手術時に無菌的に処置されれば感染の危険が少ない利点がある。しかし，故障，電池消耗などの場合には，必ず再手術が必要となる。

（b）**基本構造** ペースメーカの基本構造は，本体，電極リード線，刺激電極の三つの部分からなる（図 5.20）。

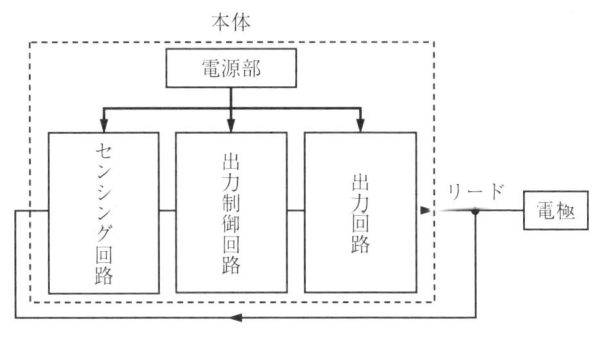

図 5.20 心臓ペースメーカの構成図

ⅰ）**本体（ジェネレータ）** パルス幅 0.2～2 ms，電圧 1～10 V（電流では 2～20 mA）程度の刺激電気パルスを発生させる。デマンド機構を働かせるための心電図アンプ，制御用マイクロプロセッサを内装しているものもある。電源用電池として体内式ではリチウム電池が一般的である。また，体内式はチタンなどの金属で外側がシールされている。

ⅱ）**電極リード線** 発振器と刺激電極をつなぐ線で，ニッケル合金製コイル状スプリングにシリコーンゴムやポリウレタン被覆を施したものを用い，柔軟性があり，切れにくくなっている。心室用はストレート型，心房用は J 型のカテーテルになっている。

ⅲ）**刺激電極** カテーテル電極は，通常面積 8 mm^2 程度のプラチナ合金や純プラチナ製が用いられ，表面積が小さいほど心筋に対する電流密度が高いため，心

筋刺激を起こしやすくペーシング閾値が低くなっている。

（c）　刺激方法

ⅰ）　固定レート型　　1分間の刺激回数（刺激頻度：レート）が一定で制御機能をもたない。

ⅱ）　デマンド型　　要求（デマンド）があったときのみペーシングする方式。通常，固定レートでペーシングし，自発収縮があるときはペーシングを休止する。

ⅲ）　生理的ペースメーカ　　P波を検出しこれに同期して心室を刺激すれば，正常な心臓の動きが期待できる。これをP波同期型ペースメーカといい，心房ペーシングを行い少し遅れて心室を刺激する。

ⅳ）　プログラマブルペースメーカ　　各種パラメータ（刺激パルスの頻度，振幅，パルス幅，デマンド感度など）を一度記憶した後でも，外部からプログラムにより，コード化した電磁パルスで変更できる。

ⅴ）　レート対応型ペースメーカ　　身体の要求をセンサによって感知し，レートを自動的に変えるペースメーカをレート対応型という。感知する身体情報としては，身体活動（加速度），体温，呼吸数，心電図QT時間などがある。

（d）　ICHDコード　　最近のペースメーカは機能が多様化しており，これを分類して表示する必要が生じた。アメリカの心臓疾患に関する学会が共同で定めたペースメーカ分類コードがICHDコードで，5文字のアルファベットからなるが，通常，前3文字で表される。それぞれの意味と使用例を図5.21に示す。

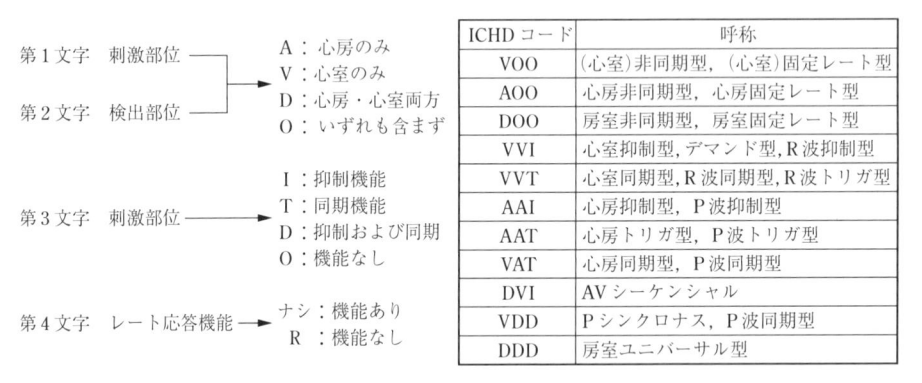

第1文字　刺激部位　　A：心房のみ
　　　　　　　　　　　V：心室のみ
第2文字　検出部位　　D：心房・心室両方
　　　　　　　　　　　O：いずれも含まず

第3文字　刺激部位　　I：抑制機能
　　　　　　　　　　　T：同期機能
　　　　　　　　　　　D：抑制および同期
　　　　　　　　　　　O：機能なし

第4文字　レート応答機能　　ナシ：機能あり
　　　　　　　　　　　　　　R：機能なし

ICHDコード	呼称
VOO	（心室）非同期型，（心室）固定レート型
AOO	心房非同期型，心房固定レート型
DOO	房室非同期型，房室固定レート型
VVI	心室抑制型，デマンド型，R波抑制型
VVT	心室同期型，R波同期型，R波トリガ型
AAI	心房抑制型，P波抑制型
AAT	心房トリガ型，P波トリガ型
VAT	心室同期型，P波同期型
DVI	AVシーケンシャル
VDD	Pシンクロナス，P波同期型
DDD	房室ユニバーサル型

（a）　ペースメーカのICHDコード　　　　　（b）　ICHDコードの使用例

図5.21　ICDHコード

〔3〕　保守点検（表5.7）

ここでは体外式のペースメーカについて述べる。

（a）　始業点検

① 本体概観に異常がないことを確認する。

② 出力調整器の設定を確認する。定電流型では5〜10 mA，定電圧型では3〜5 V程度に設定する。

表 5.7 体外式ペースメーカ点検表

始業点検		良	否
外観点検	①本体の確認		
	②電源リード線の確認		
動作点検	①電源スイッチの確認		
	②各ダイアルの動作確認		
	③各インジケータの点滅確認		
	④電源電圧の確認		
	⑤各種設定の確認		

使用中点検		良	否
外観点検	①本体の確認		
	②本体と電源リード線の接続状態の確認		
動作点検	①各ダイアルの動作確認		
	②ペーシングインジケータの点滅確認		
	③センシングインジケータの点滅確認		
	④心電図モニタ上でのペーシング波形の確認		
	⑤各種設定の確認		

終業点検		良	否
清　掃	①本体の清掃		
	②電極リード線の洗浄・滅菌		
外観点検	①本体の確認		
	②各ダイアルの動作確認		
	③各インジケータの点滅確認		
	④電池電圧の確認		

③ レートの設定を確認する（目標レートに設定）。
④ デマンド感度調整器の設定を確認する。デマンド機構を働かせるための自発心電図の大きさを設定する。感度を上げすぎると，目的の信号以外（例えば T 波）で働いてしまい誤作動の原因となる。
⑤ 電極リードの取付けを確認する（カテーテル電極の "distal" を本体のマイナス側に，"proximal" をプラス側に接続）。

(b) 使用中点検
① 出力設定に異常がないことを確認する。
② ペースメーカ本体が絶縁された台の上に置かれていることを確認する。
③ 電極および電極リード線が他の ME 機器のコードなどと接近していないことを確認する。電極リード線を他の ME 機器に近づけると商用交流が誘導されペースメーカが誤動作する場合がある。特に手術室においては，電気メスによる影響があるので電気メスのアクティブ電極ケーブルや対極板ケーブルから離しておくことが重要である。また，MRI は強力磁場を利用しているので，ペースメーカを誤動作させることがあるので禁忌である。
④ ペースメーカの操作時にはゴム手袋を着用していることを確認する（電極を

素手で触らない)。

(c) 終業点検

① 本体，電極リード線の破損を確認し清拭する。特に本体にあるカバーには留意する。
② 電池の電源電圧を確認する。公称電圧の 10～15 ％ 以上低下していたら交換する。
③ 電極リード線を洗浄・滅菌する。電極リード線は直接患者の心臓に入るので必ず滅菌が必要である。

5.2.2 除細動器[1),20)]

〔1〕 使用目的

刺激伝導系により心臓は一定リズムで収縮・弛緩を繰り返しているが，何らかの異常により心室の筋肉がばらばらの動きをしてしまい血液を駆出できなくなる状態がある（心室細動）。除細動器は心臓に一瞬大電流を流して心筋を興奮させ，正常リズムに戻すために使用される。

また，心房細動のように，血液の駆出はある程度保たれているが，P 波が消失し心室に影響を与える状態にも除細動器が使用される。心電図の時相で T 波の下行脚に相当する時相は心室の相対不応期であるので，この時相に除細動器の強い刺激が加わると心室細動を起こしてしまう。この危険性を回避するため R 波同期装置により心電図の R 波（心室の絶対不応期）に同期させ放電を行う（カルディオバージョン）。

〔2〕 動作原理

除細動器は本体と刺激用電極に大別される（図 5.22，図 5.23）。本体の基本的な構造は，高電圧トランス，整流用ダイオード，充電用コンデンサ，コイル，通電用スイッチ，刺激用電極（パドル電極）により構成される。まず，100 V の商用交流を高電圧トランスにて 5 000 V 以上の高電圧に変換する。この交流高電圧を整流用

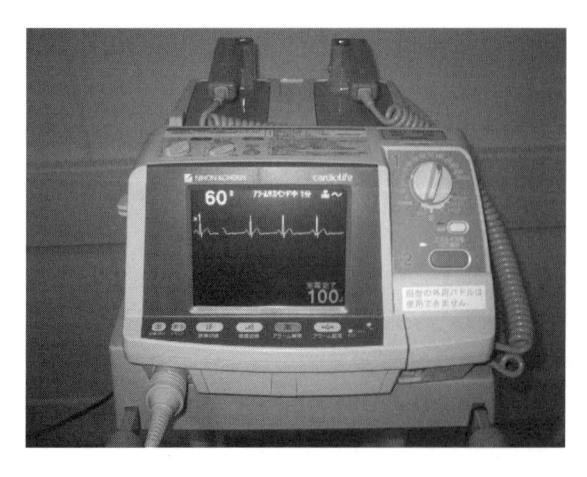

図 5.22 除細動器

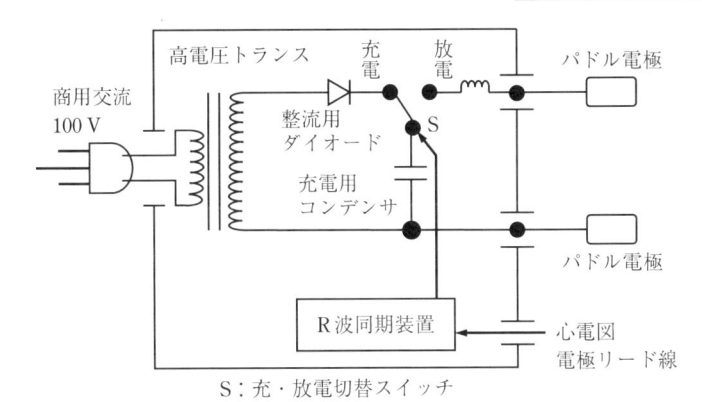

図 5.23 除細動器の基本構成

ダイオードで直流に整流し充電用コンデンサに充電する。この充電量は出力設定値により制御される。

充電されたエネルギーは整形用のコイルを通り放電パルス（数 ms）となり，パドル電極を通して生体へ通電される（一部は整形用のコイルの内部抵抗で消費）。このコイルの役割は除細動に効果的で不整脈に対する安全性の高い放電波形を作り出すことである。

R波同期装置はパドル電極または付属の電極リード線により心電図を取り込み，心電図増幅・制御部でトリガを検出し，スイッチが入り放電される。

刺激用電極は，体外用と体内用に分けられ，おのおの各サイズがある。内部用は心臓外科手術時などの開胸下で電極を接触させて除細動を行うために使用する。

〔3〕 保守点検（表 5.8）

(a) 始業点検

① 消耗品を確認する。電極用ペースト，心電図用電極，心電図記録用紙を補充する。体外ペーシングが可能な機種ではペーシング用の電極も補充する。ゴム手袋も必要に応じて補充する。
② 心電図ケーブルやパドル電極，電源プラグの破損，劣化の有無を確認する。
③ 電源状態やバッテリの充電状態を確認する。
④ 電源スイッチを入れてモニタ状態を確認し，出力設定をテストの位置に合わせる。
⑤ 充電スイッチを押し充電させ，パドルスイッチで放電させ，出力を確認する。
⑥ 記録状態を確認する。
⑦ 心電図擬似波形，または自分の心電図を入力しR波同期スイッチを入れ同期状態を確認する。
⑧ 充電しパドルスイッチを押し出力が同期していることを確認する。
⑨ 項目③〜④をバッテリ駆動状態で行う。
⑩ 電源をコンセントにつないでおく。

表5.8　除細動器点検表

始業点検		良	否
外観点検	①本体の確認		
	②外部パドルの確認		
	③電源プラグの確認		
	④心電図ケーブルの確認		
	⑤記録紙，ペースト，心電図電極の確認		
動作点検	①電源スイッチの確認		
	②バッテリ動作の確認		
	③充放電の確認		
	④心電図表示の確認		
	⑤記録器動作の確認		
	⑥最高出力設定の充電時間確認		
	⑦最高出力充電30秒後の動作確認		

使用中点検（内部パドル使用時）		良	否
外観点検	①本体の確認		
	②内部パドル接続の確認		
	③電源プラグの確認		
	④その他の機器のケーブル確認		
動作点検	①電源スイッチの確認		
	②出力設定の確認		
	③心電図誘導方法の確認		
	④記録器動作の確認		

終業点検		良	否
清掃	①本体の清掃		
	②外部パドルの清掃		
	③内部パドルの清掃，消毒，滅菌		
外観点検	①本体の確認		
	②外部パドルの確認		
	③電源プラグの確認		
	④心電図ケーブルの確認		
	⑤記録器，ペースト，心電図電極の確認		
動作点検	①電源スイッチの確認		
	②バッテリ動作の確認		
	③充放電の確認		
	④心電図表示の確認		
	⑤記録器動作の確認		
	⑥最高出力設定の充電時間確認		
	⑦最高出力充電30秒後の動作確認		

（b）　**使用中点検**　　除細動器は緊急に使用する頻度の高い機器であり，開心術時などを除き使用中点検を行う時間はないと思われるが，高エネルギーを一瞬にして与えるので下記のことは確認する。

① 手を触れないようにする。
② 患者に装着している機器類の患者ケーブルをできるだけ外す。

(c) 終業点検
① 心電図ケーブルやパドル電極，電源プラグの破損，劣化の有無を確認する。
② 本体やパドル電極は消毒薬を含ませたガーゼなどで清掃する。特に，パドル電極はペーストがついているのでペーストをきれいに拭き取っておく。
③ 体内用パドル電極は直接心臓に接触するため滅菌をする。使用後は水を含ませたガーゼなどで血液などの汚染物質を拭き取り乾燥後に滅菌を行う。なお，滅菌方法は体内パドルの仕様書に従う。
④ 記録器のヘッド部が汚れている場合があるのでクリーナなどを使用して清掃を行う。
⑤ 電源プラグをコンセントに差し込み充電を確認する。

5.2.3 大動脈内バルーンパンピング装置[21)]

〔1〕 使用目的

大動脈内バルーンパンピング（intra-aortic balloon pumping, IABP）法とは，心筋組織の血流量の減少により，心臓の急激なポンプ機能障害を来し，臓器灌流が著しく低下する心原性ショックに対して心機能をサポートするための補助循環である。また，急性心筋梗塞後の心不全症例のみならず，心臓手術後のショックや低心拍出量症候群，体外循環からの離脱困難例などにも適応される。専用の薄いポリウレタン製のバルーン付カテーテルを大腿動脈から挿入し，胸部下行大動脈内に留置して，患者の心電図または動脈圧波形に同期させて，ヘリウムあるいは二酸化炭素を出入りさせバルーンを収縮・拡張させる。これにより，つぎの効果が得られる（図 5.24，図 5.25）。

① 心臓の収縮期にバルーンを収縮させ，後負荷（収縮期血圧）の軽減により，

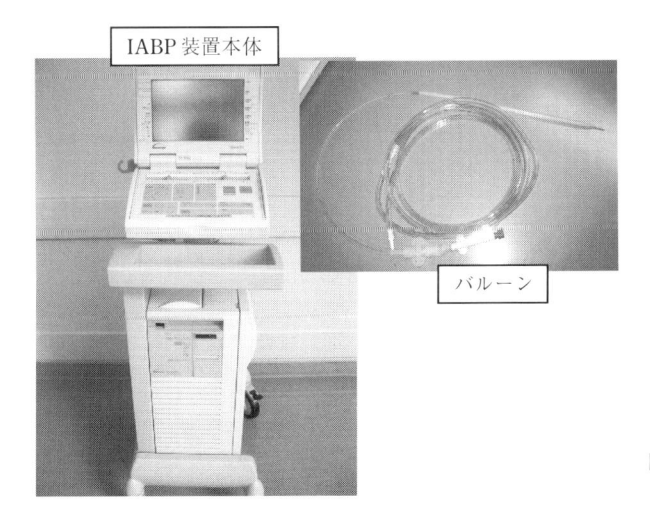

図 5.24 IABP 装 置

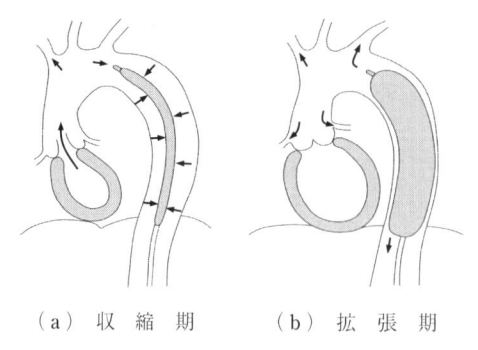

(a) 収縮期　　(b) 拡張期
図 5.25　IABP の基本原理

左室の仕事量，心筋酸素消費量を軽減させる。
② 心臓の拡張期にバルーンを拡張させ，大動脈基部の拡張期圧（＝冠灌流圧）を上昇させ，冠血流量を増加させる。この作用により心臓の酸素消費と供給のバランスが整えられ，心拍出量も増加し，血行動態が改善する。

大腿動脈を切開し，人工血管を縫着して挿入する外科的挿入ではなく，セルジンガー（Seldinger）法を用い経皮的に挿入することが多く，最近ではカテーテルの細径化が進んでいる。

IABP は，血液そのものを直接搬送する流量補助機能はなく，血圧波形やその位相を変化させるのみの圧補助タイプの補助循環装置である。したがって，その効果は正常心機能の 15〜20 ％ の補助が限界とされており，その有効性を期待するにはある程度以上の心機能が保たれていることが必要である。

〔2〕 **動 作 原 理**

患者の生体信号（心電図，動脈圧波形）を装置のアンプを通じて入力することにより，この信号に同期して駆動ポンプを制御し患者に挿入されたバルーンを膨張，収縮させる（**図 5.26**）。

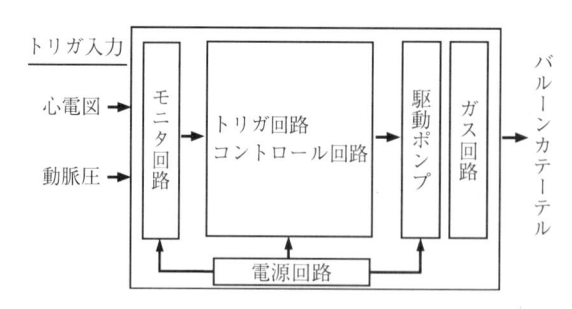

図 5.26　IABP 装置の構成図

（a）**モニタ部**　外部モニタから入力された心電図，動脈圧信号，または直接内蔵アンプで増幅された信号，バルーンタイミングなどの波形を監視する。また，入力信号，装置本体，バルーンカテーテル回路などに異常があれば警告を表示し警告音が鳴る。

（b）**トリガ回路**　通常は，心拍と同期させるために心電図のR波を同期信号とする。頻脈時などでは，タイミングが合わず十分な効果を得られないことがある。これを防ぐためにR-R間隔を予測して高心拍に追従している。

電気メス使用時など，心電図が利用できない場合には動脈圧をトリガ信号とする。また，体外循環中に脈圧が必要な場合には，内部発生パルスをトリガ信号として作動させる。

（c）**駆動ポンプ**　駆動方式は機種により異なるが，大別して電磁方式とガス圧方式に分けられる。

（d）**ガス回路**　駆動ポンプで発生する圧力をバルーンカテーテルに伝えるガスの通路で，通常は閉鎖回路になっている。使用ガスとしては，軽くて応答性のよいヘリウムガス（He）が主流であるが，機種によっては生体の安全性を重視して二酸化炭素（CO_2）を用いるものもある。ポンプ駆動中にガスのリークがあれば危険を知らせる警報がある。

（e）**バルーンカテーテル**　カテーテルの先端に細長いバルーンがついたもので，バルーンはポリウレタンなどの抗血栓材料でできている。抗血栓効果は，通常1か月程度は持続する。バルーンカテーテルはディスポーザブル製品となっている。患者の身長，体重，胸部下行大動脈の状態などにより，バルーンの直径，容量を決定する。

（f）**バッテリ部**　患者の移動や病院間の搬送時に，心電図，動脈圧モニタなどを見ながら駆動させるために使用する直流電源である。短時間の場合は内部バッテリでよいが，長時間の場合は外部電源を必要とする。バッテリは搬送時や停電時に備えてつねに充電されていなければならない。

〔3〕**保守点検**（表5.9）

（a）**始業点検**

① 本体，電源プラグ，電源コード類の確認をする。
② 使用ガスの充填量を確認する。Heガスボンベのバルブを開放し，圧力メータでガス圧が規定以上であることを確認する。規定値以下である場合には，新しいガスボンベに交換する。
③ バッテリ動作を確認する。また内装バッテリの容量を確認する。
④ 心電図・血圧信号を確認する。心電図・血圧（観血法）信号がモニタされていることはIABPを使用する上で必要不可欠である。心電図・血圧信号はIABP装置内装の心電図モニタにより可能であるが，すでに他のモニタで信号が得られている場合，その外部出力から信号を取り込む。最近の心電図・血圧モニタには出力信号がリアルタイムでないものもあるので，IABP装置へ信号を供給する場合は確認が必要である。

（b）**使用中点検**

① トリガ信号およびタイミングを確認する（トリガ信号の選択，タイミングの

表 5.9 IABP 装置点検表

始業点検			良	否
外観点検	①本体の確認			
	②付属品・消耗品の確認			
	③心電図ケーブルの確認			
	④電源プラグの確認			
	⑤ガスボンベ内圧の確認			
	⑥バッテリインジケータの確認			
動作点検	①電源スイッチの確認			
	②各スイッチの動作確認			
	③画面表示の確認			

使用中点検			良	否
外観点検	①本体の確認			
	②バルーンカテーテル接続状態の確認			
	③電源プラグの確認			
	④ガスボンベ内圧の確認			
	⑤バッテリインジケータの確認			
動作点検	①各スイッチの動作確認			
	②画面表示の確認			
	③心電図・動脈圧波形表示の確認			
	④バルーンカテーテルの動作・状態確認			

終業点検			良	否
清　　掃	①本体の清掃			
外観点検	①本体の確認			
	②付属品・消耗品の確認			
	③心電図ケーブルの確認			
	④電源プラグの確認			
	⑤ガスボンベ内圧の確認			
その他	①バッテリ充電の確認			

調整，心電図の誘導，処置・体動による心電図の乱れ，電極の不良，商用交流雑音（ハム）の混入など）．
② バルーンカテーテルを確認する（バルーンカテーテルの折れ，バルーンの膨張不良，バルーンの破れ，バルーンカテーテルからのガスリーク，下肢血流障害の有無など）．
③ 使用ガス圧を確認する．
④ バッテリ電圧（バッテリ駆動時）を確認する．
⑤ コールドトラップ（ガス回路内の水分除去）の水量を確認する．

（c）終業点検
① 本体，電源コードなど破損の有無を確認する．
② IABP 装置本体と付属のケーブル類の清掃を行う．
③ ガスボンベのバルブを確認する．IABP 終了後，ガスボンベ内圧の低下が著

しい場合はつぎの使用に備えて新しいガスボンベに交換しておく。
④ バッテリで駆動した場合，また，通常 AC 電源で駆動した場合も，使用後は必ず電源プラグをコンセントに差し込んで充電状態で保管する。

5.2.4 電気メス[22]

〔1〕 使用目的

電気メスは生体組織の切開，および出血部位の止血のため凝固を行う装置である（図 5.27）。

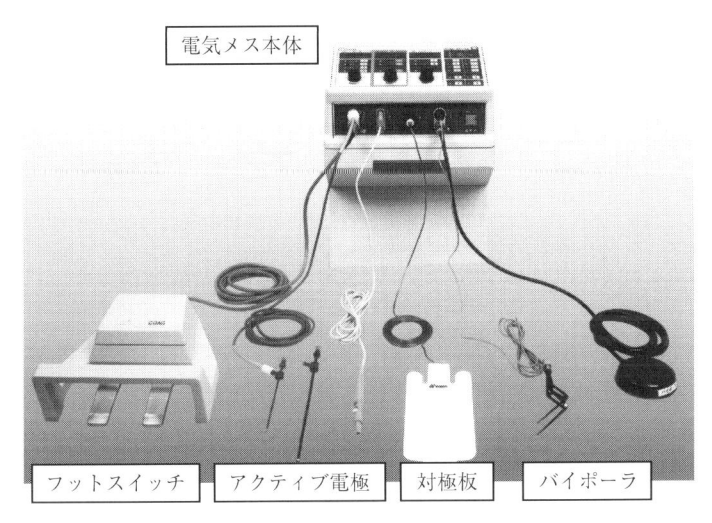

図 5.27 電気メス

〔2〕 動作原理

装置の構成としては，
① 電気メス本体
② アクティブ電極（メス先電極）
③ 対極板

よりなる。対極板を生体に装着してアクティブ電極と生体間に高周波の高電圧（数千ボルト）を加えて高周波電流を流し，組織を切開，凝固する。このとき，アクティブ電極と生体が接触する部分は面積が非常に小さく，ここに大きな電流が流れてジュール熱が発生し，細胞が瞬間的に沸騰して破裂し切開される。そしてこの電流は人体を通過して対極板側へ流れる。対極板と生体は広い面積で接触しているので，対極板の部分での電流の密度は低くなり大きな熱は発生せず高周波電流を安全に本体に戻すことができる（図 5.28，図 5.29）。

（a） 電気メス本体

ⅰ） 基本機能　　基本的な機能は下記のように分類される。
① 切開機能：連続的に高周波電流を流すことによって組織を切開する。

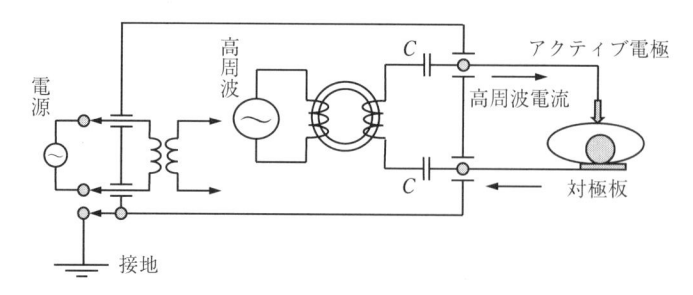

図 5.28 電気メスの基本原理

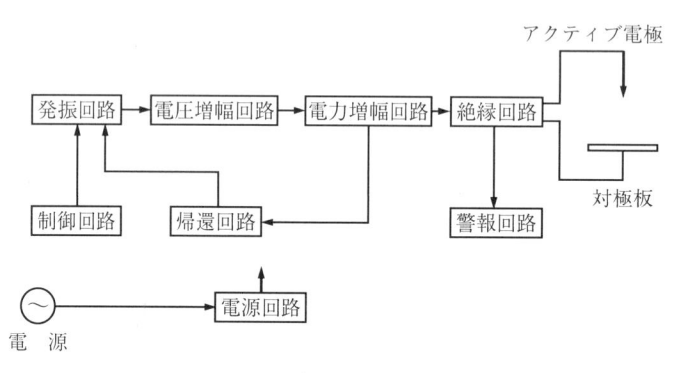

図 5.29 電気メスのブロック図

② 凝固機能：瞬間的に繰返し高周波電流を流すことによって組織を凝固する。
③ 混合機能：凝固時に流す高周波電流の時間を少し長くし切開作用を加える。

これらの機能を行うために，切開では主要搬送周波数として 500 kHz 前後を使用し，凝固では，この周波数を断続的にした波形（繰返し周期 30～50 μs）を用いる。

電気メスの出力は，電力（W：ワット）で表示される。これは，電気メスのアクティブ電極と対極板の間に特定の負荷抵抗（無誘導）と高周波電流計を接続し，高周波電流を流して求めた電力値（$P=I^2R$）を示しており，300～500 Ω の負荷抵抗で校正されていることが多い。

ⅱ） **出力方式**　電気メスの出力方式は下記の二つに分類され，通常電気メスは両出力を兼ね備えている。

① モノポーラ出力：本体で発生させた高周波電力を高周波トランスにより接地から絶縁し，一方をアクティブ電極へ，他方を対極板に接続している方式で電気メスの基本的な出力方式である。高周波トランスと両電極間にコンデンサが挿入されている。これは，電気メス使用に際して放電により発生する低周波電流が生体に流れるのを防ぐ目的である。
② バイポーラ出力：これは，高周波トランスにより接地から絶縁された出力をバイポーラ電極（ピンセット状の鉗子）に接続しているもので，電極間に生体組織を挟み高周波電流を流して凝固を行う方式である。

iii) **出力形式**　電気メスの出力回路は，対極板側回路をコンデンサにより高周波的に接地した高周波接地形と，対極板回路側を接地より絶縁した状態の高周波非接地形がある。近年の電気メスの大半は後者を採用しており，高周波接地形に比して高周波分流に対しては有利である。

（b）**アクティブ電極**　生体に高周波電流を流し込むことにより切開，凝固を行うために使用する電極である。使用目的により電極の形状は種々あり，電極は電極ホルダ（ペンシル形）に装着して用いられる。この電極ホルダは，手元に切開，凝固のスイッチが組み込まれているものと，フットスイッチを用いて使用するものに分けられる。

（c）**対極板**　対極板はアクティブ電極から生体へ流した高周波電流を電気メス本体に回収するための電極である。したがって，対極板は熱傷などを生じない程度の低い電流密度でなければならず，生体組織に密着させて用いる大きな面積をもつ必要がある。現在使用されている対極板は生体との接触面積（成人用）が$110 \sim 150 \text{ cm}^2$のものが大半であり，これらの大きさが完全に密着していれば安全である。

この対極板は使用形態では再使用形とディスポーザブル形がある。再使用形は生体との接触性があまりよくなく，感染対策の面からもディスポーザブル形が主流である。一方，電気的特性として，生体と対極板との電気的な接触の仕方により導電形対極板と静電結合形対極板に分けられる。原理的に，導電形は周波数に対して接触抵抗が一定であり，静電結合形は生体と対極板がコンデンサを形成するので，低い周波数成分（筋・神経を刺激する）は通過させにくく，電気メスで使用する高周波電流は通過させやすい。しかし，静電結合形は，導電形に比して接触インピーダンスが高いので，これを使用する場合，高周波非接地形出力を有する電気メスを使用することが望ましい。高周波接地形の本体を使用すると，他のME機器との併用では高周波分流が発生しやすくなる。

〔3〕**保守点検**（表5.10）

（a）**始業点検**

① 本体，アクティブ電極ホルダ，対極板を確認する。
② 対極板の大きさが使用する患者に適合しているか否かを確認する（対極板は大人用，小児用，新生児用などに分けられている）。
③ 対極板が生体に確実に装着されていることを確認する（2人以上で確認）。
④ 対極板コードと本体の接続を確認する。
⑤ 対極板断線モニタの作動を確認する。
⑥ アクティブ電極コードと本体の接続を確認する。
⑦ アクティブ電極のコード，対極板コードが他の機器のコードから離れていることを確認する。
⑧ 出力設定（使用するモードと，それに応じた出力設定）を確認する。

表 5.10 電気メス点検表

始業点検		良	否
外観点検	①本体の確認		
	②電源プラグの確認		
	③アクティブ電極コードの確認		
	④対極板コードの確認		
	⑤対極板サイズの確認		
患者側確認	①手術体位の確認		
	②対極板装着部位（皮膚）の確認		
	③対極板装着状態の確認		
動作点検	①電源スイッチの確認		
	②各設定スイッチの確認		
	③各アラームの確認		
	④表示部の確認		
	⑤音量の確認		

使用中点検		良	否
外観点検	①本体の確認		
	②電源プラグの確認		
	③アクティブ電極コードの確認		
	④対極板コードの確認		
	⑤他の医療機器コード接触の確認		
患者側確認	①対極板装着状態の確認		
	②身体一部の金属フレーム接触の確認		
	③身体部同士の接触の確認		
動作点検	①出力状態の確認		
	②音量の確認		
	③表示部の確認		
	④出力設定の確認		

終業点検		良	否
患者側確認	①対極板装着部（皮膚）の確認		
清掃	①本体の清掃および消毒		
	②アクティブ電極の清掃および消毒		
外観点検	①本体の確認		
	②電源プラグの確認		

（b） 使用中点検 電気メス使用に際しては種々のトラブルが発生しやすい。使用中点検を行うには，これらのトラブルを理解し発生を防がなければならない。

① 出力の設定を確認する。
② アクティブ電極や電極ケーブルが患者の上に置かれていないことを確認する。
③ 対極板の接触状態を確認する（対極板が身体に密着していなければ熱傷の危険性がある）。
④ 身体部どうしが接触していないことを確認する。電気メス使用中に踵どうしが接触していたり，指先が体幹に接触していたりする場合に，アクティブ電

極より出力された高周波電流が，この部分を経由して流れた場合に発生する危険性がある。
⑤ 身体の一部がベッドフレームなどの金属部分と接触していないことを確認する。接触していると高周波電流の分流が発生し熱傷の危険性がある。
⑦ アクティブ電極ケーブルや対極板ケーブルが心電図ケーブルと束ねられていないか確認する。誘導により高周波電流の分流が発生する。
⑥ 手術野にエタノール類がないことを確認する。エタノールを手術野で使用した場合，蒸気となり布などで覆われていると濃度が高くなる。この状態に対して電気メスが放電した場合には発火することがある。

(c) 終業点検
① 対極板を外した後の部位および他の電極類を外した部位を確認する（皮膚障害の有無）。
② フットスイッチに付着している薬液・血液を拭き取る。
③ 本体，電源ケーブル，プラグ類の破損を確認する。
④ アクティブ電極，電極ホルダおよびコードの破損や断線がないことを確認する。
⑤ アクティブ電極および電極ホルダを消毒・滅菌する。

5.2.5　個人用透析装置[23]

〔1〕 使 用 目 的
透析装置は腎不全患者における腎臓の代行機能つまり，
① 蛋白代謝産物，老廃物の排泄
② 過剰水分の調節
③ pH 調節
④ 電解質の調節
などを行うための人工透析に用いられる装置である。

　人工透析を施行するには，水処理を行った RO（reverse osmosis；逆浸透）水で透析液原液を希釈し使用するが，その工程をセントラルユニット（透析液供給装置）で行うセントラルシステムと，透析装置内で行う個人用透析装置に大別される。ここでは，個人用透析装置について説明を行う（図 5.30）。

〔2〕 動 作 原 理
　個人用透析装置の基本構成は，透析液希釈混合部と透析液供給部に大別される（図 5.31）。

(a) 透析液希釈混合部　　透析液希釈混合部では，給液部より送られた RO 水を配管内に一定に保つように減圧調整弁を通過させ，加温，脱気（回路内の気泡を気泡分離チャンバから取り除く）を行い透析液と混合する。
　透析に使用される透析液の作成については，大きく 3 方式に分けられる（各社により違いがある）。

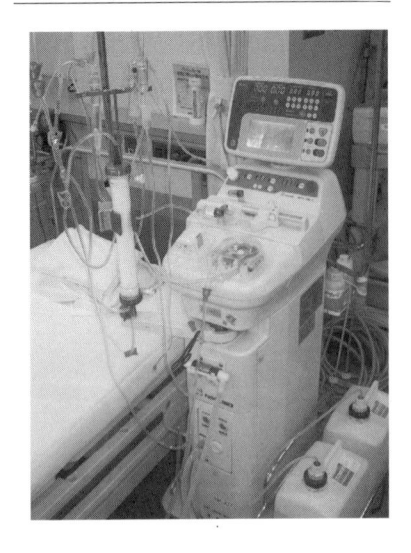

184　　5．おもな ME 機器の保守・点検

図 5.30　血液浄化装置（個人用透析器）

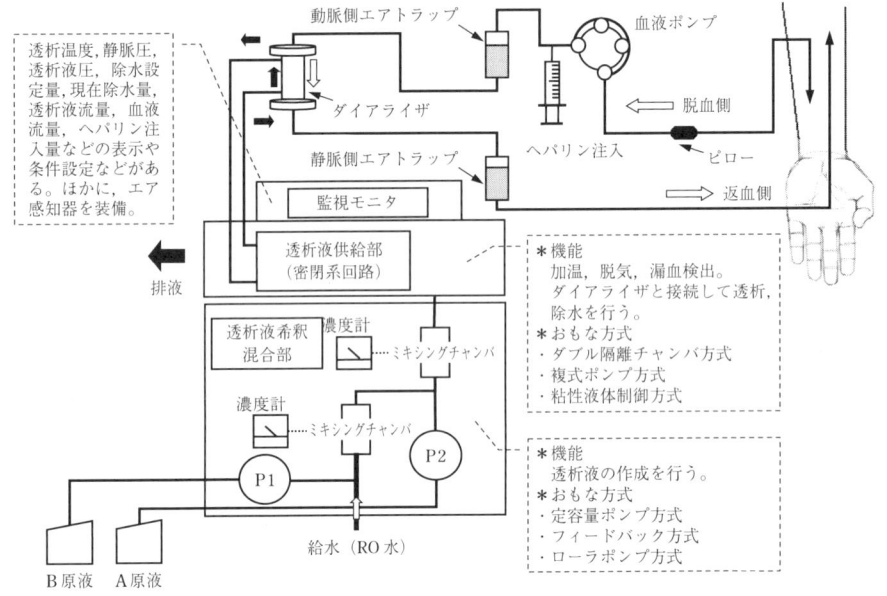

図 5.31　個人用透析装置の構造

① 定容量ポンプ方式：定容量ポンプにより一定の比率で希釈混合される。
② フィードバック方式：混合槽内の電気伝導度を連続的に測定し，透析液原液量を調整する。
③ ローラポンプ方式：軟質のシリコーンチューブをローラでしごき透析液原液を注入する。

（b）　**透析液供給部**　希釈混合された透析液をダイアライザに供給する。そのため，一般的に「密閉系」と呼ばれ，電磁弁などを使用し，閉鎖回路になっている。各社個々に違い大きく分けて 3 方式がある。

① ダブル隔離チャンバ方式：シリコーンラバーにより仕切られた 2 個のチャン

バと三方電磁弁を組み合わせて閉鎖回路とする。
② 複式ポンプ方式：一つのプランジャをモータで左右に動かす複式ポンプと三方電磁弁により閉鎖回路を構成する。
③ 粘性液体制御方式（ビスカスコントロール）：密閉されたチャンバ内を二つのダイアフラムで仕切り，粘性液体（ビスカス）の量をポンプで調整する。

　密閉系では供給された透析液と排出された透析液（排液）が等量になるよう制御されている。透析液の供給量と排液量の差は，ダイアライザを通して患者への体液の差（過負荷，脱水）になる。

〔3〕 保守点検（表5.11）
（a） 始業点検
① 電源コードの接続を確認する。バッテリ内装の透析装置が主流となっているが，バッテリによる駆動運転は血液ポンプのみであるメーカが多く，血液透析の続行不可能状態での緊急回収用などに使用する。通常，使用時は非常用電源に接続する。
② 給水部の接続を確認する。給水部の確認において最も重要なことは，必要給水圧に達しているか否かである。その理由としては，大きく二つに分けられる。1台だけが給水圧低下を示し警報が出現する，もしくは比較的他の透析装置より低めである場合は，その透析装置の液漏れ・接続アダプタの未接続が考えられる。
③ 排液部の接続・液漏れを確認する。排液ラインの外れやその部分からの液漏れがあった場合，1分間に500 mlの透析液と合わせてダイアライザを介して除水した量が外部に流失してしまう。
④ 透析液を確認する。透析装置に内蔵された伝導度計にて透析液濃度がおおよそ正常範囲にあることを確認し，透析液を実際サンプリングしてナトリウムやカリウム，重炭酸濃度および，浸透圧にて処方濃度になっていることを確認する。消毒が設定工程どおりに行われていることを確認の上，消毒液に含まれる塩素の残留がないことを確認する。
⑤ 周辺機器を確認する（血液ポンプの動作，抗凝固剤注入ポンプの動作）。血液ポンプや抗凝固剤注入ポンプの動作確認は始業前の点検にて，誤作動を発見し難く，動作時の異音の有無を確認する。
⑥ 外観を確認する。ダイアライザコネクタ接続部に液漏れを起こしていないか確認する。また，透析装置の下部，床などに液漏れを起こしていないか確認し，液漏れを発見した場合，装置内部のポンプ系や配管系のトラブルが考えられるため，装置の使用を中止しなければならない場合もある。脱気ポンプなどポンプ系で異常が出ると，異音を発生する場合がある。また，モータ部が加熱して異臭が発生することがあるので確認する。
⑦ 自己診断機能の確認をする。透析液を装置内に循環させる過程に加圧・減圧

表5.11　個人用透析装置点検表

始業点検		良	否
外観点検	①電源プラグの確認		
	②給水部液漏れの確認		
	③給水圧の確認		
	④液漏れの確認		
	⑤正常動作表示灯確認（正常，異常，ナースコール，その他）		
	⑥異音・異臭の確認		
動作点検	①透析液濃度の確認（伝導度，実濃度，浸透圧）		
	②消毒液の残留塩素の確認		
	③自己診断項目の結果表示確認		
	④血液ポンプの動作確認		
	⑤抗凝固剤注入ポンプの動作確認		

使用中点検		良	否
外観点検	①給水圧の確認		
	②血液ポンプの確認		
	③抗凝固剤注入ポンプの確認		
	④透析液流量の確認		
	⑤透析液温度の確認		
	⑥正常動作表示灯の点滅・点灯の確認		
	⑦液漏れの確認		
	⑧異音・異臭の確認		
	⑨血液，透析液など付着の有無		
動作点検	①血液回路接続部		
	②ダイアライザ接続部		
	③血液回路内凝固		
	④ダイアライザ凝固		
	⑤静脈圧		
	⑥透析液圧		
	⑦TMP（膜間圧力差）		
	⑧現在除水量値		
	⑨除水ポンプ動作状態		

終業点検		良	否
外観点検	①給水圧の確認		
	②液漏れの確認		
	③異音・異臭の確認		
洗浄前点検	①洗浄用薬液の残量（必要量）の確認		
	②配管の確認（エアー混入など）		
清　掃	①血液，透析液，汚れなど付着の有無（清掃）		

を行うことで配管漏れや密閉率を測定するものや，管内の伝導度を測定し電磁弁の開閉を点検するなど，各社独自の自己診断機能を内蔵しているものが多い。各測定値の日々の変化により，配管や電磁弁の劣化を早期に予測できる。

（b）　使用中点検

① 圧力を確認する（給水圧，血液ポンプ，抗凝固剤注入ポンプ，正常動作表示灯の点滅・点灯）。
② 透析液を確認する（透析液流量，透析液温度）。
③ 外観を確認する（液漏れの有無，異音・異臭の有無，血液，透析液，汚れの付着の有無）。
④ 血液回路接続部，ダイアライザ接続部を確認する。動脈穿刺針と血液回路先端部の接続が緩いとその箇所から空気が混入してしまう。理由として，動脈穿刺部から血液ポンプ入り口までは，血液回路内が陰圧となっているためである。ダイアライザ接続部，静脈穿刺針と血液回路先端部の接続が緩いとその箇所から血液漏れを起こしてしまう。理由として，血液ポンプ出口から静脈穿刺部までは，血液回路内が陽圧となっているためである。
⑤ 血液回路内に凝固が見られないか確認する。凝固しやすい箇所としては，ピロー部，動脈側エアトラップ，静脈側エアトラップなどがある。凝固が始まると血液の色が黒褐色に変色してくる。また，静脈側エアトラップが凝固してくると静脈圧に上昇が見られる。
⑥ ダイアライザに凝固が見られないか確認する。凝固が始まるとダイアライザのファイバ内部血液色が黒褐色に変色してくる。また，透析液圧が陰圧側に傾いてくる。
⑦ 静脈圧を確認する。静脈圧が異常に高い場合は，静脈側回路の折れ曲がり，静脈穿刺部トラブル，静脈側エアトラップの凝固などが挙げられる。静脈圧が異常に低い場合は，動脈側回路の折れ曲がり，静脈穿刺針の抜針，動脈穿刺部のトラブルにより設定血液流量どおり採取できていないなどが挙げられる。
⑧ 透析液圧を確認する。透析液圧が異常に高い場合，ダイアライザの凝固，動脈側穿刺部からの血流不足，もしくは透析装置のバランス異常が挙げられる。透析液圧が異常に低い場合は，静脈側回路における圧の上昇もしくは透析装置のバランス異常が挙げられる。
⑨ TMP（膜間圧力差）を確認する。TMPが異常に上昇もしくは下降してくると，体外循環系のトラブルもしくは透析装置のトラブルが考えられる。
⑩ 現在除水量の値を確認する。時間当りの除水設定どおりの除水量が積算されているか確認し，積算が予定以上もしくは予定以下の場合，除水ポンプ自体か除水ポンプの制御にトラブルが発生している可能性がある。
⑪ 除水ポンプ動作状態を確認する。メーカによっては，時間当り除水設定量表示部の数値横に，ランプを点滅させて現時点で除水ポンプが正常に稼動していることを示す機能をもたせているものがあるので，これを確認する。

（c） 終業点検

① 給水部を接続確認する（給水圧，液漏れの有無）。
② 排液部を確認する（液漏れの有無）。
③ 洗浄用薬液を確認する。残量（必要量）および薬液ライン配管を確認し，薬液ラインの配管の途中に空気が混入していると薬液注入ポンプが空運転状態になり，薬液が装置に注入できないことがある。
④ 外観を確認する（液漏れの有無，異音・異臭の有無）。
⑤ 血液，透析液，汚れの清拭を行う。

5.2.6 人工呼吸器[1),20),24)]

〔1〕 使用目的

人工呼吸器は，呼吸の完全に停止した患者に対して換気の代行を行う，もしくは，換気の弱い患者の換気補助を行う装置である。

換気の代行や補助を行うために，換気量，換気回数，酸素濃度を調整する機能を有している（図 5.32，図 5.33）。

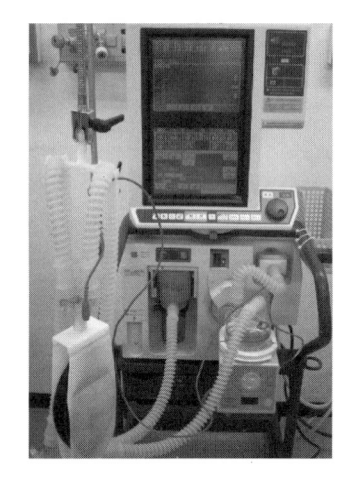

図 5.32 人工呼吸器

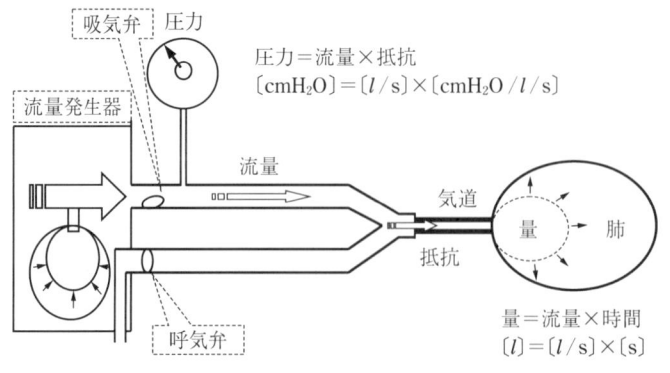

圧力＝流量×抵抗
$[cmH_2O]=[l/s]\times[cmH_2O/l/s]$

量＝流量×時間
$[l]=[l/s]\times[s]$

図 5.33 人工呼吸器の基本原理

〔2〕 動作原理

人工呼吸器は人工呼吸器本体と呼吸回路に大別される（図5.34）。人工呼吸器は基本的に酸素と圧縮空気（または合成空気）が必要である。これらのガスは，まず，医療ガス設備の配管端末器またはコンプレッサや高圧ガス容器から，本体ガス入力部のバクテリアフィルタを通過し内部に取り入れられ，圧力レギュレータで一定の圧力に減圧される。減圧されたガスは酸素ブレンダにより設定された酸素濃度に調整され，呼吸回路を介して患者へ吸気として送られ，患者から排泄されたガスは患者回路の呼気側を通過し大気に排出される。

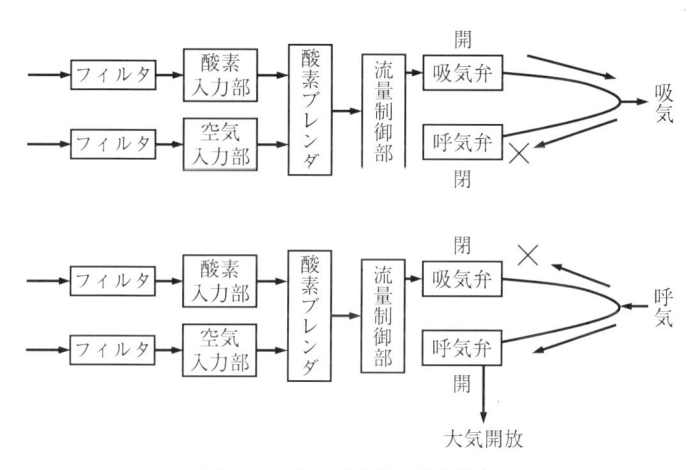

図5.34 人工呼吸器の基本構成

（a） 換気様式　　患者の吸気時には吸気弁が開き，呼気弁が閉じることによりガスは患者の肺へと流れ込み，呼気時には吸気弁が閉じ，呼気弁が開放され呼気が排泄される。この吸気と呼気の切替え（換気様式）は，ボリュームコントロール方式とプレッシャコントロール方式の二つに大別される（図5.35）。

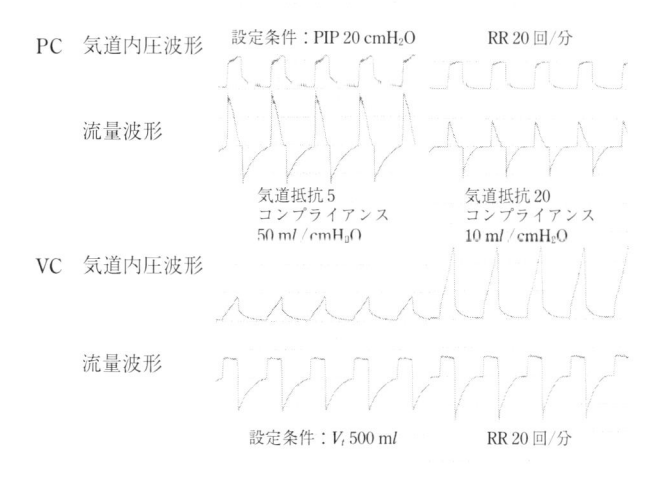

図5.35 プレッシャコントロール方式（PC）とボリュームコントロール方式（VC）

通常，換気様式は機種によって限定されるが，高性能な機種は選択的に切替えが可能である。

　ⅰ）**ボリュームコントロール方式**　ボリュームコントロール方式とは一回換気量を設定し，1回の吸気ガス量が設定量に達すると呼気に切り替わる方式である。この方式には一回換気量を直接設定するもの，吸気時間と流量を調整し一回換気量を設定するもの，分時換気量と換気回数を調整して一回換気量を設定するものなど，機種による違いがある。

　ⅱ）**プレッシャコントロール方式**　プレッシャコントロール方式とは呼吸回路内の吸気時の最高気道内圧と吸気時間を設定し，最高気道内圧を設定時間内維持すると呼気に切り替わる方式である。

（b）**換気モード**　換気モード（換気の方法）については，強制換気，補助換気，自発換気に大別される。

　ⅰ）**強制換気モード（コントロールモード）**　患者の状態に関係なく，人工呼吸器で強制的に換気を行う方法である。人工呼吸器の換気様式により設定の方法が異なる。ボリュームサイクル方式では，換気回数，一回換気量，吸気流量を設定し，プレッシャサイクル方式では換気回数，高気道内圧，吸気流量を設定して強制的に換気を行う。

　ⅱ）**補助換気モード**　患者の自発呼吸は存在するが，不十分な場合に人工呼吸器により強制的にガスを送って換気の補助を行うモードである。これは二つに分けられる。

　① アシストモード：患者の弱い自発呼吸に対して，呼吸ごとに人工呼吸器で設定した一回換気量（または最高気道内圧）で強制換気を行うモードである。しかし，一回換気量が人工呼吸器で設定されているため，この換気量が患者の要求する一回換気量と一致しない場合はファイティングの原因となる。

　② SIMV（synchronized intermittent mandatory ventilation）モード：患者の自発呼吸に対して，自発呼吸ごとでなく何呼吸かおきに人工呼吸器で設定した一回換気量（または最高気道内圧）で強制換気を行うモードである。この場合，人工呼吸器による換気の開始が患者の自発呼吸開始に同期して始まるように設計されている。アシストモードとは異なり，設定した強制換気時以外に自由に自発呼吸ができる。

　ⅲ）**自発モード**　おおむね良好な自発呼吸があり，呼吸器からの離脱（ウィーニング）の最終段階で使用されるモードであり，下記の付加機能とともに使用される。

　ⅳ）**その他（付加機能）**　機種により種々の付加機能やモードがあるが，特に重要なのは下記の二つである。

　① PEEP/CPAP（呼気終末陽圧）：呼気終末時に肺内圧を陽圧に保つ付加機能である。陽圧を保つことにより機能的残気量を増し，肺内シャントの是正に

効果がある。

② PSV（pressure support ventilation）：自発呼吸時に使用され，あらかじめ設定した圧に気道内圧が達するまでガスを送り，患者の吸気仕事量を軽減する付加機能である。

（c） **トリガ機能**　患者の自発呼吸（吸気の開始）を人工呼吸器が認識する際の方法と感度の設定が必要であり，これをトリガ機能という。したがって，各種の補助換気モードを使用する場合には必要なものであり，適切なトリガの感度を設定しなければならない。トリガ機能には，呼吸回路内の圧力変化を監視する圧力方式（プレッシャトリガ方式）と，流量変化を監視する流量方式（フロートリガ方式）がある（図5.36）。

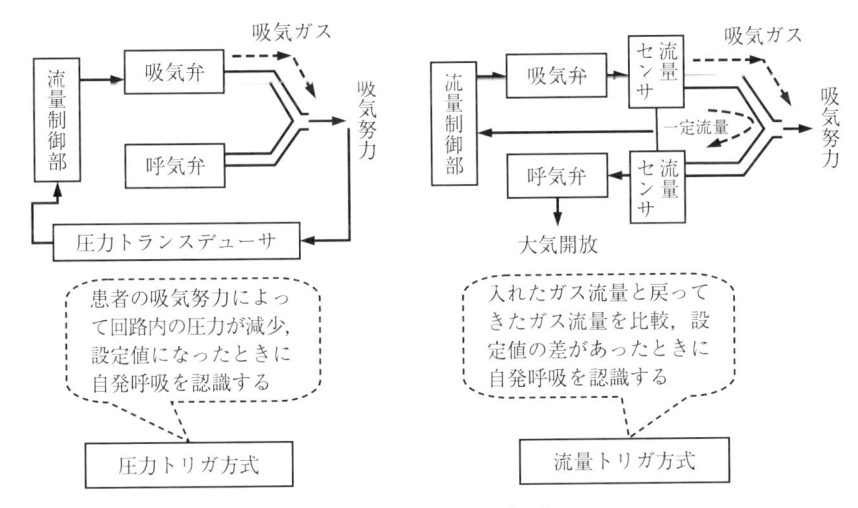

図 5.36　トリガ方式

〔3〕　**保守点検**（表5.12）

人工呼吸器の保守点検に関しては人工呼吸器本体の点検も当然必要であるが，呼吸回路の点検も重要である。

（a）　**始業点検**

① 加温加湿器のモジュール，カテーテルマウントなどの消耗品を確認する。
② 人工呼吸器本体，加温加湿器，電源プラグ，医療ホースアセンブリの破損などを確認する。
③ 呼吸回路の組立て，各パーツの破損，劣化の有無を確認する。
④ 呼吸回路および本体内部回路のリークの有無を確認する。
⑤ テスト肺を用いて各種換気モードでの動作を確認する。
⑥ 各アラームの動作を確認する。

（b）　**使用中点検**

① 各アラームや動作，異常音，各種設定値の確認をする。
② 加温加湿器の温度や水量の確認および補充をする。

表5.12 人工呼吸器点検表

始業点検		良	否
外観点検	①人工呼吸器本体の確認		
	②加温加湿器本体の確認		
	③電源プラグの確認		
	④医療ホースアセンブリの確認		
患者回路	①組立ての確認		
	②各パーツの確認		
	③患者回路および内部回路のリークの確認		
動作点検	①各種モードの動作確認		
	②PEEPの動作確認		
	③各アラームの動作確認		

使用中点検		良	否
外観点検	①人工呼吸器本体の確認		
	②加温加湿器本体の確認		
	③電源プラグの確認		
	④医療ホースアセンブリの確認		
	⑤患者回路の接続および破損の確認		
各種設定	①モード( ) ②一回換気量(最高気道内圧)( )		
	③換気回数( ) ④PEEP( ) ⑤PS( )		
	⑥トリガ感度( ) ⑦酸素濃度( )%		
実測値	①一回換気量( ) ②分時換気量( )		
	③最高気道内圧( ) ④換気回数( )		
	⑤I:E( ) ⑥PEEP( ) ⑦加湿器温度( )		
患者状態	①胸の動き( ) ②SpO2( ) ③心拍数( )		

終業点検		良	否
清掃	①人工呼吸器本体の清掃		
	②加温加湿器本体の清掃		
	②患者回路の水洗および消毒		
外観点検	①人工呼吸器本体の確認		
	②加温加湿器本体の確認		
	③電源プラグの確認		
	④医療ホースアセンブリの確認		

③ ウォータトラップの水抜きを確認する。

④ 各種モニタの表示を確認する。

(c) 終業点検

① 各パーツの破損,劣化を確認する。

② 人工呼吸器本体,加温加湿器,電源プラグ,医療ホースアセンブリの破損などを確認する。

③ 呼吸回路の水洗,一次消毒,紛失などを確認する。使用後の回路は付着物などを取り除くために水洗を行い,感染対策に応じた薬液に浸漬させる(一次消毒)。浸漬後,再度入念に水洗を行い,十分に乾燥後,回路素材に適した滅菌方法で

滅菌を行う。なお，消毒薬や時間などは各施設のプロトコールに従う。
④ 本体，加温加湿器の清拭をする。機器の本体は感染対策に応じた薬液を用いて，付着した薬液や血液などを拭き取る。
⑤ 冷却ファン用などのフィルタがある場合は目詰まりの確認をする。

5.2.7　レーザ手術装置[25),26)]

〔1〕 使用目的

レーザ光の特性を利用して生体組織に照射し，組織の蒸散，および凝固・止血を行うために用いる装置である。レーザ治療では血管が熱で収縮するので出血が少なく低侵襲であり，内視鏡下や顕微鏡下の手術に多く用いられる（図5.37）。

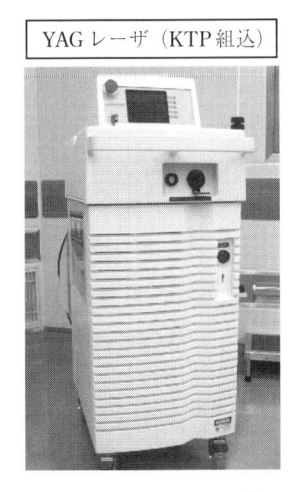

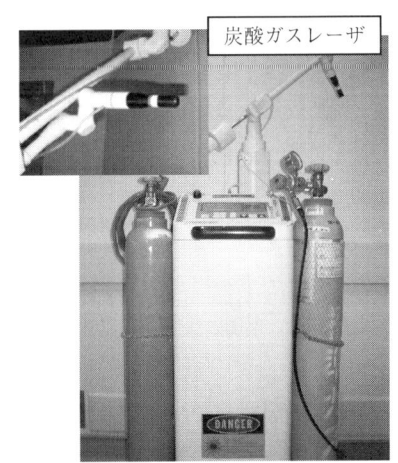

図5.37　レ ー ザ 装 置

〔2〕 動 作 原 理

レーザ光の生体に対する作用には，熱作用，圧力作用，光化学作用，電磁界作用が挙げられ，最も多く利用されているのは熱作用であり，生体組織に光を吸収させて，熱エネルギーに変換し，蒸散（vaporization）や止血・凝固を行うこととなる。生体の組成は約70％が水分であり，これに対する各種レーザ光の吸収特性が重要である。特に，可視領域では，対象とする生体組織の色調に吸収が依存するので，光の波長と補色関係の色調に強く吸収される。レーザ光は，紫外域（200～400 nm），可視域（400～780 nm），赤外域（780～1 000 nm）などの波長により生体作用が異なるとともに，連続波とパルス波でも異なる。また，レーザ光を発振させる媒体による分類として，気体レーザ（CO_2，アルゴン，He-Ne，クリプトンなど），固体レーザ（Nd：YAG，ルビーなど），半導体レーザ（GaAsなど），液体（各種色素）が挙げられる。

外科用の代表的な装置として，CO_2レーザ，Nd：YAGレーザが挙げられる。CO_2レーザは組織の切開に適し，Nd：YAGレーザは止血・凝固に適している。

（a） CO_2 レーザ　　CO_2 レーザ装置は，本体（おもに発振装置，電源），導光路，ハンドピース，フットスイッチ，および，炭酸ガスボンベ，窒素ガスボンベなどで構成される（**図5.38**）。

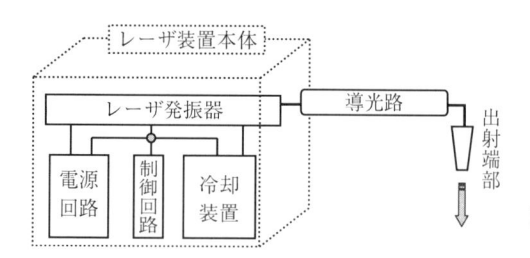

図5.38 レーザ装置の基本構成

本体で発振された CO_2 レーザ光は，導光路を通過してハンドピース部より照射される。CO_2 レーザ光の導光路は，レーザ光をマニピュレータにより鏡で反射させながら，ハンドピース部まで導いている。光ファイバを用いるとレーザ光がファイバに吸収されるため，レーザ光は伝わらず，ファイバは熱で溶解してしまう。ハンドピース部は，導かれたレーザ光をレンズにより，照射する部位に焦点を合わせるようになっている。

CO_2 レーザ光は，波長 10 060 nm の赤外領域であり目には見えない。水によく吸収されるので生体組織の表面で光エネルギーが吸収される。レーザ光をレンズで集光し焦点を絞り組織に照射すると，組織の温度が急激に上昇する。この急激な温度上昇により組織内の水分は一瞬にして気化蒸散し強い切開作用が行われる。一方，レーザ光の焦点を緩やかにして照射面を少し広くすると，切開作用は少なくなり表面の凝固が行われる。目的に応じて使い分けられるが，CO_2 レーザの特徴としては，切開機能は強いが止血能力は弱い。

目に見えない CO_2 レーザ光を実際に使用する場合は，照射する部位を定めるために，He-Ne レーザ光を CO_2 レーザ光の光軸と一致させておきガイド光として使用する。

（b） Nd：YAG レーザ　　Nd：YAG レーザ装置は，本体（おもに発振装置，電源），導光路（光ファイバ），ハンドピース，フットスイッチなどで構成される。

Nd：YAG レーザ光は，YAG（yttrium aluminum garnet）の結晶に Nd^{3+} を混入させたものをレーザ媒質として使用しており，波長は 1 064 nm で近赤外線領域である。この波長では，水やヘモグロビンにも吸収されにくく，光が組織内部まで到達し，さらに光散乱が大きいので凝固・止血能力に優れている。

導光路としては石英ファイバを使用できるので，内視鏡とともに使用されることが多い。また，光ファイバの先端にサファイアのチップをつけて使用すると，このチップで光が熱に変換され，これを組織に接触させると組織の切開が可能である。一方 Nd：YAG レーザ光を非線形光学結晶である KTP（$KTiOPO_4$）に通すと，第二高調波（2ω，波長 532 nm で青緑色）を発生させることができる。この波長で

は，ヘモグロビンの赤色に対して補色関係にあるので，ヘモグロビンによく吸収され，組織への浸透が浅く，止血しながら切開や蒸散が可能となる。導光路は光ファイバであり，先端部にチップを使用することなく，非接触で，切開，蒸散，凝固ができる。実際の装置としては，Nd：YAGレーザ光と波長変換器（KTP）を組み込み，切り替えて使用するものがある。

〔3〕 保守点検（表5.13）

(a) 始業点検

① レーザ装置を使用する部屋（手術室など）の出入口の警告表示（無断入室禁

表5.13 レーザ手術装置点検表

始業点検		良	否
外観点検	①部屋の外の警告表示の確認		
	②電源電圧の確認		
	③本体の確認		
	④電源プラグの確認		
	⑤ガスボンベ残量（内圧）の確認		
	⑥ハンドピースの確認		
	⑦フットスイッチの確認		
動作点検	①電源スイッチの確認		
	②各設定スイッチの確認		
	③表示部の確認		
	④ガイド光の確認		
	⑤音量の確認		

使用中点検		良	否
外観点検	①本体の確認		
	②電源プラグの確認		
	③ハンドピースの確認		
	④フットスイッチの確認		
動作点検	①保護眼鏡使用の確認		
	②出力設定の確認		
	③出力状態の確認		
	④音量の確認		
	⑤表示部の確認		
	⑥手術用器具（反射対策）使用の確認		
	⑦煙霧の吸引・排気の確認		

終業点検		良	否
清掃	①本体の清掃		
	②フットスイッチの清掃		
	③ハンドピースの清掃・消毒・滅菌		
外観点検	①本体の確認		
	②電源プラグの確認		
	③フットスイッチの確認		
	④ガスボンベ残量（内圧）の確認		

止）を確認する。
② 使用する電源電圧を確認する。
③ ガスボンベの残量（内圧）を確認する。
④ ハンドピースが滅菌されていることを確認する。
⑤ ガイド光が発振されていることを確認する。

(b) 使用中点検
① 患者の目の保護を確認する。
② 使用している出力設定を確認する（最低限必要な出力とする）。
③ 保護眼鏡を使用していることを確認する。レーザ光が目に入らないように使用中は保護眼鏡を使用する。CO_2レーザ光に関しては一般的な眼鏡でもよいが，Nd：YAGレーザ光は専用の保護眼鏡を使用する。一般の眼鏡ではレーザ光が透過する。
④ 反射対策を施した手術用器具を使用していることを確認する（黒色のもの）。
⑤ レーザ照射による煙霧の吸引・排気の確認をする。

(c) 終業点検
① 本体，フットスイッチ，導光路（光ファイバ，レンズ，ハンドピース，CO_2レーザ装置はマニピュレータ）に異常がないことを確認する。特に，マニピュレータは光軸がずれていないことを確認する。
② 本体，フットスイッチ，導光路などの清拭を行う。
③ ガスボンベ内のガスの残量を確認する。不足していれば交換する。

5.2.8 保 育 器[27]

〔1〕 使 用 目 的

未熟児・低出生体重児などは体温調節機能が十分に発達していない場合があり，低体温症を引き起こさないためには厳重な体温管理を必要とする。そこで温度，湿度，酸素濃度を調整し，適切な環境を維持する目的で使用されるのが保育器である。

〔2〕 動 作 原 理

保育器は閉鎖型，開放型，搬送型の3種類に分けられる（図5.39）。

(a) 閉鎖型保育器（空気循環式）（図5.40） 閉鎖型保育器は臥床室がフードで覆われており，フィルタを通して外気を取り入れる。取り入れられた空気は電気ヒータと加湿槽で加温加湿され，換気ファンを用いて保育器内を強制換気する。保育器内温度は温度センサによる自動制御または手動制御方式である。酸素ガスを配管端末器などからフィルタを介して取り入れ保育器内の酸素濃度を調整することができる。役割としてフードで覆われているため最適環境湿度の維持，低酸素症の児への酸素投与，感染の危険からの隔離などが挙げられる。

(b) 開放型保育器（輻射式） 開放型保育器は一般にインファントウォーマと呼ばれ，臥床部がフードで覆われておらず，上部に取り付けられたヒータからの

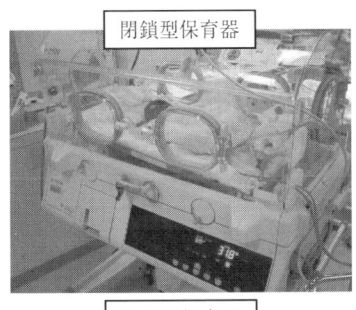

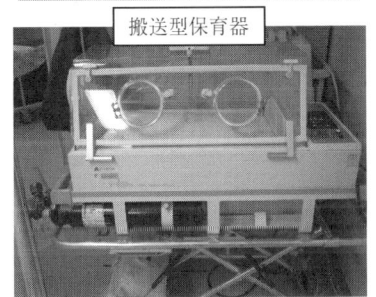

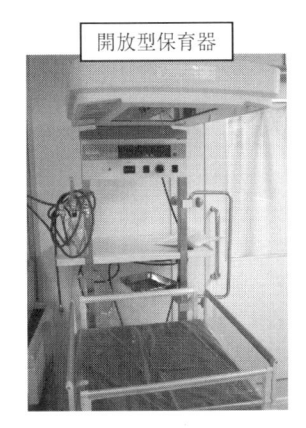

図5.39 保 育 器

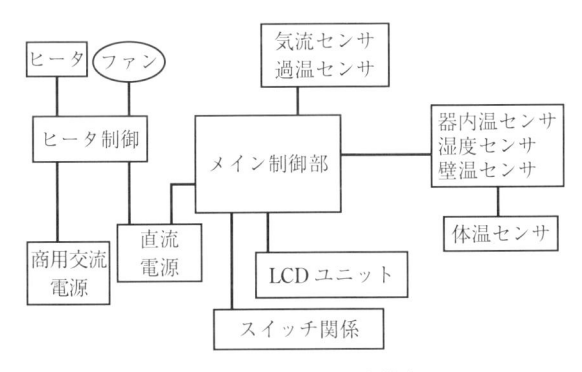

図5.40 保育器の基本構成

遠赤外線の輻射熱を利用し児を保温する保育器である。開放されているためさまざまな処置を行いやすく分娩時の処置などに用いられるが,閉鎖式に比べ開放状態であるため湿度の調整はできない。

(c) **搬送型保育器**(空気循環式) 基本的には閉鎖型保育器と同じであるが,搬送向きにコンパクトであり,搬送時の児の至適環境を維持するための装備として駆動用バッテリと酸素ボンベが搭載されている。

〔3〕 **保 守 点 検**(表5.14)

(a) **始 業 点 検**

① 本体およびフードの破損などを確認する(閉鎖・開放・搬送)。

② キャスタの緩み,破損およびストッパ動作を確認する(閉鎖・開放・搬送)。

③ フィルタの状態を確認する(閉鎖・搬送)。

④ 各種つまみ,スイッチ類を確認する(閉鎖・開放・搬送)。

表5.14 保育器点検表

始業点検		良	否
外観点検	①本体フードの確認		
	②キャスタおよびストッパの確認		
	③電源プラグの確認		
	④手入窓用カバーおよびパッキンの確認		
	⑤チューブ導入口のパッキンの確認		
	⑥センサブロックの確認		
	⑦処置窓開閉つまみの確認		
	⑧ファンの確認		
動作点検	①傾斜装置の動作確認		
	②マニュアルコントロールの動作確認		
	③サーボコントロールの動作確認		
	④温度表示確認		
	⑤停電警報の動作確認		

使用中点検		良	否
外観点検	①本体フードの確認		
	②キャスタおよびストッパの確認		
	③電源プラグの確認		
	④手入窓用カバーおよびパッキンの確認		
	⑤チューブ導入口のパッキンの確認		
	⑥センサブロックの確認		
	⑦処置窓開閉つまみの確認		
	⑧ファンの確認		
動作点検	①器内温度（設定）の確認		
	②器内温度（実測値）の確認		
	③器内湿度の確認		
	④ファンの動作確認		

終業点検		良	否
清 掃	①本体の清掃および消毒		
	②マットの清掃および消毒		
	③加湿ボックスの清掃および消毒		
外観点検	①本体フードおよびキャスタの確認		
	②各種窓およびパッキンの確認		
	③電源プラグの確認		
	④ファンの確認		

⑤ 加湿槽の滅菌蒸留水を確認する（閉鎖・搬送）。
⑥ 直射日光が当たってないか，冷暖房器具が付近にないかを確認する（閉鎖・開放・搬送）。
⑦ 引火の原因になるものが室内にないかを確認する（閉鎖・搬送）。
⑧ 適度な室温，湿度になっていることを確認する（閉鎖・搬送）。

（b） 使用中点検

① 本体およびフードの破損を確認する（閉鎖・開放・搬送）。

② フィルタを確認する（閉鎖・搬送）。

③ ファン動作を確認する（閉鎖・搬送）。

④ 保育器内温度・湿度および酸素濃度を確認する（閉鎖・搬送）。

⑤ 加湿用滅菌精製水を確認する（閉鎖・搬送）。

（c） 終 業 点 検

① 本体およびフードの破損を確認する（閉鎖・開放・搬送）。

② キャスタの緩み，破損およびストッパ動作を確認する（閉鎖・開放・搬送）。

③ フィルタを確認する（閉鎖・搬送）。

④ 各種つまみ，スイッチの劣化などを確認する（閉鎖・開放・搬送）。

⑤ 清拭・消毒を行う。消毒薬は各施設の感染対策に従う。アセトン，ベンゼンは使用しない。

- フードの内外を消毒液に浸した柔らかい布で清拭する。
- 手入窓用カバーは取り外し，消毒液に浸して消毒する。
- パッキン類は取り外し，消毒薬に浸し，消毒する。
- 臥床台は消毒薬に浸した柔らかい布で清拭する。
- 加湿槽は取り外し，中の蒸留水を排水する。その後，消毒薬に浸した柔らかい布で清拭を行い，滅菌可能なものは滅菌を行う（滅菌方法はメーカに確認する）。

⑥ 清拭・消毒後に組立てを行い，各動作点検を行う。

5.2.9 麻　酔　器[1)]

〔1〕 使 用 目 的

麻酔器は，患者に正確な濃度の麻酔ガスを吸入させ全身麻酔を施行するとともに，換気の代行を行うために使用する。麻酔中は手術操作を行いやすくするために筋弛緩剤を投与する。これにより完全に呼吸が抑制される。換気のため用手的人工呼吸はもちろんのこと麻酔器の大半は麻酔器用人工呼吸器を搭載している（図 5.41）。

〔2〕 動 作 原 理

麻酔器は呼吸管を患者に接続して本体より麻酔ガス（揮発性麻酔薬，亜酸化窒素）を酸素とともに肺へ送り，患者から排出された呼気ガスを二酸化炭素吸収装置により吸収した上で再循環させている。循環方式には閉鎖循環方式，半閉鎖循環方式がありおもに後者が使用される。これは呼気ガスの一部を循環させ，残りのガスをAPL弁（adjustable pressure limiting valve）から呼吸回路外に排出している。したがって，この排出された分に見合うだけの新鮮なガスが本体より供給されることとなる。麻酔器の基本構造は，ガス供給部と呼吸回路部に大別される（図 5.42）。

（a） ガスの供給部　　医療ガス配管設備または高圧ガスボンベからガス（酸

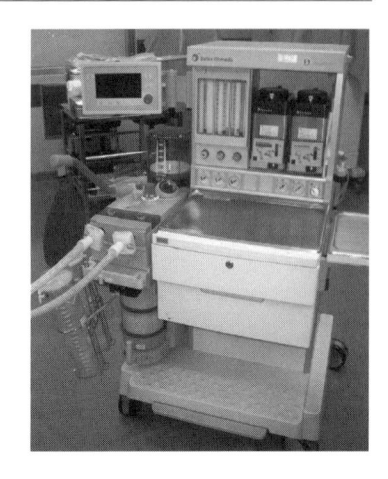

図5.41 麻酔器

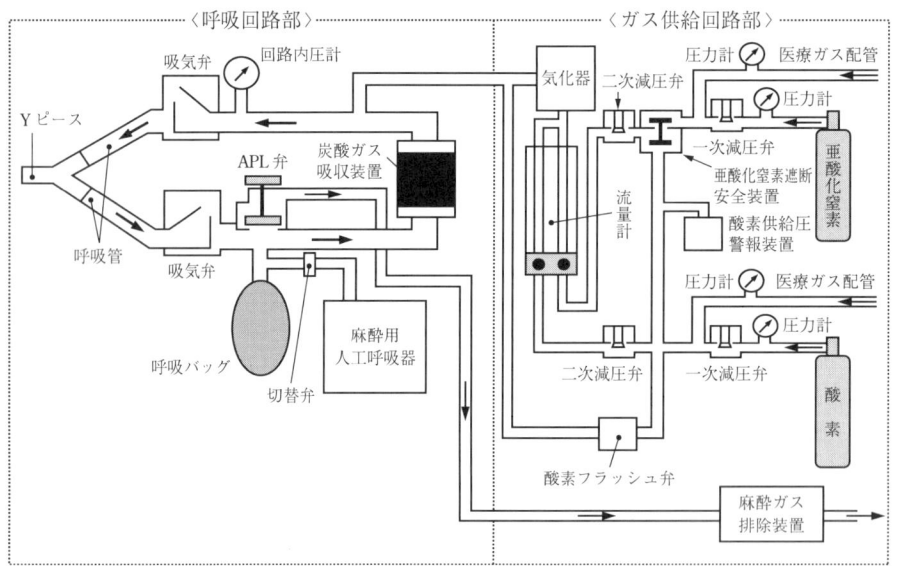

図5.42 麻酔器の基本構造

素，空気，亜酸化窒素）を取り入れる。その後ガスは流量計によりおのおのの流量を調整され，気化器（吸入麻酔薬として，イソフルレン，セボフルレンなどが用いられる）を通って呼吸回路部へと流れる。また大量の酸素を瞬時に呼吸回路に供給するために，流量計や気化器を通らず直接呼吸回路部に流れ込む配管が設けられている（酸素フラッシュ）。ガスの供給遮断をモニタするために，酸素供給圧警報装置，亜酸化窒素遮断安全装置が組み込まれている。

酸素供給圧警報装置は，酸素供給圧力が一定値以下（0.03 MPa）になったときに，音を発して警報する可聴警報システムである。これが作動した場合，酸素供給圧が警報開始状態に復帰するまで警報音を止めることはできない設計となっている。

亜酸化窒素ガス遮断安全装置は，酸素濃度がある一定値よりも低下しないようにするシステムである。亜酸化窒素の供給流量を増加させていくと，酸素濃度がある

一定値（通常は 30 %）に達した時点で，亜酸化窒素ガスはそれ以上増加させることができない。また，酸素供給が低下すると亜酸化窒素ガスの供給が徐々に低下あるいは停止するようになっている。

（b）呼吸回路部　吸気・呼気ガスを排出させる呼吸回路（呼吸管，吸気・呼気弁）と，患者が排出した二酸化炭素を吸収除去する装置や呼吸回路内の圧力が設定値以上になった場合に回路を開放してガスを排出する APL 弁などが組み込まれている。

また麻酔時の換気法には，麻酔用人工呼吸器で調節呼吸をする方法と用手法で換気補助をする方法があり，麻酔器には切替弁がついている。用手法で行う場合は，呼吸嚢（バッグ）の動きによって呼吸状態を把握する。

呼吸回路には安全装置がついており，呼吸回路内圧が異常に上昇した場合には安全弁が働き，回路外にガスを逃がす構造となっている。

〔3〕保守点検（表 5.15）
（a）始業点検
① 補助のガスボンベ（麻酔器に装着している）の内容量を確認する。
② 医療ガス配管接続部（医療ガスホースアセンブリ）の破損などを確認する。
③ 医療ガス配管接続後供給ガス圧（酸素，空気，亜酸化窒素）を確認する。
④ 気化器の吸入麻酔薬の充填，注入口のロック，設定ダイヤルの動きを確認する。
⑤ 酸素濃度計の電池が十分であることを確認する。
⑥ 二酸化炭素吸収剤（ソーダライム）の充填具合を確認する。
⑦ 呼吸回路を接続しリークの有無を確認する。
⑧ 吸気・呼気弁の動きが円滑かどうか確認する。
⑨ 麻酔用人工呼吸器のアラーム動作を確認する。
⑩ 麻酔ガス排除装置のガス排出状況（吸引量）を目視確認する。

（b）使用中点検
① 供給ガス圧を確認する。
② ガスの流量（酸素，空気，亜酸化窒素）を確認する。
③ 吸気・呼気弁の動作を確認する。

（c）終業点検
① 本体，電源ケーブル，医療ガスホースアセンブリの破損等を確認する。
② 二酸化炭素吸収剤の変色の度合いを確認する。変色の度合いにより新しいものと交換する。
③ 薬液や血液で汚れている場合には，消毒液で汚れをきれいに拭き取る。
④ 呼吸回路に取り付けてあるバクテリアフィルタが破損しているか，もしくは感染症の患者に使用した後は，必ず交換する。

表 5.15 麻酔器点検表

始業点検		良	否
外観点検	①麻酔器本体の確認		
	②流量計の確認		
	③気化器の確認		
	④二酸化炭素吸収剤（ソーダライム）の確認		
	⑤医療ガスホースアセンブリ，高圧ガスボンベの確認		
呼吸回路	①呼吸回路（蛇管，バッグ，マスク等）の確認		
	②呼吸回路におけるリークの確認		
動作点検	①酸素流量計の確認		
	②麻酔ガス排除装置の確認		
	③各ダイアルの動作確認		
	④麻酔用人工呼吸器のアラーム確認		
	⑤酸素フラッシュによる酸素流量の確認		
	⑥吸気・呼気弁の動作確認		

使用中点検		良	否
外観点検	①麻酔器本体の確認		
	②流量計の確認		
	③気化器の確認		
	④二酸化炭素吸収剤（ソーダライム）の確認		
	⑤医療ガスホースアセンブリ，高圧ガスボンベの確認		
	⑥呼吸回路の接続および破損の確認		
動作点検	①酸素流量計の確認		
	②麻酔ガス排除装置の確認		
	③各ダイアルの動作確認		
	④ガス供給圧の確認		
	⑤ガス流量の確認		
	⑥吸気・呼気弁の動作確認		

終業点検		良	否
清掃	①麻酔器本体の清掃		
	②呼吸回路の水洗および消毒		
外観点検	①麻酔器本体の確認		
	②流量計の確認		
	③気化器の確認		
	④二酸化炭素吸収剤（ソーダライム）の確認		
	⑤医療ガスホースアセンブリ，高圧ガスボンベの確認		

5.2.10 吸引装置[28]

〔1〕 使用目的

吸引装置は，患者の血液，体液，洗浄液，空気などを吸引する目的で使用される。これには，①手術室，集中治療室，病棟にて処置中に手術野，気管内，口腔内，胃内などより血液，洗浄液，痰を強い陰圧（300〜600 mmHg）を発生させて

断続的吸引する場合と，②開胸手術後，呼吸器疾患などで胸腔内や腹腔内から，空気，血液，浸出液などを長時間持続的に低い圧力（－10～20 cmH$_2$O）で吸引して胸腔内を陰圧に保つために使用する場合がある。

吸引方式から非電動式吸引器（床上式吸引器，壁掛式吸引器）と電動式吸引器に分けられる（**図 5.43**）。

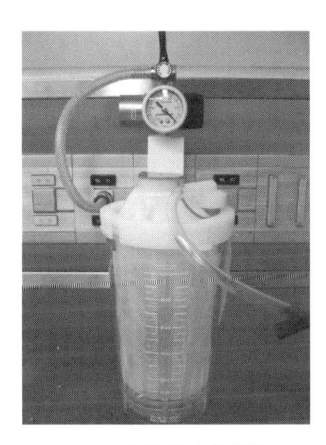

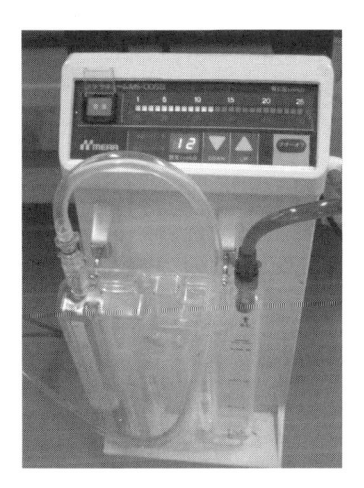

（a）非電動式吸引器　　　　（b）電動式吸引器（低圧
　　　（壁掛式吸引器）　　　　　　　　持続吸引装置）

図 5.43　吸　引　装　置

〔2〕　動 作 原 理

ここでは，強い陰圧で使用される吸引装置として非電動式，低圧持続吸引装置として電動式の原理図を示す（**図 5.44，図 5.45**）。

非電動式吸引器は医療ガス配管設備を使用して吸引圧力を得ることにより，吸引カテーテルを被吸引物に接触させて吸引瓶の中に吸引する。そのときの吸引圧力を調整するための調整器がある。

電動式は電動ポンプにより吸引圧力を得て，吸引圧力，吸引時間などを制御でき

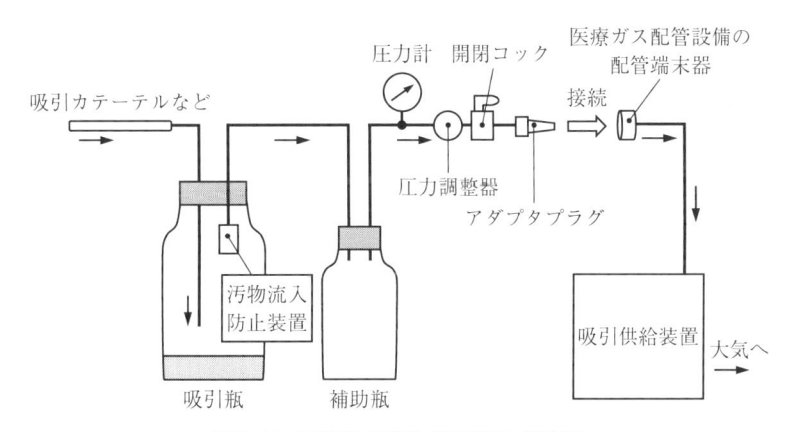

図 5.44　医療用非電動式吸引器の構成図

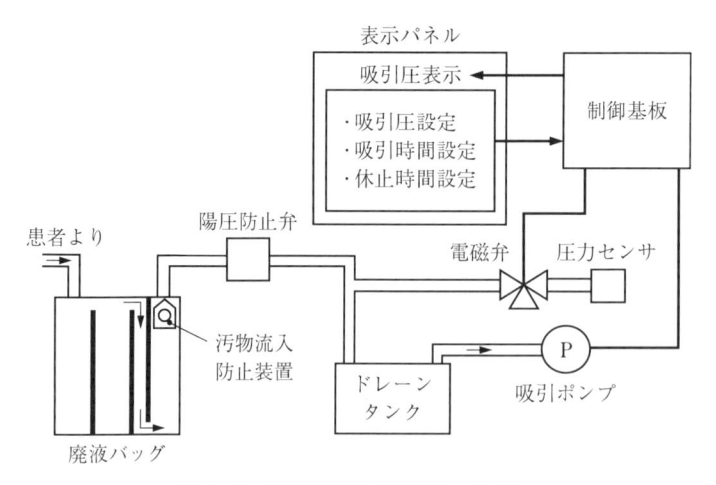

図 5.45 医療用電動式吸引器の構成図

るようになっている。これらの吸引装置は一般的に以下のような部品で構成されている。

(a) **吸引瓶** ガラスやプラスチック製のディスポーザブルタイプのボトルなどがある。ディスポーザブルタイプでは，感染症の患者の吸引などに使用すると後処理が便利である。

(b) **吸引物流入防止装置（フロート）** 吸引物がポンプ内に入り込まないように，瓶内に汚物が多くたまると，出口をふさぐ仕組みになっている。

(c) **補助瓶（フィルタ）** 吸引瓶が一杯になった後，さらに吸引をしてしまったときに，直接吸引ポンプに引き込まないようにするための瓶である。

(d) **圧力計，圧力調整器** 吸引の強さを測るためについており，一般的にはダイヤル式のものが用いられ，弱から強の調整ができる。

〔3〕 **保守点検（表5.16）**

(a) **始業点検**

① 本体および圧力計，圧力調整器を確認する。
② 電源プラグや電源コード（電動式吸引器）を確認する。
③ 吸引瓶，吸引チューブなどの破損や亀裂，または汚物などの付着の有無を確認する。

(b) **使用中点検**

① 使用中の異常音などの有無を確認する。
② 吸引瓶が一杯にならないうちに交換する。
③ 吸引圧の圧力調整を確認する。
④ 吸引瓶とチューブの接続部，チューブの詰まり，フロートの動きを確認する。

(c) **終業点検**

① 吸引瓶，回路，フロートなどを確実に洗浄する。
② 補助瓶，フィルタなどが汚れた場合は，新しいものと交換する。

表 5.16 吸引器点検表

始業点検		良	否
外観点検	①吸引瓶の確認		
	②圧力計の確認		
	③圧力調整器の確認		
	④フィルタの確認		
	⑤電源プラグの確認（電動式）		
	⑥吸引チューブの確認		
	⑦各接続部の確認		
動作点検	①最大吸引圧の確認		
	②電源スイッチの確認（電動式）		

使用中点検		良	否
外観点検	①吸引瓶の確認		
	②圧力計の確認		
	③圧力調整器の確認		
	④フィルタの確認		
	⑤電源プラグの確認（電動式）		
	⑥吸引チューブの確認		
	⑦各接続部の確認		
動作点検	①吸引圧の確認		
	②吸引瓶容量の確認		
	③フロートの確認		

終業点検		良	否
清掃	①吸引瓶の清掃		
	②吸引チューブの交換		
外観点検	①吸引瓶の確認		
	②圧力計の確認		
	③圧力調整器の確認		
	④フィルタの確認		
	⑤電源プラグの確認（電動式）		
	⑥吸引チューブの確認		
	⑦各接続部の確認		

5.2.11 輸液ポンプ[21]

〔1〕 使用目的

患者へ薬液を投与する場合，一般に自然滴下方式の輸液方法（点滴）を用いる。しかし，水分管理を厳密に行う場合や薬液の微量投与の場合，自然滴下方式では限界がある。そこで機械により強制的に輸液を行うため輸液ポンプが使用される。

輸液ポンプは，送液機構や，制御方式により分類されている。送液機構による分類では，機械注入方式，液体圧注入方式，自然滴下方式に分類され，さらに機械注入方式はペリスタルティック方式とピストンシリンダ方式に分けられる（**図5.46**）。また，制御方式により滴数制御型，流量制御型に分類される。

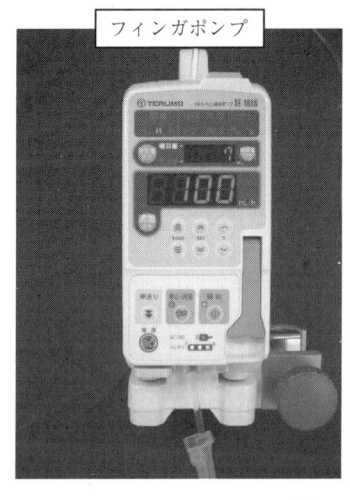

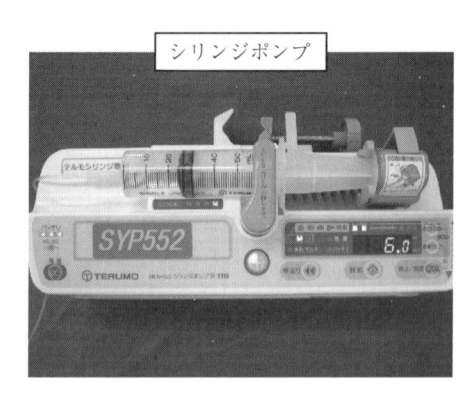

図 5.46 輸液ポンプ

〔2〕 動作原理
(a) 機械注入方式
ⅰ) ペリスタルティック方式
① ローラポンプ：ローラが回転することで輸液セットのチューブを押圧し，送液方向に圧迫移動して，一定量の輸液を密閉状態で吐出するポンプである。専用のチューブによりチューブ内径は一定であり，ローラの回転速度により流量を変化させる。しかし，ローラの圧閉度が流量精度に影響を及ぼすため適正な圧閉度に調整する必要がある（図5.47）。

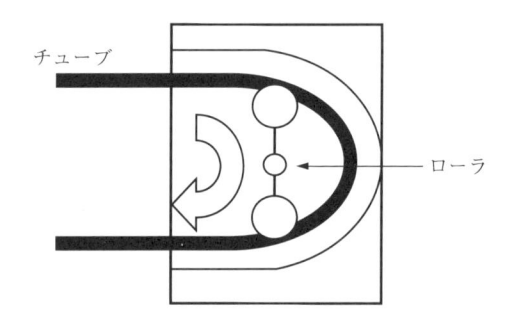

図 5.47 ローラポンプ方式

② フィンガポンプ：複数の指のように並んだ丸棒（これをフィンガと呼ぶ）で輸液セットのチューブを腸の蠕動運動のように順番に押圧し，送液方向に圧迫移動して，一定流量の輸液を密閉状態で吐出するポンプである（図5.48）。

ⅱ) ピストンシリンダ方式
① ボルメトリックポンプ：専用輸液セットを使用し，セットのチャンバ内に輸液を一定量吸引し，それをピストンで吐出するポンプである。
② シリンジポンプ：一般的にディスポーザブルシリンジを使用し，あらかじめシリンジ内に吸引した薬液などを微細送り機構により内筒を押し，薬液を吐

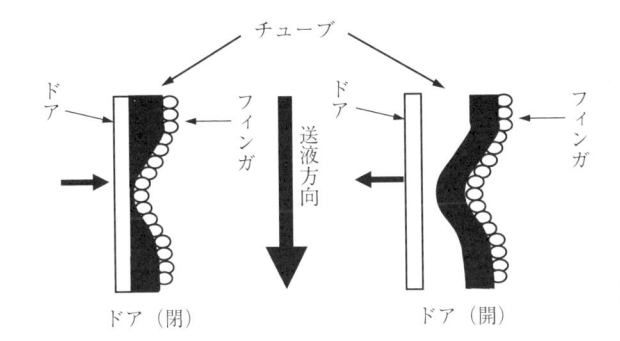

図5.48 フィンガポンプ方式

出するポンプである。シリンジの内径は一定であるため内筒を押す速度を制御することにより安定した流量が得られる。しかし,各メーカによりディスポーザブルシリンジの内径が異なるため,本体に応じたシリンジを使用する必要がある。他の方式の輸液ポンプ(流量精度 ±5〜10%)に比べ流量精度は ±3〜5% と高い(図5.49)。

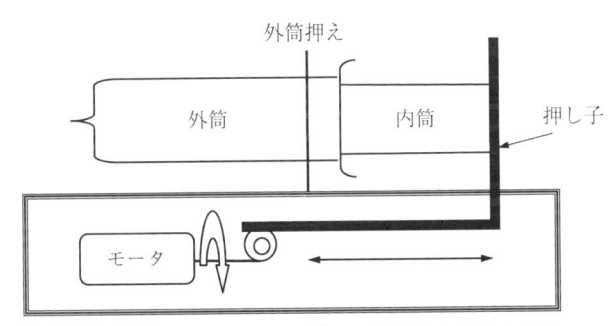

図5.49 シリンジポンプ

(b) 制御方式による分類

i) 滴数制御型 点滴筒の滴下数を滴下センサでカウントし,適正な流量にコントロールするもの。輸液セットには汎用のセットが使用可能である。しかし,投与する薬液の粘度により,1滴の容積が異なり流量誤差が生じることがあるため,粘度の高い場合は注意が必要である。正確な滴下のカウントを行うために滴下センサを正しく取り付ける必要がある(図5.50)。

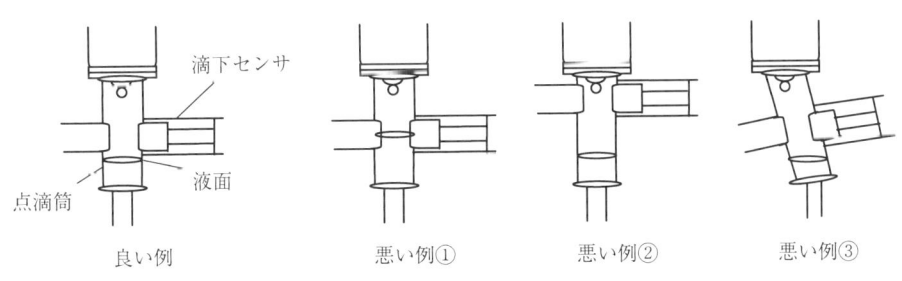

図5.50 滴下センサ取付け位置

ⅱ) **流量制御型** 使用する輸液セットのチューブの内径とポンプの速度により流量を制御するもの。そのため輸液セットは各メーカにより内径が異なるので，各メーカ専用の輸液セットが必要である。滴数制御型とは異なり流量は輸液粘度に影響されないが，長時間チューブの同じ部位を押圧することによりチューブが磨耗・変形し流量誤差の原因となるため一定時間ごとに押圧部位を変更する必要がある。

(c) **アラーム機能** 輸液ポンプには患者使用上の安全性確保のためにさまざまなアラーム機能が備わっている。点検時には確認が必要であるのでおもなものを挙げる。

ⅰ) **閉塞検出アラーム**（フィンガポンプ，シリンジポンプ） 輸液セットのチューブやシリンジに接続されたチューブに閉塞がある場合（クランプの開け忘れ，チューブ内血液凝固など）や，穿刺部位の圧迫や屈曲している場合，正常に薬液投与を行えない状況を知らせ，注入動作を停止するアラームである。閉塞がある場合，輸液セットのチューブ内圧またはシリンジ内圧が上昇し通常 90～140 kPa 程度で発生する。

ⅱ) **気泡検出アラーム**（フィンガポンプ） 輸液ポンプは器械により強制的に薬液を注入するため，薬液が空になった場合空気を注入する危険性がある。空気注入を防止するために備わっているのが気泡検出アラームである。気泡検出方法は超音波を利用し，0.5 ml 程度の気泡が検出可能である。

ⅲ) **ドア開放アラーム**（フィンガポンプ） 薬液の注入中にドアが開放した場合発生するアラームである。

ⅳ) **シリンジ外れアラーム** 薬液を注入中にシリンジが外れた場合に発生するアラームである。

ⅴ) **バッテリアラーム**（フィンガポンプ，シリンジポンプ） バッテリ駆動時にバッテリ残量がわずかになったときに発生するアラームである。

ⅵ) **その他のアラーム** 一部の機種の輸液ポンプでは流量と予定量の設定間違いを防止する目的で設定量が逆転した場合（予定量より流量が多い），アラームを発生する機種もある。

〔3〕 **保守点検**（表 5.17，表 5.18）

(a) **始業点検**

① 機器本体に破損，劣化がないことを確認する。
② バッテリで駆動することを確認する。
③ 各ボタン，つまみ類が動作することを確認する。

(b) **使用中点検**

① 輸液チューブまたはシリンジが確実に装着されているか確認する。
② 流量設定が予定量と間違っていないか確認する。
③ 送液されているか確認する（投与薬液量の減少）。

表 5.17 フィンガポンプ点検表

始業点検		良	否
外観点検	①本体ケースの確認		
	②表示部の確認		
	③設定スイッチの確認		
	④電源プラグの確認		
動作点検	①電源スイッチの動作確認		
	②バッテリ動作確認		
	③自己診断確認		
	④各設定スイッチの動作確認		
	⑤積算量クリア動作確認		

使用中点検		良	否
外観点検	①本体の確認		
	②電源プラグの確認		
	③点滴取付け用クランプの確認		
	④輸液チューブのセット状態の確認		
動作点検	①動作状態表示の確認		
	②積算量表示の確認		
	③電源表示の確認		

終業点検		良	否
清掃	①本体の清掃		
	②点滴台取付け用クランプの清掃		
外観点検	①本体ケースの確認		
	②表示部の確認		
	③設定スイッチの確認		
	④電源プラグの確認		
動作点検	①電源スイッチの動作確認		
	②バッテリ動作確認		
	③自己診断確認		
	④各設定スイッチの動作確認		
	⑤積算量クリア動作確認		
	⑥気泡検出アラームの確認		
	⑦閉塞圧アラームの確認（月1回程度）		
	⑧流量精度確認（月1回程度）		

（c） 終業点検

① 各施設の感染対策に応じた薬液を用いて機器の清拭を行う。
② 機器本体に破損，劣化がないことを確認する。
③ バッテリで駆動することを確認する。
④ 各ボタン，つまみが動作することを確認する。
⑤ 流量精度を各メーカのマニュアルに従い確認する（月1回程度）。
⑥ 閉塞圧アラーム発生時の閉塞圧を各メーカのマニュアルに従い確認する（月

表5.18 シリンジポンプ点検表

始業点検		良	否
外観点検	①本体ケースの確認		
	②表示部の確認		
	③つまみやダイヤルの確認		
	④電源プラグの確認		
動作点検	①電源スイッチの動作確認		
	②バッテリ動作確認		
	③自己診断確認		
	④流量設定スイッチの動作確認		
	⑤積算量クリア動作確認		
	⑥各シリンジサイズ検出確認		
	⑦残量アラームの確認		

使用中点検		良	否
外観点検	①本体の確認		
	②電源プラグの確認		
	③点滴取付け用クランプの確認		
	④シリンジセット状態の確認		
動作点検	①動作状態表示の確認		
	②積算量表示の確認		
	③電源表示の確認		

終業点検		良	否
清掃	①本体の清掃		
	②点滴台取付け用クランプの清掃		
外観点検	①本体ケースの確認		
	②表示部の確認		
	③つまみやダイヤルの確認		
	④電源プラグの確認		
動作点検	①電源スイッチの動作確認		
	②バッテリ動作確認		
	③自己診断確認		
	④流量設定スイッチの動作確認		
	⑤積算量クリア動作確認		
	⑥各シリンジサイズ検出確認		
	⑦残量アラームの確認		
	⑧閉塞圧アラームの確認（月1回程度）		
	⑨流量制度確認（月1回程度）		

1回程度）。

⑦ 充電を行った状態で保管する。

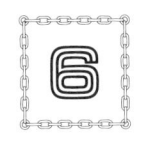

6 ME機器の滅菌・消毒

医療機関は感染症を含む各種疾病をもった患者が診療を受けるところであるため，他の患者や医療に従事する医療関係者は感染症にかかる危険性を絶えずもっている。これらの感染症には，メチシリン耐性ブドウ球菌（MRSA）感染症，緑膿菌感染症，結核，ウイルス性肝炎，後天性免疫不全症候群（AIDS）などがあり，ME機器を介して感染することもある。本章では，これらの感染症の発生を防止する際に知っていなければならないME機器に関係がある病原性微生物，感染症対策，滅菌と消毒などについて解説する。

6.1 ME機器と感染症

6.1.1 医療施設で問題となる病原性微生物

医療施設において，感染症の原因となる病原性微生物としては**表6.1**のようなものがある。

表6.1 医療施設で問題となる病原性微生物

細菌	グラム陽性	球菌	ブドウ球菌，レンサ球菌，肺炎球菌 （MRSA メチシリン耐性黄色ブドウ球菌） （VRE バンコマイシン耐性腸球菌）
		無芽胞桿菌	結核菌
		有芽胞桿菌	破傷風菌，ガス壊疽菌，ボツリヌス菌
	グラム陰性	球菌	リン菌
		好気性桿菌	緑膿菌，レジオネラ菌
		通性嫌気性桿菌	大腸菌，セラチア，コレラ
		スピロヘータ	梅毒トレポネーマ
ウイルス			炎ウイルス，エイズウイルス，SARSウイルス
真菌			カンジダ，アスペルギルス

破傷風菌，ガス壊疽菌，ボツリヌス菌は遊離酸素がある環境下では酸素が有害に働き増殖できず，このような菌を偏性嫌気性菌という。

6.1.2 ME機器と感染症[1]

上で述べた各種の病原性微生物がさまざまな感染症を引き起こすが，医療施設内ではこれらの病原性微生物が患者から患者へ，患者から医療従事者へ，医療従事者から患者へと広がり感染症を起こす。また，最近の医療現場ではME機器が各種

の診療に重要な働きをしているが，ME機器の管理が不適切な場合，ME機器を介して各種の感染症（ME機器を介して感染する疾患としては，B型肝炎ウイルス，C型肝炎ウイルス，AIDS，成人T細胞白血病，結核菌，緑膿菌，MRSAなどがある）が広がる危険性がある。

　患者が病院に入院した後に感染・発症する感染症を院内感染（nosocomial infection）といい，医療施設内には抵抗力が低下した患者が多く，このような患者に対する病原性が低い細菌により起こる日和見感染症や，MRSA，VREなどの抗菌薬耐性の病原菌による感染症が院内感染で大きな問題となっている。

　特に，手術と麻酔の進歩により手術適応疾患が拡大され，人工臓器埋込み手術，移植手術，長時間手術が行われるようになったこと，ME機器の進歩により観血式血圧モニタなど各種ME機器が多用されるようになったこと，導尿カテーテル，気管チューブ，スワンガンツカテーテルなどの体内留置カテーテルが常用されるようになったことなどから，日和見感染は起こりやすく，注意する必要がある。

6.1.3　感染症対策[2),3)]

　感染症がME機器により広がることを考えるとき，ME機器に関する感染症対策は非常に重要であるが，これは医療施設全体で行われる感染症対策の一環として行われなければならない。ここでは，院内感染症対策として米国疾病管理予防センター（Centers for Disease Control & Prevention，CDC）が1996年に提唱した標準予防策（standard precautions）と，特定の感染に対してのみ付加的に適応する感染経路別予防策について述べる。この予防策の基本的な考え方は，全患者を対象に，血液とすべての体液（汗を除く）および粘膜や損傷した皮膚に接触する場合，感染性を考慮して適切な対策（手洗いやバリア使用など）によって対応することで，具体的にはつぎに述べるような措置が行われる。

〔1〕　標準予防策

（a）　適切な手洗い　　手の皮膚には常在細菌叢が存在し，他の一過性微生物が体内組織へ侵入するのを防いでいるが，一方では手指を介して病原菌が伝播され感染を引き起こすため，適切な手洗いは感染を予防する最も重要な手技である。

① 手袋着用の有無にかかわらず血液，体液，分泌液，または汚染物に触った際，必ず手洗いをする。
② 患者と接触する前や手袋を外した直後に手洗いを行う。
③ 同一患者でも各処置ごとに手洗いを行う。
④ 通常の手洗いは普通の石けんを使用する。
⑤ 感染症発症時やその予防には消毒剤を使用して手洗いを行う。

（b）　防護用具の使用　　微生物との接触や伝播を防止して，血液や体液から皮膚や粘膜を保護するために下記のような防護用具を使用する。

① 手袋：血液，体液，分泌物，または汚染物に接触する場合には必ず手袋を着

用する．同一患者であっても手袋は各処置ごとに交換する．手袋を外すときにはその汚染面を素手で触れないように注意し，除去後に手を洗う．

② マスク，アイプロテクション，フェイスシールド：血液，体液，分泌物から眼，鼻，口の粘膜を保護するために用いる．これらを外すときには，その汚染面を素手で触れないように注意し，除去後に手を洗う．

③ ガウン：血液，体液，分泌物から皮膚と衣服を保護するために用いる．ガウンは血液や体液が着衣へ浸透しない撥水性あるいは防水性のあるものを用いる．

（c） **周囲環境対策** 汚染された ME 機器，医療材料，リネン類はその取扱いが不適切な場合，他の患者などに感染症を伝播する危険性があるため注意する必要がある．

① 対象感染症の程度により適切な洗浄と滅菌あるいは消毒を行う．
② 交差汚染を避けるための方策として，手洗い励行，防護用具の使用，患者，医療関係者，機器や器具などの動線の確保，汚染された物の拡散防止対策などを行う．

（d） **血液媒介病原体対策** 血液を介して感染する感染症対策として下記のようなことを行う．

① 鋭利な器具の取扱い：使用済みナイフや針による負傷を避けるように処理する．また使い捨ての針による針刺し事故を防止するため，リキャッピング対策（耐貫通性専用廃棄缶，リキャッピンク対策注射針などの使用）を行う．
② 救急蘇生時の人工呼吸では，口による人工呼吸を最小限に抑え，マスクと用手蘇生器による蘇生を行う．

（e） **患者配置** 周囲環境を汚染する危険性の高い（分泌物などが飛散する）患者，衛生管理に協力を期待できない患者は個室で管理する．

〔2〕 **特定の感染症に対する感染経路対策**
上記の標準予防策に付加して，より厳重な対策を講じるため下記の対策を行う．

（a） **空気感染予防策** 結核，麻疹，水痘など空気感染する疾患の場合，患者を陰圧制御された病室や適切な換気あるいは高性能フィルタ設備の病室で管理する．また患者との接触時や病室への入室時には微粒子マスク（N 95 マスク）を着用する．

（b） **飛沫感染予防策** インフルエンザ，マイコプラズマ肺炎，髄膜炎など飛沫感染する疾患の場合，個室あるいはベッド間隔を 1 m 以上空けるなどの対応をする．患者との接触時に 1 m 以上の距離を保てない場合にはマスクを着用する．

（c） **接触感染予防策** 多剤耐性菌による肺炎や胃腸炎，O 157 胃腸炎，褥瘡感染などの場合，感染性物質との接触や患者ケアの過程で受けた汚染を拡大しないように，手袋の着用や消毒剤による手洗い励行で対応する．

6.2 滅菌・消毒の実際

ME機器を介してさまざまな感染症が広がる危険性があるため，感染症で汚染されたME機器の処置は適切に行われなければならない。汚染された個々の機器の処置方法にはいろいろあり，医療施設によって異なるため，ここでは滅菌と消毒の一般的事項について述べる。

6.2.1 滅 菌[1),3),4)]

滅菌とは病原性，非病原性を問わず，すべての微生物を死滅，除去し，無菌の状態にすることをいう。手術用器材や生体内に挿入して使用される診療器具はすべて滅菌するのが原則でつぎのような方法がある。

〔1〕 加 熱 法

（a） 高圧蒸気法　　高圧蒸気滅菌装置（オートクレーブ）を用い，装置内を適当な温度（120℃以上）と圧力（2絶対気圧以上）の過飽和水蒸気中で加熱することにより，すべての微生物（芽胞を含む）を死滅させる方法である。一般的な滅菌工程は準備工程，真空工程，滅菌，乾燥工程，終了である。本法は清潔，無害，無臭で，微細な空間にも入り込むため滅菌効果が高く，安価であるなどの利点があり，耐熱性のあるリネン，器械，ガーゼの滅菌に利用されているが，油，グリス，粉などの滅菌には適さない。滅菌の機序は微生物構成蛋白質の凝固変性，酵素の不活性化といわれている。

（b） 乾熱法　　蒸気が浸透しにくく，高熱に耐えうる薬剤，ガラス器具などの滅菌に用いられる。乾熱滅菌器を使用して，30分〜2時間，160℃以上に保ち滅菌する。滅菌の機序は微生物構成蛋白質の凝固変性，酸化作用といわれている。

〔2〕 ガ ス 法

（a） 酸化エチレンガス滅菌　　酸化エチレンガス（EOG）により微生物構成蛋白質をアルキル化（図6.1）して死滅させる方法である。高圧蒸気法に比べて低温で滅菌でき，装置も比較的簡単であるため，耐熱性のない医療材料，器具の滅菌に使用される。ただ，酸化エチレンの毒性が強く，酸化エチレンが残留したままの滅菌物を使用すると後述するような副作用があるため，滅菌後は必ず空気置換して残留した酸化エチレンガスを除去しておく（これをエアレーションという）必要がある。

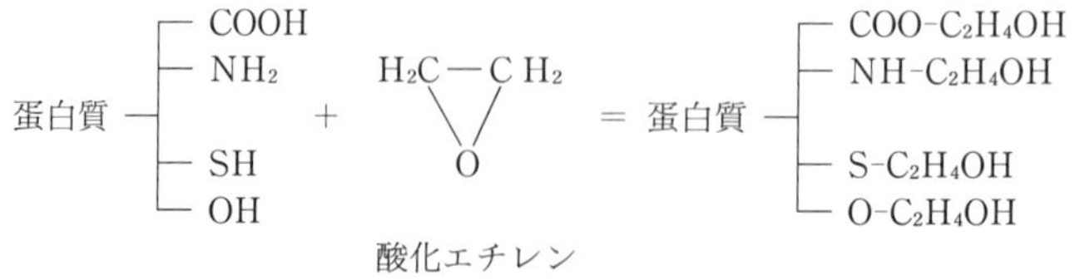

$$\text{蛋白質} \begin{cases} COOH \\ NH_2 \\ SH \\ OH \end{cases} + \begin{array}{c} H_2C - CH_2 \\ \diagdown \diagup \\ O \end{array} = \text{蛋白質} \begin{cases} COO\text{-}C_2H_4OH \\ NH\text{-}C_2H_4OH \\ S\text{-}C_2H_4OH \\ O\text{-}C_2H_4OH \end{cases}$$

酸化エチレン

図6.1　酸化エチレンガスによる蛋白質のカルボキシル基，アミノ基，スルフヒドリル基，水酸基のアルキル化

酸化エチレン滅菌の工程は空気排除，加湿，酸化エチレン導入，滅菌，排気，空気置換の順に行われる。最後の空気置換に時間がかかり，専用のエアレータを用いると，50℃で12時間，60℃で8時間であるが，室温に放置した場合は7日間必要である。

酸化エチレンは皮膚や粘膜に対して刺激性がある。皮膚接触による薬傷，ガス吸入による頭痛，めまい，吐き気，失神，呼吸停止などが見られるほか，発癌性や催奇性があるため滅菌後の空気置換を確実に行うと同時に，滅菌作業環境での酸化エチレンガス濃度を一定以下に保つ必要があり，換気条件などに十分な配慮が必要である。米国の労働安全衛生局では，曝露の8時間加重平均値が1 ppm以下で，15分間の値が5 ppmを超さないこととしている。なお，2001年4月の労働安全法の改正により，酸化エチレンは「特定化学物質等」の第2分類に加えられ，はじめて公式に酸化エチレンの発癌性が認められた[5]。

(b) 過酸化水素低温プラズマ滅菌　過酸化水素ガスに高真空下で高周波やマイクロ波のエネルギーを付与すると，100％電離したイオンとしての過酸化水素ガスプラズマができるが，このときに出る反応性の高いフリーラジカルを利用して微生物を死滅させる滅菌法である。

滅菌工程はプレコンディショニング，減圧，過酸化水素注入，拡散，プラズマ，空気置換の6段階で行われるが，酸化エチレンガス滅菌のような有害物質が残留したり，二次生成されることがなく，滅菌後すぐ使用することができる。

本法により，低温・低湿度条件下（50℃以下，50％RH以下）でも滅菌することが可能で，滅菌工程の最終生成物は水と酸素であるため，滅菌後空気置換が必要なく，従来酸化エチレンガス滅菌に頼っていた非耐熱性の製品の滅菌に適する。なお，本滅菌法に適さないものとしては，液体，粉末およびセルロースがある。セルロース類は過酸化水素を吸着するため，滅菌できない。したがって，高圧蒸気滅菌で使用されるリネンや紙製の滅菌バッグ，パルプを含む包装材料には本滅菌法は使用できない。また，過酸化水素ガスは浸透性がないため，長狭の管腔構造物の内部は滅菌しにくい欠点がある。

〔3〕　**放射線照射滅菌**

これはコバルト60によるガンマ線を照射して滅菌する方法で，医療材料などを大量に滅菌する際に用いられる。滅菌の機序はガンマ線による電離や励起作用で，生体高分子鎖の切断やラジカルの生成，消滅が起こるため，微生物が死滅するといわれている。本滅菌法では，大量のディスポーザブル製品を包装したまま常温で滅菌できるが，滅菌に要する設備が大がかりで医療施設では用いられていない。

6.2.2　消　　　毒[1),4)]

消毒とは病原性微生物を化学的（薬剤）または物理的（煮沸）な方法により死滅させて感染を防ぐことをいう。消毒方法としてつぎのようなものがあるが，その作

用機序は細胞膜の損傷，破壊，酵素蛋白・核蛋白の変性，破壊といわれている。

〔1〕 物理的方法

(a) 煮沸法　消毒したい注射器，メス，はさみなどの医療器具を沸騰水の中に沈めて15分間以上煮沸する方法である。

(b) 紫外線照射殺菌　2537Åの紫外線を用いて水や空気の殺菌を行う方法で，手術室内，保育器内や手術用手洗い水の殺菌に用いられる。殺菌による対象物の劣化がなく，有毒ガスの残留もないが，殺菌は紫外線照射部位のみで機器の内部には入らないし，対象物の表面に付着物や汚れがあると殺菌効果が落ちるため注意する必要がある。殺菌の機序は分子の励起により分子の不平衡状態または反応性が増大し，核蛋白構成物の死滅をもたらすといわれている。

〔2〕 化学的方法

下記に述べるような各種薬剤が用いられるが，消毒効果は用いる消毒薬の濃度，作用温度，作用時間，対象物の表面の清浄度などによって影響を受けるため，使用する際には個々の消毒薬の添付文書に従って消毒を行う必要がある。

(a) 酸化剤　これにはオキシドールがあり，消毒の機序は生体組織中のカタラーゼの作用により発生した活性酸素による酸化作用といわれ，創傷や潰瘍の消毒，口腔内の消毒などに用いられる。本消毒薬は一般細菌や結核菌にも有効で広い抗菌スペクトルを示す。

(b) 塩素酸塩系薬剤　これには次亜塩素酸ナトリウム，ジクロルイソシアヌール酸ナトリウムがあり，消毒の機序は微生物の酵素と核蛋白の破壊といわれ，食器やリネンなどの消毒に用いられる。本消毒薬は広範囲の抗菌スペクトルを示し，ほとんどすべての細菌，芽胞菌，ウイルス，糸状真菌，酵母様真菌などに有効であるが，消毒時に発生する塩素ガスが粘膜を刺激するため注意する必要がある。

(c) ヨウ素系消毒薬　これにはポビドンヨードがあり，消毒の機序は微生物の酵素と核蛋白の破壊といわれ，手術野の皮膚，粘膜および皮膚や手指などの消毒に用いられる。本消毒薬は広範囲の抗菌スペクトルを示し，ほとんどすべての細菌，ウイルス，糸状真菌，酵母様真菌などに有効であるが，損傷皮膚や粘膜の消毒に使用する場合，局所より吸収され全身毒性を示すことがあるため注意する必要がある。

(d) アルコール類　これには消毒用エタノール，イソプロパノールがあり，消毒の機序は微生物蛋白質の凝固，細胞膜の破壊，溶菌といわれ，手術野，手指などの消毒に用いられている。本消毒薬は芽胞を除くすべての微生物に有効であるが，アルコールに引火性があるため手術野消毒時の電気メス使用の際には注意する必要がある。

(e) フェノール類　これにはフェノール，クレゾール石けんがあり，消毒の機序は微生物の蛋白質凝固，細胞膜の破壊といわれ，医療器具，室内などの消毒に用いられる。本消毒薬は一般細菌，結核菌，糸状真菌，酵母様真菌などに有効であ

るが，芽胞菌，ウイルスには無効である。毒性が強く，皮膚に触れると化学熱傷を起こすため注意する必要がある。なお，本消毒薬は公共用下水に廃棄する場合排水規制があり，排出濃度が規定されている。

（f） **アルデヒド類**　これにはグルタルアルデヒドがあり，消毒の機序は微生物の酵素と核蛋白の破壊といわれ，器具（麻酔器，内視鏡，手術器具など）の消毒に用いられる。本消毒薬は広範囲の抗菌スペクトルを示し，ほとんどすべての細菌，芽胞菌，ウイルス，糸状真菌，酵母様真菌などに有効であるが，毒性が強いため取扱い時には皮膚や粘膜を保護する必要がある。

（g） **ホルムアルデヒドガス**　消毒の機序は微生物の核蛋白を凝固変質させ不活性化させるといわれ，一般細菌には有効であるが，芽胞菌に対する効果は疑問視されている。高圧蒸気滅菌ができない各種光学機器，麻酔器，人工呼吸器などの消毒に用いられ，密封した容器内に対象物を入れ消毒を行う。ホルムアルデヒドガスは強い刺激臭を有し，吸入により気管支炎や喘息様症状を起こすことがある。長期曝露により上部気道での発癌性があるとの報告もある。ホルムアルデヒドガスの安全基準は8時間加重平均値が1 ppm以下で，15分間の曝露限界は2 ppmとされている。

（h） **逆性石けん**　これには塩化ベンゼトニウム，塩化ベンザルコニウムがあり，消毒の機序は微生物細胞膜の破壊，酵素蛋白の変性といわれ，手術野，手指，器具などの消毒に用いられる。本消毒薬は一般細菌，酵母様真菌には有効であるが，結核菌，ウイルス，糸状真菌などには無効といわれている。

（i） **両性界面活性剤**　これには塩酸アルキルジアミノエチルグリシンと塩酸アルキルポリアミノエチルグリシンがあり，消毒の機序は微生物の細胞膜の破壊と蛋白質の変質といわれ，手術野，医療器材，手術室内などの消毒に用いられる。本消毒薬は一般細菌，真菌に有効で，長時間の作用で結核菌にも効くが，ウィルスに対する効果は期待できない。本消毒薬は毒性は低いが，脱脂性のため手荒れがひどく手指消毒には適さない。

（j） **クロールヘキシジン**　本消毒薬の消毒の機序は微生物の酵素阻害と細胞膜損傷といわれ，手術野，手指，器具などの消毒に用いられる。一般細菌には有効であるが，結核菌，芽胞菌，ウイルス，真菌などには無効である。毒性は低いが，皮膚に高濃度の本消毒薬を接触させると肌荒れや湿疹のほかにショックなどのアレルギー性の全身症状を，また眼に入ると重篤な角膜障害を起こすことがある。本消毒薬は石けんと一緒に使うと沈殿を生じ殺菌力が低下するため注意する必要がある。

参 考 資 料

医用電気機器への電波の影響を防止するための携帯電話端末等の使用に関する指針

　本指針は当協議会が平成7年度から平成8年度にかけて現在運用されている機器について実施した実験データに基づき作成されたものである。しかしながら，実験を行った医用電気機器は延べ727機種に上るものの，すべての医用電気機器を網羅しているわけではなく，また，機器の配置や状況等によっても影響が異なることから，この指針を活用するに当たっては，この点を十分考慮しておくことが必要である。

　また，各医療現場等で実状に応じた対応を取っていただくことが望ましいとの判断から，本指針では出来る限り多くの情報を提供している。

　さらに，当協議会で検討を行った以外にも公共業務用等の無線通信システムが使用されているが，それらが医用電気機器へ影響を及ぼすことを防止するためには，無線通信システムを運用する者が，運用方法等を考慮しつつ別途指針を定めることが望ましい。

Ⅰ　医療機関の屋内における無線設備の利用
　1　携帯電話端末の使用
　　　これまでに収集した国内の実験データ，海外での文献等を検討した結果，医療機関の屋内においては，携帯電話端末（注1）から発射される電波により，医用電気機器が誤動作する可能性があるため，次のとおり取り扱うことが望ましい。
　（1）　手術室，集中治療室（ICU）及び冠状動脈疾患監視病室（CCU）等
　　　　携帯電話端末を持ち込まないこと。やむを得ず持ち込む場合は電源を切ること。
　　　　また，これらの部屋の周囲（隣接する上下階及び左右の部屋，廊下等）においても，携帯電話端末の電源を切ること。
　　　〔理由〕①手術室，集中治療室，冠状動脈疾患監視病室等においては，人命に直接関わる医用電気機器が多数設備されているため。②携帯電話端末は電源を入れた状態では，通話中以外でも自動的に電波を発射するため。③携帯電話端末から発射される電波は，床，壁等を透過する可能性があるため。④医用電気機器を装着した患者が施設内部（隣接する部屋，廊下等）を移動する（又は移動している）可能性があるため。
　　　（注1）　本項でいう携帯電話端末は，①800メガヘルツ帯アナログ携帯機（送信出力0.6ワット以下），②800メガヘルツ帯デジタル携帯機（送信出力0.8ワット以下：バースト出力）③1.5ギガヘルツ（1500メガヘルツ）帯デジタル携帯機（送信出力0.8ワット以下：バースト出力），④800メガヘルツ帯ショルダーホン（肩掛け型携帯電話端末：送信出力2～5ワット以下）のものをいう。
　（2）　検査室，診察室，病室及び処置室等
　　　　（透析室，新生児室を含む。）
　　　　携帯電話端末の電源を切ること。（注2）
　　　　また，検査室，診察室，病室及び処置室等の周囲（隣接する上下階及び左右の部屋，廊下等）においても，携帯電話端末の電源を切ること。
　　　〔理由〕①検査室，診察室，病室及び処置室等では，医用電気機器が多数設備されている可能性

が高く，また，医用電気機器を装着した患者が施設内部（隣接する部屋，廊下等）を移動する（又は移動している）可能性があるため。②携帯電話端末は電源を入れた状態では，通話中以外でも自動的に電波を発射するため。③携帯電話端末から発射される電波は，床，壁等を透過する可能性があるため。

 （注2）（3）の（注3）に基づいて，各医療機関が独自に使用者や使用区域を限定して携帯電話が使用できる区域を設定することを妨げるものではない。

（3）　その他の区域

 待合室など医療機関側が携帯電話端末の使用を特に認めた区域でのみ携帯電話を使用すること。
（注3）

 ただし，医療機関側が使用を認めた区域においても，緊急時などでは，やむを得ず医用電気機器を使用する可能性があるため，付近で医用電気機器が使用されている場合には，携帯電話端末の電源を切ること。

 〔理由〕　携帯電話端末は電源を入れた状態では，通話中以外でも自動的に電波を発射するため。

 （注3）　医療機関は，携帯電話端末の使用を認める区域を設定する場合には，当該区域及びその周囲（隣接する上下階及び左右の部屋，廊下等）において医用電気機器を使用しないことを確認すること。

2　小型無線機（アマチュア無線機，パーソナル無線機及びトランシーバ（特定小電力無線局（注4）のものを除く）等）の使用

 これまでに収集した国内の実験データ等を検討した結果，小型無線機は携帯電話端末と比較して医用電気機器に影響を与える可能性が高いため，医療機関の屋内等及び医用電気機器の周辺には，緊急時・災害時を除き持ち込まないこと。

 （注4）　特定小電力無線局については，4項を参照のこと。

3　PHS（パーソナル・ハンディホン・システム）の使用

 これまでに収集した国内の実験データ等を検討した結果，医療機関の屋内に設置されたPHS基地局等から発射される電波により医用電気機器が誤動作する可能性があるため，医療機関の屋内で設置・使用する場合，医療機関は次の注意事項を遵守することが望ましい。

（1）　PHS基地局

 医療機関の屋内に設置されたPHS基地局は，送信バースト出力160ミリワット（平均出力20ミリワット）以下のものに限ること。

 基地局を設置する医療機関は，電波による医用電気機器への影響を医用電気機器製造業者，電気通信事業者等の関係者に確認し，医用電気機器に影響を及ぼすことがないよう管理区域を設けるなどの対策を講じた上で，基地局を設置すること。

（2）　PHS端末（デジタルコードレス電話（親機・子機）を含む：送信バースト出力80ミリワット（平均出力10ミリワット）以下のものをいう。）

 ア　使用可能なPHS端末の識別

 医療機関内で使用するPHS端末は，携帯電話端末，ハンディタイプのアマチュア無線機，アナログコードレス電話等と容易に識別できるように管理すること。

 （例1：PHS端末を医療機関内で使用する場合には，医療機関の許可を受けなければならないこととする。）

 （例2：医療機関内で使用するPHS端末には，識別用ステッカーを貼付することとする。）

 〔理由〕　PHS端末は，携帯電話端末，ハンディタイプのアマチュア無線機，アナログコードレス電話等と外見上容易に区別がつきにくく，外来患者等に対して，携帯電話端末等を医療機

関内で自由に使用できる，との誤解を与える可能性があるため。
　　イ　識別されたPHS端末の取扱い
　　　　PHS端末から発射される電波（出力は携帯電話端末の十分の一以下）による医用電気機器への影響は携帯電話端末と比較して小さいものの，PHS端末を医用電気機器へ近づけた場合に，医用電気機器がノイズ混入，誤動作等の影響を受けることがあるため，アで識別されたPHS端末を使用する場合，医用電気機器にPHS端末を近づけないこと。
　　　　なお，<u>手術室，集中治療室（ICU）及び冠状動脈疾患監視病室（CCU）等においては，人命に直接関わる医用電気機器が多数設備されているため，安全管理上，PHS端末の電源を切ること。</u>
　　ウ　外部から持ち込むPHS端末の取扱い
　　　　患者等が外部から持ち込むPHS端末について，上記ア及びイのような管理ができない場合には，携帯電話端末と同様に取り扱うこと。
　4　構内ページングシステム（注5）の基地局，無線LAN及びコードレス電話（アナログ方式）及び特定小電力無線局（注6）
　　　構内ページングシステム基地局，無線LAN，コードレス電話及び特定小電力無線局（以下「小電力無線局」という。）から発射される電波による医用電気機器への影響は携帯電話端末と比較して小さいものの，これらの小電力無線局を医用電気機器の間近まで近づけた場合に，ノイズ混入，誤動作等の影響を受けることがあるため，医用電気機器に小電力無線局を近づけないよう注意することが望ましい。
　　　　（注5）　本項でいう構内ページングシステムは，400メガヘルツ帯の電波を使用する医療機関等が設置した自営の無線呼出（いわゆる「ポケットベル」）であり，「構内無線局」及び「特定小電力無線局」に該当するものである。
　　　　（注6）　無線局免許を要しない空中線電力10ミリワット以下の無線局（電波法令に合致し，郵政大臣により告示された用途及び周波数等の条件に適合することが必要）であり，医療用テレメータ，テレメータ・テレコントロール，データ伝送，無線電話，無線呼出，ラジオマイク及び移動体識別を行うものなどが該当する。
　　　　　　　　なお，医療用テレメータのうち，一般的に利用されている1ミリワット程度のものは殆ど影響はない。

Ⅱ　植込み型心臓ペースメーカ装着者の注意事項
　植込み型心臓ペースメーカは，その近くで携帯電話端末，自動車電話，ショルダーホン，PHS端末，コードレス電話及び小型無線機を使用したときに，電波による影響を受ける可能性がある。実験結果によれば，この影響は一時的かつ可逆的（元に戻る）であるが，植込み型心臓ペースメーカを装着している人は，次の事項を遵守することが望ましい。
　1　携帯電話端末
　　　携帯電話端末の使用及び携行に当たっては，携帯電話端末を植込み型心臓ペースメーカ装着部位から22cm程度以上離すこと。
　　　また，混雑した場所では付近で携帯電話端末が使用されている可能性があるため，十分に注意を払うこと。
　2　自動車電話及びショルダーホン
　　　植込み型心臓ペースメーカを自動車電話及びショルダーホンのアンテナから30cm程度以内に近づけないこと。
　3　PHS端末及びコードレス電話
　　　PHS端末及びコードレス電話の使用に当たっては，1の携帯電話端末と同様に取り扱うこと。
　　　〔理由〕　PHS端末及びコードレス電話を植込み型心臓ペースメーカへ近づけた場合に全く影響

を受けないわけではなく，また，PHS端末及びコードレス電話と携帯電話端末が外見上容易に区別がつきにくく，慎重に取り扱うという意味で，携帯電話端末と同様に取り扱うことが望ましい。
4 小型無線機（アマチュア無線機，パーソナル無線機及びトランシーバ（特定小電力無線局のものを除く）等）の使用
　小型無線機は携帯電話端末と比較して植込み型心臓ペースメーカに影響を与える可能性が高いため，小型無線機を使用しないこと。

Ⅲ 医療機関以外での医用電気機器の使用
1 在宅医療
　人工呼吸器，酸素濃縮装置等の医用電気機器を在宅医療に用いる場合には，少なくとも医用電気機器が使用されている家屋内においては，アマチュア無線機，携帯電話端末等の電波の発生源の電源を切ることが望ましい。
2 在宅医療以外
　植込み型心臓ペースメーカ以外にも医療機関以外の場所で医用電気機器が使用される場合があるが，これらの機器の使用者は無線通信システムからの電波による影響について，個別に医用電気機器製造業者，電気通信事業者等の関係者に確認を行うことが望ましい。

Ⅳ 植込み型心臓ペースメーカ装着者及び補聴器使用者への配慮
1 外見だけでは特定できない植込み型心臓ペースメーカ装着者への配慮
　携帯電話端末，PHS端末，コードレス電話又は小型無線機（アマチュア無線機，パーソナル無線機及びトランシーバ（特定小電力無線局のものを除く）等）の所持者は，第Ⅱ項で示したような植込み型心臓ペースメーカ装着者と近接した状態となる可能性がある場所（例：満員電車等）では，その携帯電話端末等の無線機の電源を切るよう配慮することが望ましい。
　〔理由〕 近くに植込み型心臓ペースメーカ（携帯電話端末等から発射される電波により影響を受ける可能性のある生命維持用の医用電気機器）を装着した人がいる可能性があるため。
2 補聴器使用者への配慮
　携帯電話端末又はPHS端末の所持者は，補聴器を使用している者と近接した状態となる可能性がある場所（例：満員電車等）では，その携帯電話端末又はPHS端末の電源を切るよう配慮することが望ましい。
　〔理由〕 近くに補聴器（ごく接近した状況では雑音が混入することがある。）を使用している人がいる可能性があるため。

Ⅴ その他の事項
1 医用電気機器を装着した患者の搬送
　対外型心臓ペースメーカ，人工呼吸器等の医用電気機器を装着している患者を医療機関外へ搬送するため，待合室等を通過する場合には，随伴者は，搬送路周辺において携帯電話端末が使用されていないことを確認することが望ましい。
2 補聴器使用者への注意事項
　携帯電話端末又はPHS端末がごく接近した状況では，補聴器に雑音が混入することがあるため，補聴器使用者が携帯電話端末又はPHS端末の使用に当たっては，補聴器製造業者，端末製造業者あるいは電気通信事業者に確認すること。

引用・参考文献

第1章

1) (社) 日本エム・イー学会 ME 技術教育委員会監修：ME の基礎知識と安全管理（改訂第 4 版），南江堂（2002）
2) 日本 ME 学会・クリニカルエンジニアリング基本問題研究委員会：日本 ME 学会昭和 55 年度クリニカルエンジニアリングに関する調査研究中間報告書（1981）
3) 日本 ME 学会・クリニカルエンジニアリング基本問題研究委員会，日本医科器械学会・クリニカルエンジニアリング調査委員会：日本 ME 学会・日本医科器械学会昭和 57 年度クリニカルエンジニアリングに関する調査研究報告書（III）（1983）
4) 日本 ME 学会：昭和 59 年度日本 ME 学会教育委員会報告（1985）
5) 臨床工学技士業務指針（1988）
6) 日本 ME 学会：平成 3 年度日本 ME 学会クリニカルエンジニアリング報告書（1992）
7) JIS T 0601-1：1999「医用電気機器―第 1 部：安全に関する一般的要求事項」
8) JIS T 0601-1-1：2005「医用電気機器―第 1 部：安全に関する一般的要求事項―第 1 節：副通則―医用電気システムの安全要求事項」
9) JIS T 0601-1-2：2002「医用電気機器―第 1 部：安全に関する一般的要求事項―第 2 節：副通則―電磁両立性―要求事項及び試験」
10) JIS T 1011：1994「医用電気機器用語（共通編）」
11) 厚生労働省医薬食品局長：医療機器の添付文書の記載要領について，薬食発第 0310003 号（2005）
12) 厚生労働省医薬食品局安全対策課長：医療機器の添付文書の記載要領について，薬食安発第 0310001 号（2005）
13) 厚生労働省医薬食品局安全対策課長：医療機器の添付文書の使用上の注意記載要領について，薬食安発第 0310004 号（2005）
14) JIS T 1022：2006「病院電気設備の安全基準」
15) JIS T 1021：2008「医用差込接続器」
16) JIS T 7101：2006「医療ガス配管設備」
17) JIS T 7111：2006「医療ガスホースアセンブリ」
18) 厚生省健康政策局長通知：医療の用に供するガス設備の保安管理について，昭和 63 年 7 月 15 日健政発第 410 号（平成 5，9 年改正）
19) 高圧ガス保安法

第2章

1) 金井 寛：生体物性 (2) ―電気的特性―，医用電子と生体工学，**13**-5（1975）
2) Singer, S. J. & Nicolson, G. L.：The fluid mosaic model of the structure of cell membranes, Science, **175**, 720（1972）
3) Schwan, H. P.：Electrical properties of tissue and cell suspensions, Adv. Biol. Med. Phys., **5**

(1957)

4) 菊地　眞：電気的特性，［所収］（社）日本エム・イー学会 ME 技術教育委員会監修：ME の基礎知識と安全管理（改訂第 4 版），基礎となる生体物性II，南江堂（2002）
5) 斎藤正男ほか：医用電子工学概論，講談社サイエンティフィク（1979）
6) 嶋津秀昭：機械的特性，［所収］（社）日本エム・イー学会 ME 技術教育委員会監修：ME の基礎知識と安全管理（改訂第 4 版），基礎となる生体物性VII，南江堂（2002）
7) 林紘三郎：血管のレオロジー，［所収］（社）日本エム・イー学会編：臨床 ME ハンドブック，III.4.40，コロナ社（1984）
8) Hill, A. V.：The heat of shortening and the dynamic constants of muscle, Proc. R. Soc. London, **B12**（1938）
9) 斎藤正男，椎名　毅：超音波の組織診断，BME，**2**-5（1988）
10) 戸川達男：生体物性（3）―熱的性質―，医用電子と生体工学，**13**-6（1975）
11) 佐藤信紘，七里元亮：生体と光，［所収］（社）日本エム・イー学会編：臨床 ME ハンドブック，II.4.6，コロナ社（1984）
12) 金井　寛ほか：生体物性データ，［所収］（社）日本エム・イー学会編：臨床 ME ハンドブック，資料編，コロナ社（1984）
13) 金井　寛：生体物性（7）―光学特性―，医用電子と生体工学，**15**-1（1977）
14) 山本真司：X 線 CT，［所収］尾上守夫編：医用画像処理，朝倉書店（1982）
15) 池田研二ほか：求心性神経束の直接電気刺激による義手感覚フィードバックの基礎的研究，［所収］バイオメカニズム学会編：バイオメカニズム 5，東京大学出版会（1980）
16) 石山慎一：人体の衝突傷害耐性研究とダミー開発，［所収］バイオメカニズム学会編：バイオメカニズム 14，東京大学出版会（1998）
17) 川島美勝：温度環境と生体制御，［所収］和田　博ほか監修：新医科学体系 9　生体機能と制御，中山書店（1996）
18) Okuyama, Y：Physical, chemical and biological modification of thermo-sensitivity and thermo-tolerance of cells in culture, Hyperthermic Oncology 1998, 2, Taylor and Francis（1989）
19) 菊地　眞：熱的特性，［所収］（社）日本エム・イー学会 ME 技術教育委員会監修：ME の基礎知識と安全管理（改訂第 4 版），基礎となる生体物性IV，南江堂（2002）
20) Thermotron RF 8 カタログ
21) 竹中栄一：生体物性（5）―生体と放射線―，医用電子と生体工学，**14**-2（1976）
22) 秋葉　隆ほか監修：臨床工学ポケットハンドブック，医薬ジャーナル社（2004）
23) 小野哲章ほか編：臨床工学技士標準テキスト，金原出版（2002）
24) 池田研二，嶋津秀昭：生体物性/医用機械工学，秀潤社（2000）
25) （社）電気学会編：電磁界の生体効果と計測，コロナ社（1995）
26) 池田研二：電流・電場・磁場・電磁波の生体作用，［所収］和田　博ほか監修：新医科学体系 9　生体機能と制御，中山書店（1996）
27) 坂本澄彦：放射線生物学，秀潤社（1998）
28) （社）日本エム・イー学会編：医用電子生体工学 ME 事典，コロナ社（1978）
29) 佐藤愛子ほか編：光と人間の生活ハンドブック，朝倉書店（1995）

第3章

1) JIS T 0601-1：1999「医用電気機器—第1部：安全に関する一般的要求事項」
2) JIS T 1006：1992「医用電気機器図記号」
3) JIS T 1022：2006「病院電気設備の安全基準」
4) （社）日本エム・イー学会ME技術教育委員会監修：MEの基礎知識と安全管理（改訂版），南江堂（1996）
5) 海老根東雄監修：ナースとMEのための臨床工学ハンドブック（上），ベルトルコア（1999）
6) 加納　隆：MEひとくち知識，学習研究社（1995）
7) 加納　隆：ME機器とトラブル，Clinical Engineering，8，7，秀潤社（1997）
8) 加納　隆：現場からみた病院電気設備の問題点，Clinical Engineering，7，6，秀潤社（1996）
9) 不要電波問題対策協議会：携帯電話端末等の使用に関する調査報告書（1997）
10) 不要電波問題対策協議会：用語解説（増補改訂版）（1997）
11) 加納　隆：携帯電話と電磁波障害，看護管理，9，3（1999）
12) 電波産業会：電波の医用機器等への影響に関する調査研究報告書（2002）

第4章

1) 厚生省健康政策局医療技術開発室監修，（財）医療機器センター編：医療ガス保安管理ハンドブック改訂版，ぎょうせい（1994）
2) JIS T 7101：2006「医療ガス配管設備」
3) 高圧ガス保安法（第4章　容器等）
4) JIS B 8246：1996「高圧ガス容器弁」

第5章

1) （社）日本エム・イー学会ME技術教育委員会監修：MEの基礎知識と安全管理（改訂第4版），南江堂（2002）
2) 桜井靖久監修：ME早わかりQ＆A，①心電計・心電図モニタ・テレメータ，南江堂（1987）
3) JIS T 1202：1998「心電計」
4) JIS T 1304：1998「心電図監視装置」
5) 桜井靖久監修：ME早わかりQ＆A，③血圧計・心拍出量・血流計・脈波計・血液ガス分析装置・心臓カテーテル検査，南江堂（1988）
6) JIS T 1115：1987「非観血式電子血圧計」
7) JIS T 1116：1985「臨床用観血式血圧計」
8) JIS T 1305：1985「観血式血圧監視装置」
9) JIS T 4203：1990「血圧計」
10) 青柳卓雄，鵜川貞二：光計測が生んだパルスオキシメータ，Clinical Engineering，7，2，pp.102-110，秀潤社（1996）
11) 諏訪邦夫：パルスオキシメータ，中外医学社（1989）
12) 宮坂勝之：麻酔の安全とカプノメータの応用，日本医学館（1988）
13) JIS T 1140：1998「電子体温計」
14) 桜井靖久監修：ME早わかりQ＆A，⑦脳波計・筋電計・網膜電位計・誘発電位計・眼振計・超音波診断装置・赤外線診断装置，南江堂（1993）
15) JIS T 1503：1984「Aモード超音波診断装置」

16) JIS T 1504：1984「手動走査Bモード超音波診断装置」
17) JIS T 1505：1984「Mモード超音波診断装置」
18) JIS T 1507：1989「電子リニア走査式超音波診断装置」
19) JIS T 1356：1989「体外式心臓ペースメーカ」
20) (財) 医療機器センター編：ME機器保守管理マニュアル 改訂第2版，南江堂 (1996)
21) (財) 医療機器センター編：医療用具修理業責任技術者専門講習会テキスト (第4区分　人工臓器関連)，医療機器センター (1998)
22) 戸畑裕志：電気メスの仕組み，電気メスハンドブック，Clinical Engineering，別冊3，pp.27-36，秀潤社 (1993)
23) 医工学治療研究会監修：透析機器メンテナンスハンドブック，秀潤社 (1992)
24) 渡辺　敏，安本和正編：Clinical Engineering，別冊新版人工呼吸療法，秀潤社 (1996)
25) レーザ技術総合研究所：レーザの科学，丸善 (1997)
26) (財) 医療機器センター編：医療用具修理業責任技術者専門講習会テキスト (第5区分　光学機器関連)，医療機器センター (1998)
27) (財) 医療機器センター編：医療用具修理業責任技術省専門講習会テキスト (第3区分　治療用・施設用機器関連)，医療機器センター (1998)
28) 桜井靖久監修：ME早わかりQ&A，④外科用手術装置・手術台・手術用無影灯，pp.164-170，南江堂 (1989)

第6章

1) 釘宮豊城：ME機器の滅菌・消毒，[所収] (社) 日本エム・イー学会ME技術教育委員会監修：MEの基礎知識と安全管理 (改訂第4版)，pp.366-375，南江堂 (2002)
2) Garner, J. S. et al.：Guideline for isolation precautions in hospitals, Am. J. Infect. Control, **24**, 1, pp.24-52 (1996)
3) 洪　愛子：滅菌消毒学，[所収] 小野哲章ほか編：臨床工学技士標準テキスト，pp.632-641，金原出版 (2002)
4) 厚生労働省保健医療局結核感染症課監修，小林寛伊編：消毒と滅菌のガイドライン，pp.81-115，へるす出版 (1999)
5) 労働安全法

索　　　引

【あ】

アイソレーションモニタ　93
アクティブ電極　181
亜酸化窒素　124
圧縮空気　125
圧力トランスデューサ　151
アベイラビリティ　111
アリエビの式　40
アルコール類　216
アルデヒド類　217

【い】

一般非常電源　91
異方性　10
イミュニティ　112
医用工学　1,80
医用コンセント　90
医用差込接続器　107
　　　──の保持力試験　106
医用室　90
医用生体工学　1
医用接地センタ　90
医用接地端子　90
医用テレメータの混信　118
医用電気機器図記号　87
医用電気機器の安全性試験方法
　　通則　83,86
医用電気機器の安全通則　83
医用電気機器への電波の影響を
　　防止するための携帯電話端末
　　等の使用に関する指針　117
医療ガス安全・管理委員会　8,142
医療ガス　123
　　　──にかかわる異常　134
　　　──の安全管理　123
　　　──の供給　126
　　　──の貯蔵量　140
医療ガス配管設備　138
医療機器関連情報の管理　121
医療機器の運用　96
医療機器の購入　94
医療機器の廃棄基準　102
医療機器の保守・点検　99
医療情報技師　5
院内感染　212

【う】

受入れテスト　95

【え】

エアレーション　214
塩素酸塩系薬剤　216

【お】

オートクレーブ　214
温度依存性　11

【か】

外装漏れ電流　84,87
過酸化水素低温プラズマ滅菌　215
貸出・返却のルール　97
片側接地配線方式　92
過電流警報器　106
過電流事故対策　104
カプノメータ　158
換気モード　190
眼球の光透過特性　49
換気様式　189
観血式血圧計　151
患者環境　91
患者測定電流　84
患者漏れ電流-I　84,87
患者漏れ電流-II　84
患者漏れ電流-III　84
関節の摩擦係数　31
感染経路別予防策　212
感　電　81
　　　──のメカニズム　82

【き】

機械注入方式　206
機械的特性試験　100
機器ID番号　96
機器回診　100
機器カルテ　96
機器管理データベース　96
機器購入の手順　94
機器の台数　97
機　種　95
機種選定基準　95
基礎絶縁　84
基電流　59

【き】(続)

機能的磁気刺激　60
機能的電気刺激　58
逆性石けん　217
キャビテーション　71
吸　引　126
吸引装置　202
吸収線量　53
強化絶縁　84

【く】

空気置換　214
偶発故障期間　99
クラスI機器　84
クラスII機器　85
クラス0I機器　85
クラス別分類　84
クロナキシー　59
クロルヘキシジン　217

【け】

経時変化　12
携帯電話による電磁波障害　117
系統的管理　94
警報システム　108
血圧計　150
血液粘性　34
血液の光学的特性　51
血流の自己調節　39
検　収　95

【こ】

高圧ガスの定義　137
高圧ガス保安法　8,137
高圧ガスボンベ　132
高圧蒸気法　214
高圧蒸気滅菌装置　214
交換血管　37
合成空気　125
後方散乱スペクトル　52
交流無停電電源装置　92
呼吸療法認定士　5
故障点検　100
故障の樹分析　110
故障モード効果分析　110
故障率　99
故障率曲線　99
個人用透析装置　183

固定レート型	170	心臓ペースメーカ	168	体外循環技術認定士	5
固有音響インピーダンス	44	人体の電撃に対する周波数特性	81	対極板	181
コンセントの劣化	106	人的ミス	107	大動脈内バルーンパンピング装置	175
		心電計	145		
		心電図モニタ	145	体内式ペースメーカ	168

【さ】

最小感知電流	83	心拍出量	35	第2種ME技術実力検定試験制度	3
細動除去	24	深部率曲線	77	耐用期間	103
サイドストリーム方式	160	信頼性	95	耐用寿命	99
細胞の電気物性モデル	15	信頼度	111	多重系	108
サーミスタ温度計	162			立上り時間	91
酸化エチレン	126			単一故障状態	84
酸化エチレンガス滅菌	214			炭酸ガス	125
酸化剤	216			弾　性	24
酸　素	123			弾性血管	36
3Pコンセント	92				
3Pプラグ	84				

【す】

スティーブニング	42
スティフネスパラメータ	28

【し】

紫外線照射殺菌	216				
自家用発電設備	91				
始業点検	99				
刺激閾値	81				
システム安全	107				
煮沸法	216				
終業点検	99				
集中管理機器	97				
集中保管場所	97				
周波数依存性	11				
修　理	102, 144				
シュレーダー方式	132				
巡回点検	100				
循環系の神経性調節	39				
瞬時特別非常電源	92				
仕　様	94				
使用環境	96				
笑　気	124				
照射線量	53				
使用者の教育	98				
使用中点検	100				
小電力医用テレメータ	118				
消　毒	215				
静脈還流量	35				
消耗品類の請求方法	97				
商用交流雑音	114				
商用交流障害	114				
初期故障期間	99				
除細動	24				
除細動器	172				
人　員	97				
心筋の細動	24				
人工呼吸器	188				
心室細動	83				
心室細動誘発電流	84				

【せ】

制御方式による分類	207
生体系の階層構造	9
生体工学	1
生体組織の電気的等価回路	16
生体組織の熱伝導率	46
生体組織のモデル	16
生物学的効果比	77
生物工学	1
生理的ペースメーカ	170
絶縁監視装置	93
絶縁トランス	92
接地形2極コンセント	92
接地幹線	90
接地極	90
──の接地抵抗値	90
接地線の抵抗測定	87
接地分岐線	90
接地漏れ電流	84, 87
全　血	32
線量当量	76

【そ】

操作性	95
装着部の形式による分類	83
総末梢抵抗	38
層　流	33
測定用器具	86
測定用電圧計	86
測定用電源ボックス	87
速度分散	46
組織性状診断	45
ゾーン配置	118

【た】

第1種ME技術実力検定試験制度	5
体温計	162
体外式ペースメーカ	81, 168

【ち】

チェッカ	100
チェックリスト	100
蓄電池設備	92
窒　素	125
中央配管方式	126
超音波減衰定数の周波数依存性	43
超音波診断装置	165
超音波の伝搬速度	45
直線エネルギー付与率	77
直列系	111
地　絡	92

【つ】

追加保護手段	84

【て】

定期点検	100
抵抗血管	37
定常アベイラビリティ	112
滴数制御型	207
デマンド型	170
デュアルシステム	108
テレメータの管理	98
電圧降下法	87
電気的安全性試験	100
電気的特性試験	100
電気メス	179
──による電磁障害	115
電　撃	55, 81
──のメカニズム	82
電磁界強度の管理指針	67
電磁環境と安全管理	112
電磁気の生体作用	61
電磁障害	112
電磁波の透過深度	19
電磁両立性	112

電動式吸引器	203	皮膚の光学的特性	50	【ま】	
電波防護指針	120	ヒューマンエラー	107	マクスウェルモデル	26
電離放射線	52	病院電気設備	89	膜電位の等価回路	22
【と】		——の安全管理技術	103	マクロショック	56, 83
動作チェック	99	——の安全基準	89	麻酔器	199
動静脈吻合	37	表示光色	87	マニフォールド	127
透析技術認定士	5	標準圧力	140	摩耗故障期間	99
等電位接地	91	標準予防策	212	【み】	
動脈硬化	41	標準流量	140	ミクロショック	56, 83
特別非常電源	92	日和見感染症	212	脈波伝搬速度	40
トラブル点検	100	ピン方式	131	【む】	
取扱説明書	98	【ふ】		無線チャネル管理者	118
【な】		フェイルセーフ	108	無停電電源装置	104
内因性調節	35	フェノール類	216	【め】	
内部電源機器	85	フォークトモデル	27	メインストリーム方式	160
【に】		フールプルーフ	107	滅菌	214
二酸化炭素	125	プレッシャコントロール方式	190	メーンズ-コルテヴェークの式	40
二重安全	84	プログラマブルペースメーカ	170	【も】	
二重絶縁	84	フローティング	83	目視点検	99
日常点検	99	フローティング電源	92	モニタ装置への障害	115
2Pコンセント	106	分岐, 合流の3乗則	36	漏れ電流測定	86
日本アフェレシス学会認定技士	5	分 散	18	漏れ電流の種類	83
人間工学的安全対策	107	分電盤	105	漏れ電流の測定方法	87
【ね】		【へ】		【や】	
熱電対温度計	163	平均故障間隔	112	薬事法	137
粘性流動	25	平均修理時間	112	【ゆ】	
粘弾性体	25	米国疾病管理予防センター	212	輸液ポンプ	205
粘弾性モデル	26	並列系	111	【よ】	
【は】		ペースメーカへの障害	116	ヨウ素系消毒薬	216
バイオニクス	1	ヘモグロビンの吸収スペクトル	50	容量血管	37
配管端末器	129	ペリスタルティック方式	206	【ら】	
配線用差込接続器	107	偏性嫌気性菌	211	乱 流	33
バーコード	121	【ほ】		【り】	
バスタブカーブ	99	ポアズイユの法則	33	離脱電流	83
ばねばかり	106	保育器	196	流速分布	34
ハ ム	114	妨害排除能力	112	流動透光性	51
パルスオキシメータ	154	放射線障害	78	流量制御型	208
バルーンカテーテル	177	放射線照射滅菌	215	両性界面活性剤	217
【ひ】		放射無線周波電磁界	120	臨床ME専門認定士	5, 119, 122
非観血式血圧計	152	補強絶縁	84	臨床工学	1, 2
比吸収率	121	保護接地	84, 90	臨床工学技士	3, 80
ピーキング	42	保護接地回路の抵抗測定	87	臨床工学技師	3
非常電源	91	保護接地線の抵抗	86	臨床工学技士業務指針	4
ピストンシリンダ方式	206	保守管理	144		
非接地配線方式	92	保守契約	103		
非線形性	10	保守点検	144		
非電動式吸引器	203	保持力	106		
		保全度	111		
		ボリュームコントロール方式	190		
		ホルムアルデヒドガス	217		

臨床工学技士法	4
臨床工学部門	6
臨床高気圧酸素治療技師	5

【れ】

レイノルズ数	33

レーザ手術装置	193
レート対応型ペースメーカ	170
連続運転時間	91

【A】

AAMI	121
Association for Advancement of Medical Instrumentation	121

【B】

B形装着部	83
B種接地	82
BF形装着部	83
bio-medical engineering	1
biomedical engineering 部門	121
biomedical equipment technician	3, 121
BME	1
BME 部門	121
BMET	3, 121

【C】

CDC	212
Centers for Disease Control & Prevention	212
CE	2, 121
chronaxy	59
CISPR-11	119
clinical engineer	3, 121
clinical engineering	2
CO_2 レーザ	194
CT 値	54

【D】

D種接地	82

【E】

electro-magnetic compatibility	112
electro-magnetic interference	112
EMC	112
EMC 管理者	119
EMI	112
EPR	91

【F】

failure mode effect analysis	110
fail safe	108
fault tree analysis	110
floating	83
FMEA	110
fool proof	107
FTA	110

【G】

Goldman の式	21

【H】

Hill の式	30

【I】

IC タグ	121
ICHD コード	170
IEC 60601-1-2	119, 120
immunity	112
ISM 装置	119

【L】

LET	77
linear energy transfer	77

【M】

MBE	1
ME	1, 80
ME 機器・システムの安全管理	80
mean time between failures	112
mean time to repair	112
medical & biological engineering	1
medical engineering	1, 80
MRSA メチシリン耐性黄色ブドウ球菌	211
MTBF	112
MTTR	112

【N】

Nd:YAG レーザ	194
Nernst の拡散電位の式	20
nosocomial infection	212

【P】

Poiseuille の法則	33
PWV	40

【R】

RBE	77
relative biological effectiveness	77
Reynolds 数	33
rheobase	59

【S】

SAR	66, 121
specific absorption rate	66, 121
standard precautions	212
Starling の法則	35

【U】

UPS	104

【V】

VC_{max}	71
VRE バンコマイシン耐性腸球菌	211

【W】

Wayne State tolerance curve	70
windkessel モデル	38
WSTC	70

―― 編著者略歴 ――

渡辺　敏（わたなべ　さとし）
1962 年　岐阜県立医科大学卒業
1969 年　東京大学大学院医学研究科博士課程修了（第三臨床医学専門課程）
　　　　医学博士
　　　　東京大学医学附属病院分院助手(麻酔科)
1971 年　北里大学医学部助教授(麻酔科)
1988 年　北里大学医学部教授(麻酔科)
1994 年　北里大学医療衛生学部教授(臨床工学専攻)
1998 年　北里大学医療衛生学部長　（〜2002 年）
2003 年　北里大学名誉教授
2005 年　北里大学保健衛生専門学院教授
2006 年　財団法人 医療機器センター理事長（非常勤）
　　　　現在に至る

臨床工学（CE）と ME 機器・システムの安全
Clinical Engineering（CE）　Safety of Medical Device and System
　　　　　　　　　　　　　　　　Ⓒ(社)日本生体医工学会　2006

2006 年 11 月 17 日　初版第 1 刷発行
2009 年 3 月 5 日　初版第 2 刷発行

| 検印省略 | 編　　者　社団法人　日本生体医工学会
発　行　者　株式会社　コロナ社
　　　　　　代　表　者　牛来辰巳
印　刷　所　新日本印刷株式会社 |

112-0011　東京都文京区千石 4-46-10
発行所　株式会社　コロナ社
CORONA PUBLISHING CO., LTD.
Tokyo　Japan
振替 00140-8-14844・電話(03)3941-3131(代)
ホームページ　http://www.coronasha.co.jp

ISBN 978-4-339-07182-5　（大井）　（製本：愛千製本所）
Printed in Japan

無断複写・転載を禁ずる
落丁・乱丁本はお取替えいたします